2017年度浙江省社科联省级社会科学学术著作
出版资金全额重点资助出版（编号：2017CBZ02）

浙江大学董氏文史哲研究奖励基金资助出版

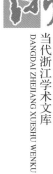

当代浙江学术文库
DANGDAI ZHEJIANG XUESHU WENKU

帝国、战争与殖民地医疗卫生：伪满时期东北医疗卫生事业研究

赵晓红 著

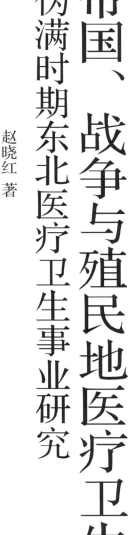

中国社会科学出版社

图书在版编目（CIP）数据

帝国、战争与殖民地医疗卫生：伪满时期东北医疗卫生事业研究／
赵晓红著 . —北京：中国社会科学出版社，2017.9（2020.10 重印）
（当代浙江学术文库）
ISBN 978 - 7 - 5203 - 1151 - 9

Ⅰ.①帝… Ⅱ.①赵… Ⅲ.①伪满洲国(1932)—医疗保健事业—
研究 Ⅳ.①R199.2 - 09

中国版本图书馆 CIP 数据核字(2017)第 303681 号

出 版 人	赵剑英
责任编辑	田 文
特约编辑	齐 芳
责任校对	张爱华
责任印制	王 超

出 版	中国社会科学出版社
社 址	北京鼓楼西大街甲 158 号
邮 编	100720
网 址	http://www.csspw.cn
发 行 部	010 - 84083685
门 市 部	010 - 84029450
经 销	新华书店及其他书店

印 刷	北京君升印刷有限公司
装 订	廊坊市广阳区广增装订厂
版 次	2017 年 9 月第 1 版
印 次	2020 年 10 月第 2 次印刷

开 本	710×1000 1/16
印 张	18
插 页	2
字 数	288 千字
定 价	96.00 元

目　　录

绪　　论

第一节　研究的缘起

当我们回溯人类历史的时候，人和疾病的关系是一个无法逾越而不谈的话题。无论在过去还是在现代，疾病都和我们的日常生活息息相关，不仅给人类历史带来了深远影响，而且将继续在我们的日常生活中扮演重要角色。近些年来，东亚的"非典"（SARS）和禽流感等已经成为重要的社会问题。医疗史学研究者普遍认为以疫病为主轴，对人类遭遇众多问题之一的疫病史进行再考察，可以促进对我们生活史的多元化解释，也可以为传统的政治史、经济史、社会史研究等提供新的视角和思路。

2003 年前后，中国 SARS 流行，流行范围不断扩大。当初病因不明，预防治疗未能及时而有效，因此在世界范围内都引起了很大的骚乱和恐慌。当时，笔者正在南京大学攻读硕士学位，笔者和同学们的日常生活及学习都受到了影响。我们原来都在学校食堂就餐，但 SARS 流行时，很多学生都买了专用饭盒，在食堂打完饭后就回宿舍去吃，人群集中的食堂已经成为一个让大家不安和心慌的是非之地。当时，大家已将戴口罩当作家常便饭。当时南京并非流行之地，学校也未停课或放假，但研究生课程中，有从北京出差回来的老师会主动暂时停课一周，观察期过后无事再继续上课。也有老师不以为意，从外地出差回来就直接上课，然而有学生因担心潜伏期而不来上课，当然也有可能是以此为借口而逃课。总之，当时社会氛围可谓风声鹤唳、草木皆兵。笔者深深体会到流行病给我们日常生活所带来的影响，作为历史学系的学生，当时就在思考历史上发生过哪些流行病呢？疫病流行时，政府会采取哪些措施，对于疫病流行及政府的应对措施，民众有什么反应呢？疫病对于历史变化有哪些影响呢？当时各种这样的疑惑涌现在笔者头脑中。笔者认为应该将历史和现实有机衔接起来，一方面在研究历史的同时，要关照现实；另一方面也要放眼当下，回眸历史，从历史中汲取经验教训。因此，笔者以此为契机将硕士论文题目定为《1940 年代浙江省鼠疫的流行与国民政府的应对政策》。2005 年，笔者硕士毕业后，因机缘巧合，特别是在导师陈红民教授的鼎力帮助下，有机会赴日本岛根县立大学，跟随贵志俊彦教授（后荣升到神奈川大学，现任京都大学东南亚地域研究所教授）、井上治教授和李晓东教授攻读博士学位。当时贵志老师正在做关于伪满电影的研究，基于我对疫病史的兴趣，贵志老师经过各种考虑，开始引导我做关于伪满医疗卫生史的研究。在贵志老师的帮助和引介下，我有幸认识了日本青山学院饭岛涉教授，并在日语基础几乎为零的情况下，懵懵懂懂地开始阅读饭岛教授的论著。笔者开始对饭岛教授以医疗卫生为切入口，探讨殖民主义、殖民地社会的政治权力之争、社会变迁等视角非常感兴趣，并逐步意识到殖民医疗卫生是研究殖民地社会实际面相的一个有效工具，殖民医疗卫生问题和帝国主义国民国家等问题之间有难以抽离的关系。伪满洲国虽然表面上看起来是一个独立政权，但众所周知，它实为日本的傀儡政权，带有殖民地的明显特征。因此，笔者认为应该将伪满时期东北地区医疗卫生置于殖民医疗卫生体系下进行研究。

第二节　医疗卫生史的相关先行研究

一　与中国医疗卫生史相关的研究现状

长期以来，医疗卫生史的相关研究为医学界的专利，人文社会学者并未将其纳入自己的研究视野。20 世纪六七十年代以来，医疗社会史研究在西方欧美国家史学界逐渐兴起。20 世纪 70 年代以后，西方学术界关于中国疾病医疗史的研究论著不断出现，并在 20 世纪 80 年代逐步开始在日韩学术界兴起，而中国的史学界则在 20 世纪 90 年代中期才开始相关论述，特别是在 21 世纪之后，台湾、内地陆续开始关注医疗卫生史的研究，特别是台湾学术界，已取得了不俗的研究成绩。

1. 欧美国家地区

兴起于西方的医疗卫生史研究在该领域已经取得令人瞩目的成绩，不论是从研究内容、理论还是从方法上都是后来学习者的风向标。在欧美除了有众多的综论性著作和教科书以外，更有各种大量具体而深入的专题探究。最早的卫生史专著如 1987 年出版的程恺礼（Kerrie MacPherson）的 *A Wilderness of Marshes*：*The Origins of Public Health in Shanghai，1843—1893*①，该著作主要从城市用水、公共医疗和医院建设等方面，勾勒了上海租界于 1843—1893 年间，从荒野沼泽之地演化为近代都市的历程。另外，叶嘉炽（Ka-che Yip）的 *Health and National Reconstruction in Nationalist China*：*The Development of Modern Health Services，1928—1937*②，则较为细致地呈现了南京国民政府十年国家建设时期在卫生建设上所取得的成就。③ 西方研究中国卫生史的代表性著作当属罗芙云（Ruth Rogaski）的 *Hygienic Modernity*：*Meanings of Health and Disease in Treaty-port China*④，该书时间跨度从鸦片战争直至朝鲜战争，聚焦于经历四个不同政权的近代天津，论述了中国以卫生作为一种追求现代化的方式，卫生观念与实践如何变化，卫生如何成为扩张国家权力的关键。作者集中于中文概念"卫生"，将其作为贯穿时空和多样性的线索，并将其置于天津复杂的通商口岸环境之中。"卫生"一词早在中国古代就有，其涵义主要是与养生相关，19 世纪末日本人将 hygiene 译为"卫生"，使其涵义发生了变化。该书揭示了随着暴力帝国主义的到来，卫生的意义如何从中国人的宇宙观转变为包含了诸如国家主权、科学实验、身体净化和民族适应性等方面的概念。该书围绕天津的卫生变迁，探讨各自为政的帝国主义势力如何应对，揭示了现代化背后的文化权力关系和"现代性"。作者解释了卫生的现代性不仅改变了一座城市，还塑造了中国人对于立足于现代世界的卫生要求的认知。

2. 日本和韩国地区

日本的饭岛涉教授是东亚地区较早开展中国医疗社会史研究的学者。饭岛涉《鼠疫与近代中国：卫生的"制度化"与社会变迁》⑤ 一书，以

① Kerrie L. MacPherson，*A Wilderness of Marshes*：*The Origins of Public Health in Shanghai*，1843—1893，Lexington Books，2002.

② Ka-che Yip，*Health and National Reconstruction in Nationalist China*：*The Development of Modern Health Services*，1928—1937，Association for Asian Studies，1995.

③ 参见余新忠《卫生何为——中国近世的卫生史研究》，《史学理论研究》2011 年第 3 期。

④ Ruth Rogaski，*Hygienic Modernity*：*Meanings of Health and Disease in Treaty-port China*，University of California Press，2004.

⑤ 飯島渉：《ペストと近代中国：衞生の"制度化"と社会変容》，研文出版 2000 年版。

晚清、民国发生的疫病，特别是鼠疫为契机，探究了中国逐步推进卫生"制度化"的过程，对近代中国引入和实施卫生行政过程的梳理颇为详备清晰。饭岛涉另一著作《中国的传染病史：公众卫生与东亚》①，跨越清末、民国、新中国三个历史时期，以鼠疫、霍乱、血吸虫病等传染病为研究对象，系统、翔实地论述了近代中国医疗卫生体系的构建历程，介绍了中日卫生事业之间的交流动态，揭秘了"关东"、台湾、伪满等地传染病的防疫与应对。韩国辛圭焕《国家·城市·卫生——20世纪30年代北平市政府的卫生行政和国家医疗》② 一书，从卫生概念史的梳理入手，从近代出生与死亡管理以及卫生教育、市政府的传染病管制、空间管制和城市环境与环境卫生改革等方面，对20世纪30年代北平市的卫生行政改革及其与国家医学的关系，做了颇为全面细致的探讨，揭示了国家卫生行政的有限性及其实施过程中的复杂性。③

3. 港台地区

在台湾医学史研究中，梁其姿教授是一个领军人物，她将医学史与社会史结合在一起。在梁其姿、杜正胜教授等人的推动下，20世纪90年代初台湾史学界已经开始关注该领域，并从2002年开始，召集一批较为年轻的学人，开展卫生史研究计划。其主题为"华人社会的卫生史——从传统到现代"，主要是希望通过从观念的变化到相关政策的实践考察，来探讨明清时期至20世纪50年代初期汉人社会的卫生问题。梁其姿《面对疾病：传统中国社会的医疗观念与组织》④ 一书，侧重考察医学知识的建构与传播、医疗制度与资源的发展、疾病观念的变化与社会的关系。著者跳出传统的医史研究范畴，试图发掘医疗史与近世中国社会和文化息息相关的历史，例如探讨女性作为医疗者的角色、明清以来国人对各类疾病与疗法的观念变化和中西医相遇融合后激荡出的社会文化意涵等。《麻风：一种疾病的医疗社会史》⑤ 一书，是对被现代研究者称为"麻风病"的这种令人恐怖、被污名化的疾病所做的细致研究与探讨。该书首先从帝制时

---

① 饭岛涉：《感染症の中国史——公衆衛生と東アジア》，中央公論新社2009年版。

② 辛圭焕：《国家·城市·卫生——20世纪30年代北平市政府的卫生行政和国家医疗》，ACANET, Seoul, Korea, 2008年。

③ 参见余新忠《卫生何为——中国近世的卫生史研究》，《史学理论研究》2011年第3期。

④ 梁其姿：《面对疾病：传统中国社会的医疗观念与组织》，中国人民大学出版社2012年版。

⑤ 梁其姿：《麻风：一种疾病的医疗社会史》，商务印书馆2013年版。

代对该病最初描述的典型记录入手，进而追踪了该疾病与中国社会、政治领域的关系等问题。作者还将麻风病本身的历史置于殖民主义、种族政治学以及"帝国危机"的全球性大背景中来加以考察。19 世纪末全球性瘟疫大流行似乎正验证了西方人对于"黄祸"的恐慌，他们认为中国移民严重威胁到了公共健康。因此，控制疫病（如果无法消除的话）就成为贯穿晚清帝国、国民政府乃至中华人民共和国实现现代化、建立民族国家目标的一项中心任务。该著最后将中国关于麻风病的历史经验和公共卫生的大历史以及西方医学权力体制联系起来，从中探索中国对待疾病的中西视野中的文化和政治含义。另外，还有李建民主编《从医疗看中国史》[①]、祝平一主编《健康与社会：华人卫生新史》[②] 等。论文有雷祥麟的《卫生为何不是保卫生命——民国时期另类的卫生、自我与疾病》[③] 等。

4. 大陆地区

目前大陆地区史学界关于卫生史的探讨主要是从医疗社会文化史、城市史和中外关系史特别是来华传教士史研究三个角度切入的。余新忠《清代江南的瘟疫与社会——一项医疗社会史的研究》[④] 一书，就对清代的卫生概念、防疫和检疫等卫生问题做过初步的探讨。余新忠主编的《清以来的疾病、医疗和卫生：以社会文化史为视角的探索》[⑤] 一书，为国内第一部医疗社会文化史研究的论文集，共邀集了来自中、美、日等国的 18 位历史与医史学界的专家学者，从社会文化史的视角来共同探讨清代以来的疾病、医疗和卫生问题。该书内容涵盖了医疗社会文化史研究的理论方法、清以来的疫病及其社会应对、中西交汇下的医生与医学、近代境遇中的"卫生"等方面。曹树基、李玉尚《鼠疫：战争与和平——中国的环境与社会变迁（1320—1960 年)》[⑥] 一书，分别从鼠疫史的方法论、

[①] 李建民主编：《从医疗看中国史》，中华书局 2012 年版。

[②] 祝平一主编：《健康与社会：华人卫生新史》，台湾联经出版事业公司 2013 年版。

[③] 雷祥麟：《卫生为何不是保卫生命——民国时期另类的卫生、自我与疾病》，《台湾社会研究季刊》2004 年 6 月第 54 期，第 17—59 页。

[④] 余新忠：《清代江南的瘟疫与社会——一项医疗社会史的研究》，中国人民大学出版社 2003 年版。

[⑤] 余新忠主编：《清以来的疾病、医疗和卫生：以社会文化史为视角的探索》，生活·读书·新知三联书店 2009 年版。

[⑥] 曹树基、李玉尚：《鼠疫：战争与和平——中国的环境与社会变迁（1320—1960 年)》，山东画报出版社 2006 年版。

鼠疫流行模式、环境变迁与国家医学等角度，深入探讨中国的鼠疫流行历史。杨念群具有强烈"新史学"色彩的专著《再造"病人"——中西医冲突下的空间政治（1832—1985）》① 一书，重心并不在探究近代中国具体的医疗卫生问题，而是通过对某些特定专题的探析来揭示疾病、医疗和卫生背后的政治和文化意涵。胡成《医疗、卫生与世界之中国（1820—1937）——跨国和跨文化视野之下的历史研究》② 一书，立足中国医疗卫生问题，重点讲述了权力在身体层面上的现代性布控和运作，在关注外交、主权的同时，特别注意到了普通民众的感受和回应，强调中国人的自主性和主体性。另外，胡成还发表了系列论文，例如《"不卫生"的华人形象：中外间的不同讲述——以上海公共卫生为中心的观察（1860—1911）》《检疫、种族与租界政治——1910 年上海鼠疫病例发现后的华洋冲突》《东北地区肺鼠疫蔓延期间的主权之争（1910.11—1911.4）》《中日对抗与公共卫生事业领导权的较量——对"南满洲"铁路、港口中心城市的观察（1901—1911）》等。③

除了上述所列举的各国家、地区的代表性成果外，近些年医疗卫生史成为史学界年轻学子所追捧的重要研究领域之一，关于这方面的期刊论文及学位论文更是层出不穷，医疗卫生史的研究不断焕发出勃勃生机。

总体而言，疾病史、医疗史研究最早由西方学者开创，以往的研究只是简单关注医学科学技术的发现和运用，现在则更多讨论医疗卫生和社会变迁的关系，关于医生群体、医疗体制、患者感受和经历、知识与权力的关系，以及相关种族、阶级和性别的缠绕和互动等专题。这一领域将出现更多颇具开创性的研究，并对其他领域的史学研究产生重要影响。

经过近百年特别是最近数十年的中外相关学者的努力，中国近世卫生史

---

① 杨念群：《再造"病人"——中西医冲突下的空间政治（1832—1985）》，中国人民大学出版社 2006 年版。

② 胡成：《医疗、卫生与世界之中国（1820—1937）——跨国和跨文化视野之下的历史研究》，科学出版社 2013 年版。

③ 胡成：《"不卫生"的华人形象：中外间的不同讲述——以上海公共卫生为中心的观察（1860—1911）》，《"中央"研究院近代史研究所集刊》2007 年 6 月第 56 期；《检疫、种族与租界政治——1910 年上海鼠疫病例发现后的华洋冲突》，《近代史研究》2007 年第 4 期；《东北地区肺鼠疫蔓延期间的主权之争（1910.11—1911.4）》，《中国社会历史评论》2008 年第 9 卷；《中日对抗与公共卫生事业领导权的较量——对"南满洲"铁路、港口中心城市的观察（1901—1911）》，《近代史研究》2011 年第 1 期等。

研究至今已经有了一定的积累和成就，在资料积累、呈现历史经验以及引入和实践相关学术理念等方面为后来者提供了一定的基础。不过总体而言，卫生史研究在中国史学界还是一个刚刚兴起的研究领域，研究之薄弱毋庸讳言，而内容上有待进展之处也显而易见。目前大多数国内的相关研究者，无论是学术视野还是学术理念，都仍有较大提升空间。而海外的一些研究（也包括国内个别研究）虽然对揭示和探析"卫生"的现代性及其社会文化意涵用力甚多，亦对人启益良多，但其或许过于注重对意义的探析，反而影响了对具体历史经验的呈现，也就是说，对近世中国的卫生观念、组织和行为及其近代演变脉络的梳理和呈现还存在着不尽如人意之处。[1]

关于近代中国医疗社会史研究，从内容和主题来看，大致可以分为以下几方面：首先，关于中国近代卫生及卫生制度变迁历程的研究，例如饭岛涉的《鼠疫与近代中国》等；其次，从社会史角度，分析疾病的流行及其与社会之间的互动关系，例如梁其姿的《麻风》、余新忠的《清代江南的瘟疫与社会》、曹树基的《鼠疫：战争与和平》等；再次，从文化史角度，分析医疗卫生背后的文化含义、社会认识、权力关系等，例如罗芙云的《卫生的现代性》、杨念群的《再造"病人"》、胡成的《医疗、卫生与世界之中国》等；最后，也有学者从事其他领域与医疗卫生相结合的研究，例如从性别史、身体史、城市史、中外交流史、日常生活史等角度进行研究，例如傅大为的《亚细亚的新身体——性别、医疗与近代台湾》[2]、彭善民的《公共卫生与上海都市文明（1898—1949）》[3]等。

从研究趋势来看，研究内容和主题趋于细化、多样化、新颖化，研究理论方法更趋注重社会史和文化史的结合。

二　殖民医疗史与伪满医疗卫生史研究现状

就全球性的医疗卫生史研究来看，近些年来，以英国史学者大卫·阿诺德（David Arnold）等为代表的殖民医学研究成为医疗史研究的新风尚。与南亚及非洲等殖民医疗史研究相比，东亚殖民医史研究仍显薄弱。2001年见市雅俊、饭岛涉等人合著的《疾病·开发·帝国医疗：亚洲的

[1]　参见余新忠《卫生何为——中国近世的卫生史研究》，《史学理论研究》2011年第3期。
[2]　傅大为：《亚细亚的新身体——性别、医疗与近代台湾》，群学出版有限公司2005年版。
[3]　彭善民：《公共卫生与上海都市文明（1898—1949）》，上海人民出版社2007年版。

疾病与医疗的历史学》① 一书收集日本关于医疗卫生史的相关论文，从不同角度展现了疾病与殖民开发及帝国医疗的关系，其关注领域也不止于亚洲地区。2005 年出版的饭岛涉《疟疾与帝国：殖民地医学与东亚的广域秩序》② 一书，以疟疾为中心探讨了东亚的殖民地医学和帝国医疗，揭示了从 19 世纪末到第二次世界大战后，日本殖民地朝鲜以及台湾、"满洲"等地为应对疟疾而展开的医疗卫生事业，对统治秩序、广域的东亚秩序所带来的影响。该书揭示了日本通过医疗卫生对殖民地社会进行渗透的过程，认为具有内在现代性的西方医学对殖民地社会现代化过程具有强制性。李尚仁主编的《帝国与现代医学》③ 一书，企图超越国族主义史学的局限，透过跨帝国的研究视野和新的史学想象，来探讨帝国与现代医学之间千丝万缕的复杂关系。该书关注帝国中心与殖民地边陲在医学和卫生方面的关系，对我们认识和理解 19 世纪在华的殖民状态以及现代"卫生"背后的复杂社会文化意涵和权力关系颇有助益。在台湾地区，关于日治时期台湾殖民医疗史的集大成者当属范燕秋教授，其代表性著作《疾病、医学与殖民现代性：日治台湾医学史》④ 一书，梳理了日治时期台湾公共卫生的形成，强调殖民医学的现代性。论文方面有范燕秋的《新医学在台湾的实践（1898—1906）：从后藤新平〈国家卫生原理〉谈起》《医学与殖民——以台湾疟疾研究为例》《日治前期台湾公共卫生之形成（1895—1920）：一种制度面的观察》⑤ 等，以及刘士永的《"清洁"、"卫生"和"保健"——日治时期台湾社会公共卫生观念之转变》⑥ 等。

就东亚而言，第二次世界大战后，研究者有意避开和"脱殖民地化"

---

① 見市雅俊、飯島涉等：《疾病・開発・帝国医療：アジアにおける病気と医療の歴史学》，東京大学出版会 2001 年版。

② 飯島涉：《マラリアと帝国——植民地医学と東アジアの広域秩序》，東京大学出版会 2005 年版。

③ 李尚仁主编：《帝国与现代医学》，台湾联经出版事业公司 2008 年版。

④ 范燕秋：《疫病、医学与殖民现代性：日治台湾医学史》，台湾稻香出版社 2005 年版。

⑤ 范燕秋：《新医学在台湾的实践（1898—1906）：从后藤新平〈国家卫生原理〉谈起》，《新史学》，1998 年第 9 卷第 3 期；《医学与殖民——以台湾疟疾研究为例》，《新史学》，1996 年第 7 卷第 3 期；《日治前期台湾公共卫生之形成（1895—1920）：一种制度面的观察》，《思与言》，1995 年第 33 卷第 2 期。

⑥ 刘士永：《"清洁"、"卫生"和"保健"——日治时期台湾社会公共卫生观念之转变》，《台湾史研究》2001 年 6 月第 8 卷第 1 期，第 41—88 页。

相关的领域。在东亚殖民医疗史研究成果中，关于日本殖民统治下的台湾、朝鲜，特别是台湾成果较多，而日本在中国东北的殖民医疗卫生史研究则颇为匮乏。关于近代中国东北医疗卫生史的研究成果多以 1910—1911 年及 1920—1921 年的鼠疫为研究对象，关于伪满时期的研究成果则甚为有限。

关于伪满医疗卫生事业相关研究成果极少的主要原因，笔者非常认同沈洁在《"满洲国"社会事业史》[①] 中所述理由。其一，资料的不足。与伪满洲国相关的史料浩如烟海，但是和医疗卫生直接相关的资料却出乎意料的少，而且散落在中国东北地方的图书馆和档案馆，或夹杂在其他史料中，未整理的也非常多，因此各资料之间缺乏系统完整性。其二，关于伪满医疗卫生这个题目，对于中日两国的研究者来说是个微妙的问题。医疗卫生事业本身具有人道性和慈善性等特征，对这些事业的特征和作用进行批判时，需要考虑到政治等各方面原因，采取什么样的立场将会是一个超越学术研究自身客观性的难题。

饭岛涉的论著对于"满洲"、伪满洲国的医疗卫生颇为关注。在饭岛涉的《鼠疫和近代中国：卫生"制度化"与社会变迁》[②] 第二章中，主要论述了 1899 年营口鼠疫流行，招致日本等外国国家以卫生为理由，施行挨户检查，这个方法已经涉及个人生活领域，对中国社会影响很大。第四章和第五章则探明了 1910—1911 年间，以"满洲"肺鼠疫流行为契机，日本、俄国等帝国对中国医疗卫生事业的介入，分析了清政府在这个过程中的应对情况，弄清楚了围绕医疗卫生问题，外国和清政府之间政治化的竞争情况。该书研究对象主要限定在 1910—1911 年的肺鼠疫方面，对于伪满洲国成立后的医疗卫生则没有触及。另外，见市雅俊、饭岛涉等共同编著的《疾病·开发·帝国医疗：亚洲的疾病与医疗的历史学》[③] 一书的第 8 章第 3 部分中，饭岛涉将相对于台湾的热带医学而言的中国东北地方的医学、卫生学体系称为"开拓医学"。其论述焦点主要集中在开拓医学，即如何对北方进行驯化的过程。该部分内容对伪满时期医疗卫生事

①　沈潔：《"满洲国"社会事業史》，ミネルヴァ書房 1996 年版，第 10 页。
②　飯島涉：《ペストと近代中国：衛生の"制度化"と社会変容》，研文出版社 2000 年版。
③　見市雅俊、斎藤修、脇村孝平、飯島涉等：《疾病·開発·帝国医療：アジアにおける病気と医療の歴史学》，東京大学出版会 2001 年版。

业虽有一些概括性介绍，但尚不够深入，例如对于满洲医科大学等伪满医学教育机构的详细考察，以及伪满政府在教育、研究之外所实施的具体医疗卫生事业则几乎没有触及。在饭岛涉《疟疾与帝国——殖民地医学与东亚广域秩序》[①] 一书中，空间轴设定为整个东亚，时间轴从鸦片战争时期疟疾对策的展开到第二次世界大战后为止，作者探讨了鸦片战争后台湾殖民地化过程中，疟疾对策的推移和特征、在台湾积蓄的殖民医学在八重山疟疾对策中的导入过程，然后向"关东州"[②]、朝鲜、伪满洲国展开及再编的过程，揭示了战后帝国医疗及医学知识层面的继承和断绝状况。通过以上内容，该著阐明了日本的殖民地医学、帝国医疗作为殖民地统治的工具，通过医疗卫生行政向当地社会进行统治政策渗透的角色。该著认为帝国对殖民地进行统治和渗透的过程中，所实施的西洋医学，因其自身具有内在近代性特质，因此殖民主义过程中，西洋医学对于统治地域具有强制化近代性的一面。另外，饭岛涉还阐明战后东亚广域秩序的形成，是在继承近代日本的殖民地医学、帝国医疗的基础上而形成某些方面的秩序。该研究成果超越了既有的关于中国台湾、大连以及朝鲜等各地域的疟疾研究，第一次对日本的殖民地医学和帝国医疗的展开进行总括，成功地揭示了其整体脉络。但因时间跨度长、空间跨度大，各殖民地特别是关于伪满时期东北地区的医疗卫生事业的详细状况难以细致展开。例如该书第三章，着重阐述南满医学堂和满洲医科大学的设立情况，并将其和朝鲜的京城医学专门学校、京城帝国大学医学部、台北帝国大学医学部进行比较，阐明满洲医科大学由南满医学堂升格而成，其专门部有一定数量的当地教员。第四章将近代日本积蓄的向"满洲"、东北亚地域传播的医学卫生体系定义为开拓卫生学、开拓卫生。在此基础上，该著阐明了开拓医学、开拓卫生以"关东州"租借地的医疗卫生形成为基础，向"满洲"导入，伴随着向伪满洲国移民事业的展开，开拓医学、开拓卫生学成为"风土驯化力"问题，在战时体制下，医学、卫生学被卷入战争动员，包含开拓医学、开拓卫生学在内的殖民地医学与军阵医学有着密切联系。而且，从抗日战争到太平洋战争时期，日军以在台湾的根本性对蚊对策经验为轴心实行了疟疾

---

① 饭岛涉：《マラリアと帝国——殖民地医学と東アジアの広域秩序》，東京大学出版会2005 年版。

② 位于辽东半岛西南端，为日本的租借地。

对策。抗日战争特别是太平洋战争爆发后，随着战局恶化，疟疾对策的实行越来越困难，与此同时，因奎宁无法得以继续供给，想从根源上消除疟疾也开始变得困难。日军深受疟疾之害，这在某种程度上对于战争的胜败具有很大的影响。饭岛涉从战时体制这个角度来分析日本开拓学、开拓卫生以及疟疾对策的转换点，对笔者深有启发。但饭岛涉自身将伪满洲国整个时期都放在战时体制的位置，因此没有深入追究其转换的性格特征，所以，无法捕捉伪满洲国整体时期医疗卫生事业的微妙变化。

沈洁的《"满洲国"社会事业史》[①] 一书，弄清楚了伪满洲国社会事业的形成、变迁及其特征。作者分析了伪满洲国社会事业与日本社会事业的"同时性"和"联动性"、中国本土的"连续性"和非连续性与殖民政策整体中的伪满洲国社会事业的"独特性"以及和殖民地政策的"关连性"，并通过这三个方面探析伪满洲国社会事业的矛盾和摩擦的内容和过程。沈洁将伪满洲国社会事业行政划分为创立、整备、厚生三个时期，即从伪满洲国建立到1937年为创立期，1937年因侵略战争向中国本土扩大，为了响应战时需要，开始以保护人力资源和经济力量为中心，社会事业行政从主旨到组织都发生了很大变化，这一时期为整备期。从1940年开始，日本在中国本土和太平洋战场不断被迫实行战略退却体制，社会事业最初的目的开始被排斥，勤劳奉公、向前线输送人力资源以及物质层面的支援等成为社会事业的中心任务，这一时期被称为厚生时期。笔者认为日本进入战时体制后，对医疗人才、医疗物资和医疗行政进行统制强化是一个重要的问题。沈洁一书中与此关联的是对伪满洲国社会事业统制的论述。例如第一章中，沈洁探讨了日本为了强化对"日满社会事业一体化"政策，对伪满社会事业相关的人事体制实行统制的情况。日本人进出于伪满洲国政府内部，担当职务，通过暗中操纵政治，施行所谓"内面指导"，间接支配统治。由此，日本和伪满洲国之间的人事交流也变得非常频繁，从而达成"日满社会事业一体化"的目的。第二章中，作者阐明了伪满洲国中央社会事业的创立以及从该社会事业统制机关进入战争体制之后，民间医疗性质的社会事业色彩开始退化，国家全体主义色彩越来越浓。但是，以上内容对于医疗方面的统制未能触及。第五章中，作者将医疗事业作为社会事业的一部分

---

① 沈洁：《"满洲国"社会事业史》，ミネルヴァ書房1996年版。

进行处理，详细分析了医疗政策的变质、军事援护等内容。但是，关于医疗行政的统制，着重点主要放在行政方面，对于医疗人才和医疗物资方面的统制则论述和分析得不够透彻。另外，作者虽对卫生政策的变迁和医疗政策的转换进行了论述，但仍留下诸多具体且需要详细论述的空间。然而，笔者非常认同沈洁将1937年抗日战争的爆发作为伪满洲国医疗卫生政策转换的分界点。

落合理子的《"满洲"的保健卫生和"药"需要——以昭和10年代〈大新京日报〉为中心》① 一文，以1935年创刊的伪满洲国中央报纸《大新京日报》的记事为资料基础，描述了新京特别市公署发起的卫生启蒙运动、满洲各地的传染病及风土病的状况、妇女和生活相关的专栏、卖药的广告等，关注的焦点主要是庶民的日常生活，特别是对保健卫生层面进行了考察，但对"国策"实施的经纬则未触及。

江田いづみ的《满洲医科大学和"开拓卫生"》② 一文指出，日本向"满洲"进行大量移民入植之际，采取了"开拓卫生"对策，在此基础上，随着向"满洲"移民事业的规模扩大及其重要性的增加，风土研究的对象地域从原来的南"满洲""关东州"及满铁③沿线扩大到全"满洲"，在"开拓卫生"的推移中，满洲医科大学相关人员开始掌握与开拓卫生相关的各研究机构中的指导权，在实质性研究上开始逐步发挥主导作用。作者言及了满洲医科大学所举行的蒙古巡回诊疗、地方病研究以及满洲医科大学与满铁的密切关系，但是，对满洲医科大学的全体面相以及和战争的关系未明确分析。

远藤兴一的《殖民地支配下的满洲社会事业》④ 和《满洲社会事业的实施状况》⑤ 二文，前者论述了满洲社会事业的成立及城市和农村社会事业状况的差异，在着眼于城市和农村之间差异这一点上，和笔者的问题意

---

① 落合理子：《"满洲"の保健衛生と"くすり"需要——昭和10年代〈大新京日報〉》，《風俗：日本風俗史学会会誌》1987年第12期。

② 江田いづみ：《満洲医科大学と"開拓衛生"》，《三田学会雑誌》2004年第7期。

③ 日俄战争后，中国东北被日本占领，原来由沙俄修建的中东铁路长春至旅顺段被转让给日本，改称为南满铁路，1906年成立南满洲铁道株式会社简称满铁，是日本帝国主义在中国大连设立的对中国东北进行殖民侵略的机构，是执行日本国策的地方机关和日本经营伪满的核心。

④ 遠藤興一：《殖民地支配下の満洲社会事業》，《明治学院論叢》1990年第2期。

⑤ 遠藤興一：《満洲社会事業の実施状況について》，《明治学院論叢》1991年第3期。

识是一致的，但是，作者对于医疗卫生层面的相关内容几乎没有涉及。在后者一文中，作者考察了伪满洲国救贫、医疗保护、经济保护、救疗设施的名称、性质和救疗患者数目、地域分布和施疗对象的变化等层面，从而弄清了"满洲"救疗事业的实际状况。但是，作者的研究对象仅限于"关东州"，特别是大连的救疗和施疗活动相关的内容，对于伪满洲国成立后的医疗卫生相关的情况则很少涉及。

另有论文涉及满洲医科大学、新京医科大学、东北中医和"满洲"保健卫生等话题。

在欧美，《满洲肺鼠疫的流行》①和《满洲鼠疫》②等论著主要集中于对 1910—1911 年以及 1920—1921 年在"满洲"发生的鼠疫进行研究，就笔者所查知的范围而言，对于伪满洲国成立后相关医疗卫生的研究则相对缺乏。

中国史学界对于 1910—1911 年东北地区流行的鼠疫研究论文亦较多③，但对于伪满洲国的医疗卫生的专门研究则几乎处于空白状态。伪满史研究在政治、经济、文化、教育等方面已取得丰硕成果，但医疗卫生方面尚有欠缺。伪满通史和殖民教育方面的专著，虽涉及医疗卫生政策、社会事业团体、社会行政、殖民医学教育等内容，但仅寥寥数笔而已④，而在梳理资料的基础上，对整体史实进行缜密分析和系统论述的则尚属缺乏。

总体来说，就伪满医疗卫生而言，现有研究较少对其实施内容和过程、伪满医疗卫生的特点，以及伪满医疗与帝国日本及战争的关系等进行

---

① Mark Gamsa, "The Epidemic of Pneumonic Plague in Manchuria 1910 – 1911", *Past and Present*, No. 190（Feb. , 2006）, pp. 147 – 183.

② Wu Lien Teh（G. L. Tuck）, Chun Wing Han & Robert Politzer, "Plague in Manchuria", *The Journal of Hygiene*, Vol. 21, No. 3（May, 1923）, pp. 307 – 358.

③ 代表性论著有：焦润明《1910—1911 年的东北大鼠疫及朝野应对措施》，《近代史研究》2006 年第 3 期；陈雁《20 世纪初中国对疫疾的应对——略论 1910—1911 年的东北鼠疫》，《档案与史学》2003 年第 4 期；胡成《东北地区肺鼠疫蔓延期间的主权之争（1910. 11—1911. 4）》，《中国社会历史评论》2008 年第 9 卷；杜丽红《清末东北鼠疫防控与交通遮断》，《历史研究》2014 年第 2 期。

④ 代表性论著有王希亮《日本对中国东北的政治统治（1931—1945）》，黑龙江人民出版社 1991 年版；滕利贵《伪满经济统治》，吉林教育出版社 1992 年版；顾明义等《日本侵占旅大四十年史》，辽宁人民出版社 1991 年版；王承礼《中国东北沦陷十四年史纲》，中国大百科出版社 1991 年版；齐红深《见证日本侵华殖民教育》，辽海出版社 2005 年版；解学诗《伪满洲国史新编》，人民出版社 2008 年版。

系统梳理，本书希望在这些方面有所突破。首先，目前的伪满史研究多从日本侵略史、傀儡政权史等角度出发，伪满医疗卫生史研究可以丰富伪政权史的研究视野，有助于丰富伪满史研究，深化对伪政权的认识。其次，医疗卫生是殖民统治的有效切入点，通过殖民地医疗卫生的研究，可以有效理解殖民统治与殖民地社会之间的互动关系，以及殖民地的社会文化变迁。因此，伪满医疗卫生史研究有助于全面深化殖民统治研究。最后，伪满医疗卫生史研究有助于丰富医疗史研究的地域性，深化医疗史研究。目前东亚殖民医疗史多以台湾为研究对象，而对日本在中国东北、朝鲜及其他地区的医疗活动研究成果较少。如果上述各地域相关研究得以积累、丰满的话，可以通过地域比较研究，考察日本殖民统治的轨迹及特点，进而检视东亚殖民医学形态与西方的异同。

第三节　殖民地医疗卫生相关用语定义问题

1932 年 3 月 1 日，日本一手策划了由关东军首脑和日本官吏操纵的傀儡组织——伪满洲国。与台湾和朝鲜不同，日本在中国东北不仅建立了由溥仪"执政"的伪满洲国政府，而且以"民族协和"和"王道主义"相标榜，以此作为"建国理念"。虽然披着华丽的外衣，但毫无疑问，伪满洲国也具有与台湾和朝鲜相同的殖民地性质。[①]

对于殖民地医疗卫生，有"殖民地医疗""殖民地医学""殖民医学""帝国主义医疗""帝国医疗"等用语，但对这些词语进行明确定义的人却非常少。

见市雅俊在《疾病·开发·帝国医疗：亚洲的疾病与医疗的历史学》一书中，对"帝国主义医疗"进行了定义，即从狭义上来讲，就是指近代殖民地主义展开过程中，宗主国对殖民地所施行的公共医疗政策。[②] 另外，在见市雅俊《霍乱的世界史》中还有这样的论述："作为殖民地支配工具的医疗被称为帝国主义医疗"，在此使用了"帝国主义医疗"一词。[③]

---

① 冯玮：《评日本政治"存异"和文化"求同"的殖民统治方针》，《世界历史》2002 年第 3 期。

② 见市雅俊、斋藤修、脇村孝平、饭岛涉等：《疾病·開発·帝国医療：アジアにおける病気と医療の歴史学》，東京大学出版会 2001 年，第 26 页。

③ 见市雅俊：《コレラの世界史》，晶文社 1994 年版，第 35 页。

"帝国医疗"和"帝国主义医疗"两用语使用的场合和强调的重点虽有不同，但二者所揭示的内容几乎没有太大的变化。"帝国医疗"的定义中指宗主国对殖民地实施的医疗政策的事实，"帝国主义医疗"的定义则强调其作为殖民地支配工具的特征。但是，从对于殖民地相关的医疗卫生进行定义这一点来说，"帝国医疗"和"帝国主义医疗"之间无实质上的区别，因此笔者认为没有区分开来使用的必要。

在《疾病·开发·帝国医疗：亚洲的疾病与医疗的历史学》一书中，台湾学者刘士永使用了"殖民地医学"一词。"殖民地医学"的使用含义，从刘的文章中来看，仅仅是指宗主国在殖民地所实施的医学教育。

范燕秋《疾病、医学与殖民现代性：日治台湾医学史》一书使用了"殖民医学"一词，并对该词有这样的论述："殖民医学是殖民者为了保护殖民一方的健康，导入了现代医学"，"殖民医学不能等同于宗主国医学，从宗主国移植的过程中和殖民地之间发生了相互复杂的关系，所以发展出殖民医学的地方性特征"。[1]

在美马达哉《作为史的体系的近代医疗》一文中，殖民地医学和帝国医疗一并概括使用了"殖民地医疗"一词。[2]饭岛涉担心美马达哉的该用语可能会导致在殖民地积蓄的学术知识和经验向帝国的回流状况难以明了，因此在《疟疾和帝国：殖民地医学与东亚的广域秩序》一书中，饭岛涉将"殖民地医学"和"帝国医疗"区别使用。"殖民地医学"是指宗主国在殖民地统治中积蓄的医学体系，也就是将其定义为在殖民地积蓄的医学、卫生学的体系和学术知识。"帝国医疗"则是指在殖民地所积蓄的医学基础上，将其行政化的医疗、卫生事业的全体。[3]

笔者认为这两个概念在实际处理上并不是那么容易区分，而且这两者之间亦存在密不可分的关系。所以，在本书中不打算对"殖民地医学"和"帝国医疗"进行细致区别划分，使用两种概念，而是用"殖民地医疗卫生"总括使用。也就是说，宗主国在殖民地统治期间所实施的医疗、

① 范燕秋：《疾病、医学与殖民现代性：日治台湾医学史》，台北稻香出版社2005年版，第2—5页。
② 美馬達哉：《史的システムとしての近代医療》，载黒田浩一郎编《医療社会学のフロンティア——現代医療と社会》，世界思想社2001年版，第71—77页。
③ 飯島涉：《マラリアと帝国——殖民地医学と東アジアの広域秩序》，東京大学出版会2005年，第8—9页。

卫生的全部，皆称为"殖民地医疗卫生"。

另外，饭岛涉将近代日本的殖民地医学分为热带医学和开拓医学，东南亚的殖民地医学称为热带医学，热带医学在向东北亚开展中进行再编而被称为开拓医学。也就是说，开拓医学、开拓卫生学是由近代日本积蓄，然后向"满洲"等东北亚地域传入的医学、卫生体系。而江田依都美将日本向"满洲"大量移民入植之际，所实施的医疗卫生对策称为"开拓卫生"①，这里的"开拓卫生"和饭岛涉的定义"开拓医学""开拓卫生学"容易混同。而且本书的第四章主要论述日本殖民者在中国东北"开拓地"所实施的医疗卫生，本书将在开拓地实施的医疗卫生统称为开拓地医疗卫生。为了避免将它和"开拓医学""开拓卫生学""开拓卫生"所限定的在开拓地所实施的学术知识和政策等产生误解和混同，本书不采用将伪满洲国的医疗卫生分类为开拓卫生这样的方法。

综上所述，笔者基本上采取对殖民地医疗卫生相关的用语不进行细分的态度，但笔者认为伪满洲国的医疗卫生围绕战争有下述的特征，因此可采取"殖民地医疗卫生"和"战时殖民地医疗卫生"的用语。和日本其他的殖民地如中国台湾和朝鲜相比，日本在伪满洲国的殖民统治时间较短。"九一八"事变后，日本在中国东北建立了伪满洲国傀儡政权，从而对其进行支配统治。很快，全面抗日战争和太平洋战争相继爆发。也就是说，日本在中国东北的殖民统治和战争有着密切关系，殖民地医疗卫生事业开始不久即因战争爆发而被迫卷入战争，伪满洲国的殖民医疗卫生行政和政策等全部都要围绕战争而展开和实施。国家以战争遂行为最优先目标，为了达成此目标所实行的各种政策的总体被称为战时体制。日本于1938年制定了《国家总动员法》，1940年结成了"大政翼赞会"和"大日本产业报国会"，由此日本确立的战时体制基本上是以原来被世界经济孤立的苏联战时共产主义政策为模型而展开。各种政策中，有关政治、经济、军事、国民精神等的统制进行的研究比较多，但学者对于为了确保殖民一方的健康所进行的医疗卫生体制的统制则关注较少。伪满洲国为了确保殖民一方的健康和统治，所实施的整体医疗在战时体制实施后，也发生了变化，而此时的医疗卫生，笔者将其称为"战时殖民地医疗卫生"。与此相对，战争体制实施前，主要为了殖民者一方的统治所实施的整体医

---

① 江田いづみ：《満洲医科大学と"開拓衛生"》，《三田学会雑誌》2004年第97卷2号。

疗，即"殖民地医疗卫生"，"战时殖民地医疗卫生"可以突出其为战争服务的特征。

第四节　本书目的及内容构成

本书试图通过文献资料弄清楚伪满洲国时期的医疗卫生政策，以及在此基础上所开展的诸项事业的详细情况，并且通过对在当时有伪满洲国生活经验的中日双方老人进行采访调查，利用调查结果来弥补文献资料中难以了解的状况。

第一章主要概述日本对中国东三省野心的由来，对满蒙地区作用的认识。分析日本在"九一八"事变后，扶植傀儡伪满政权，对伪满从中央到地方的实际操纵情况。进而探讨日本政府对伪满洲国进行赤裸裸的军事侵略的同时，又采取收服人心的民政措施，以及日本殖民政策中对医疗卫生事业重视的因由。

第二章主要分析伪满洲国成立后，主要采取了哪些医疗卫生措施；抗日战争全面爆发特别是太平洋战争爆发前后，医疗卫生措施的重点有哪些变化，并分析这种措施转化的原因及其影响。本章着重分析公共卫生及保健卫生的实施情况。对于伪满洲国医疗卫生中最重要的措施，例如医院的扩大与充实、医疗人员的培养以及开拓民的医疗卫生状况将分别在第三、第四、第五和第六章中进行具体展开和分析。

第三章主要弄清伪满洲国是如何对医疗卫生进行统制的，即伪满洲国医疗体制随着战争的扩大如何被卷入战争，伪满洲国政府采取了怎样的医疗统制措施。本章试图从医疗体制的三大要素，即作为人的要素——医疗从事者、作为物的要素——医疗设施以及医疗行政权三个方面，分析伪满洲国对医疗进行统制的情况。

第四章主要弄清楚伪满洲国对医疗人才的培养状况，例如医师、药剂师、护士（当时日本人称为"看护妇"）、助产士（助产士或助产妇，即负责接生的医疗人员，相当于传统的接生婆）等医疗人员的培养机构设置和培养情况，在此基础上探讨伪满洲国医学教育的特征，以及与宗主国日本的互动情况。

第五章以满洲医科大学为例，旨在弄清楚殖民医学教育体系，满洲医科大学的招生情况，学生毕业后的去向以及满洲医科大学的科室设置与研究内容、调查活动等，在此基础上探析满洲医学教育与殖民统治以及与战争的关系。

上述内容主要分析了城市医疗卫生状况，而对于农村的医疗卫生状况，因伪满洲国自身投入及资料所限，不宜把握，且笔者认为可能变化不大。如果就农村医疗卫生而言，可能日本开拓地比较典型。因开拓移民事业的成败与否对于日本产业发展和国防政策来说都具有重大意义，所以日本殖民者和伪满洲国政府对于移民的健康状况特别注意。如果日本及伪满洲国在农村开拓地的医疗卫生事业的投入尚且不足的话，普通的东北农村则更不用说。故第六章笔者试图弄清楚开拓地的医疗卫生状况，伪满洲国政府在开拓地采取了哪些医疗卫生政策，医疗卫生设施有哪些，当初的计划和目的在多大程度上得以实现等。借此，不但可以比较中国人和日本人的医疗卫生情况，而且可以了解城市与农村医疗卫生状况的差异。

以上各章的内容基本上是通过对现存的文献资料进行分析，但众所周知，文献资料主要记录政策、计划等，实际上在多大程度上得以实现，对民众的影响和民众的反应如何，是很难通过文献资料来深入了解的。为了弥补这种不足，第七章主要利用调查采访资料来看伪满洲国的医疗卫生状况。笔者对在日本广岛、滨田、冈山的残留孤儿、残留妇人、原义勇军、原护士以及有伪满洲国生活经验的日本人进行了采访调查，共计 23 人。另外，对中国东北地区的哈尔滨、长春、大连等地有伪满洲国生活经验的中国人，共计 9 人进行了采访调查。通过采访调查，城市与农村医疗卫生状况可以从新的视角进行管窥，并可与前面几章通过文献资料进行的考察内容进行对比和补正。

第五节　用语说明

起源于欧美的近代"卫生"概念，从狭义上是将其和"医疗"的含义分离开来。但是卫生行政包含医疗行政的管理，所以从广义上来说，"卫生"可以包含"医疗"一语，只是，这里的医疗不过是指对医疗活动进行管理的行为而已。因此，近代"医疗"和"卫生"的概念并没有明确地进行区别划分，它们之间的密切关系是不能否定的。论述医疗事业时，如果除去卫生单纯分析医疗事业，将是不充分的，而能将二者进行统合的用语尚没有出现，故本书采取将二者并列的方式，即使用"医疗卫生"一词。

国内研究者对伪满洲国进行论述之际，一般使用伪满或伪满傀儡政权等用语，而在史料中，特别是日文史料中经常直接使用"满洲国"一词。众所周知，"满洲国"实际上并不是一个独立的国家。考虑到资料的利用和伪满洲国政权的性质之间的矛盾，本书除了直接引用时使用"满洲国"以外，其余地方统一使用伪满洲国或伪满。另外，文中涉及很多伪满各机构的名称，为了叙述的方便，不再一一在前面加"伪"。

国内学者一般在表达"满洲"时，不使用"满洲"一词，而以"东北地区"来表达，本书总体上亦采用"东北地区""东北地方"来替代"满洲"的概念，并包含了伪满洲国以外的"关东州"地区。但是，现在的东北地区和当时的"满洲"的地理概念在某种程度上是不一样的。"满洲"地域，包括现在中国的辽宁省、吉林省、黑龙江省全域以及内蒙古自治区的一部分领域。为了突出地理概念或直接引文时，本书将会少量使用"满洲"一词，但无特殊政治内涵。本书对该地区所居住的人主要以国籍划分，如使用"中国人"来称呼，对中国人有必要进行民族分类时，则区别使用"满族""汉族"等。只是，当时日方的资料所记载的"满人"一般都是指当地人，即中国人。

另外，对于地名和机关单位名称，例如奉天、盛京、满洲医科大学等均沿用当时的名称，不再另行转换为现在名称或加"伪"，以保持当时历史的原貌，但并不涉及政治承认问题。

第 一 章
伪满洲国成立与日本的
殖民医疗卫生理念

1931 年 9 月 18 日夜，日本关东军在作战参谋石原莞尔、高级参谋板垣征四郎等人的策划下炸毁了奉天近郊的"南满"铁路，并嫁祸于中国军队，以此为借口出动军队，占领了"满洲"南部的主要城市，中国称之为"九一八事变"，日本称之为"满洲事变"。东北军首领张学良错误地判断其只是一个局部冲突，发出了不抵抗命令。国民政府首领蒋介石也错误地认为日本政府和关东军的思想行为是不一致的，寄希望于日本政府对关东军的掌控以及国际联盟的调停。但实际上，日本早就有占领满蒙地区的计划和设想，且日本政府对关东军的行为也采取了事后追加承认的措施。

第一节　伪满傀儡政权中的日本因素

日本对中国的满蒙地区可谓觊觎已久，日本通过"九一八"事变占领了中国东北地区，建立了以晚清废帝溥仪为首的伪满洲国傀儡政权，并通过在伪满政权中不断大量安插日本人员，全面掌控伪满。

一　日本对满蒙地区的野心

俄国在参加八国联军进犯北京的同时，以"保护铁路"为名出兵侵占中国东北全境。义和团运动后，俄国不仅拒不撤兵，反而加紧向朝鲜渗透。日俄围绕中国东北、朝鲜的矛盾日益激化。1904 年 2 月 8 日，日本为争夺朝鲜和中国东北，确立东北亚霸权，偷袭驻屯在旅顺港的俄国舰队，发动日俄战争。1905 年 9 月 5 日，日俄两国在美国的调停下签订了《朴次茅斯和约》。

在日俄战争中，中国东北虽然是主战场，但中国的意向，却未被日、俄纳入顾虑的范围。双方背着中国，擅自划分在中国东北的"势力范围"。通过条约，日本攫取了中国东北地区所谓的"南满特殊权益"，确立了在东北亚的霸权地位。日俄战争后，日本人尤其是领导者认为其"豁出国命与俄国前后作战十八个月，牺牲十万生灵和二十亿国币，才将俄国逐出南满洲"，得到其支配权。所以，自日俄战争以后，日本对满蒙地区便具有特别不寻常的"感情"。

日俄战争以后，经过20多年的"满洲经营"，日本对中国东北已有了更深刻的认识和侵占理由。特别是20世纪20年代末，日本军部对中国满蒙地区问题不断进行探讨，认为未来的战争是生存之战，为了"保证生存"，需要在满蒙地区确立政治权力。这样便不可避免地与俄国的"海洋政策"发生冲突，为此日本需要从中国获取对俄战争的"物资"。日本认为，中国的兵力根本"不值一提"，用半年时间便可以完成对中国的备战。另外，对中国来说，满蒙地区乃"化外之地"，所以中国不会"投入国力"与其拼死一战。而美国依靠东南亚地区和北美大陆足以生存，满蒙地区对美国来说，并非"生存上的绝对要求"，因此美国不会为满蒙地区问题而倾国力发动对日本的战争。英国虽与满蒙地区问题有关，但是可以通过军事以外的方法解决，因此无须特别考虑准备对英作战。基于这样的形势判断，日本陆军商定了"占领"满蒙地区的方针。① 最终把"满蒙观"发展为侵华行动的是日本政府和军部，而起到重大作用的是关东军，其推动者则是关东军的骨干军官作战参谋石原莞尔和高级参谋板垣征四郎。

石原以提出"世界最终战争论"而著称，他从更广领域的视角看"满洲问题"，认为世界东西文明将通过战争走向统一，而当今的世界分为四个国家集团，即苏联、欧洲、美洲和东亚，这四个国家集团之间的战争是决战性的。在决战性战争中，苏联和欧洲集团将会被削弱，退出世界范围内的竞争，只有美洲和东亚两个国家集团存在下来，于是这两个集团之间的战争就是决战性的战争。而在美洲集团中，美国是首领；在东亚集团中，日本是当然的首领。这两大集团的战争，实际上就是日本代表的东方文明与美国代表的西方文明之间的战争，而战争的最后胜利者无疑将成为世界的中心。石原莞尔称这一最终战争将决定是由日本的天皇当上世界的天皇，还是由西洋的总统成为世界的领导者，是人类历史上空前绝后的战争。

石原认为，为了保证日本在世界最终战争中取胜，日本应当举全国之

---

① ［日］川田稔：《日本陆军的轨迹》，韦和平译，社会科学文献出版社2015年版，第16—17页。

力，不惜一切投入战争。但是，由于日本国土面积小，资源匮乏，如果与美国抗衡，就必须开发满蒙地区，这是日本取得世界最终战争胜利的根本，也是唯一的途径。从这个意义上讲，满蒙地区就是日本的"生命线"。石原的"满蒙生命线"论与日本军部分离满蒙地区、侵略东北的方针是一致的，所以大受军部欢迎，很快成为其向中国东北扩张的主要理论依据。

20 世纪 20 年代，国民党施行联俄容共政策，改组国民党，建立国民政府，主张推翻军阀，打倒帝国主义，并进行北伐，试图统一中国。日本不希望蒋介石领导的国民政府继续北伐，更不希望中国得到真正统一。日本企图以长城划界，在中国造成蒋介石统治长城以南、张作霖统治长城以北的局面。1928 年 4 月，国民党以百万大军攻击奉军，张作霖面临强兵压境的严峻形势，决定放弃北京，退守东北。而此时日本企图将"满洲"作为中国的特殊地区，意图将它从中国本土分离，日本关东军不希望东三省出现一个强势的中国政权，因而制造了皇姑屯事件。1928 年 6 月 4 日，张作霖被关东军炸死后，张学良不顾日本反对，于 12 月 29 日断然举行东北易帜，中国的统一事业初步完成，日本对此更加感到威胁。1927 年 6 月 27 日，田中内阁召开的东方会议中，即确立了日本占领中国东北的目标。

1930 年 5—11 月，蒋介石企图以武力统一中国，爆发了蒋介石同阎锡山、冯玉祥、李宗仁等军阀之间的中原大战。在激战的关键时刻，应蒋介石的请求，张学良率领东北军再度入关，并开始长驻北平，工作重心也由沈阳移至北平。张学良离开沈阳，对于关东军而言不啻为福音，特别是张学良亲自带了 8 万精锐入关，更对减轻战斗阻力大有助益。[1] 1931 年夏天，大运河、长江和淮河水灾肆虐，致使中部十个省份 14 万人被淹死、25 万人流离失所。中国正深深陷入内部动荡和自然灾害的困境，在国际方面，西方列强受大萧条的沉重打击，忙于国内事务，无力阻止日本的侵略，而国际联盟也毫无力量干预。在日本国内，全球性经济大萧条的影响，致使企业失败和失业增加。许多扩张主义分子利用经济和社会动荡，鼓吹征服中国东北将使国家摆脱困境，这种言论得到了陆军和财阀的赞许。

9 月 18 日，关东军对中国东北军发起攻击。东北各地的中国军队继续执行张学良的不抵抗主义，使日军得以迅速占领辽宁、吉林、黑龙江三省。为了使赤裸裸的侵略合法化，日本在 1932 年 3 月 9 日成立伪满洲国傀儡政

---

[1]　吕芳上主编：《中国抗日战争史新编——和战抉择》，国史馆出版 2015 年版，第 113 页。

权，并于 1934 年 3 月 1 日让溥仪登上伪满洲国的皇位，定年号为"康德"。

二　日本对伪满政权的操控

伪满洲国成立后，日本陆军省提出了对伪满洲国的指导方针要纲草案，在吸收关东军意见的基础上，1933 年 8 月 8 日，日本内阁会议决定并出台了《满洲国指导方针要纲》。根据该方针要纲，在关东军司令官兼驻满帝国大使的内部统辖下，日本主要通过日本人官吏对伪满洲国进行实质性的指导。日本人官吏应该是伪满洲国运营的核心，因此必须妥善而恰当地进行选拔和推荐，以便能充分贯彻本指导方针。[①] 日本通过关东军对伪满洲国的所谓内部指导可谓无孔不入，凡属伪满洲国政治、经济、民生、文化等一切政治行政，无不需要关东军司令官的批准。总务厅是关东军的政治、经济的参谋部，是最高的执行机关。[②]

从组织角度来看，伪满各级政府和各种机构都由日本人官吏来管理和控制，而日本人官吏的人事权则由关东军司令官所掌握，具体业务由关东军第三课和后来的第四课以及总务厅进行处理。按规定，荐任级以上的伪官吏的任免，都必须经关东军司令批准。[③] 如果欲从日本国内任用课长以上的官员，无论是伪满政府还是特殊公司都无权直接办理，都必须由关东军和陆军省协商和决定。关东军对于日本人官吏的任免大权，是长期牢固地掌握，决不许变的；满系官吏的人事权实质上由关东军司令官掌握，原则上通过国务院总务厅长具体执行。[④]

在人事行政方面，日本帝国主义为了利用伪满洲国作为其侵略工具，既要安排日系官吏，又顾忌到民族矛盾。于是，最初日本确立了尽可能以少数日系官吏统治伪满洲国，同时利用满系官吏缓和和回避同中国人民之间的摩擦与对抗的原则。[⑤] 而伪满第一任总务长官驹井德三则认为，只有10% 的日本人官吏难以控制伪满洲国政府，因而在第三次伪国务院会议上提出，至少需要 20% 的日本人官吏。实际上，这 20% 的标准也没有打住。

---

① 中央档案馆、中国第二历史档案馆、吉林省社科院合编：《日本帝国主义侵华档案资料选编——伪满傀儡政权》，中华书局 1994 年版，第 25 页。

② 同上书，第 64 页。

③ 伪满的官吏，分为特任、简任、荐任、委任四级，荐任以上为高等官。

④ 解学诗：《伪满洲国史新编》，人民出版社 2008 年版，第 235 页。

⑤ 《日本帝国主义侵华档案资料选编——伪满傀儡政权》，第 110 页。

日本人官吏的比例制度已经成为一纸空文。到 1935 年，在伪满中央机关中日本人官吏比例已超过 50%，有的机关，例如伪国道局竟高达 90%。

与比例制一并实行的还有所谓定位制。日本侵略者为使伪满洲国多少保留一点"独立国家"的外貌，对于伪国务总理大臣为首的各院院长、各部大臣等正职，都任命中国人担任；而伪中央政府各部门的副职以及一切重要岗位，均由日本人官吏来垄断。至于究竟哪些职位交给中国人，哪些职位必须由日本人官吏担任，是有规定的，并且是固定的。①

伪满洲国最重要的职位全部是日系官吏，例如总务厅的总务长官、次长及重要课长、参事官；属于镇压机构的重要职位；有关产业经济方面的重要职位（开拓总局局长及其总务处长、招垦处长和重要的课长；民生部的劳务司、劳务第一动员、第二动员及训练各课课长等均属此类）；教育部门的重要职位；技术机关的重要职位；国防军事上的重要地区和日本人集中的城市，其地方官署的重要职位等都是日系官吏担任。②

随着时代的进步，总务厅根据总务厅中心主义的根本方针，不断地扩大其权限内容。日本人官吏在伪满洲国的行政比例不断增加，日本担心长此以往，满人官吏将不会心悦诚服地发挥其作用。为此，此后非真正需要、万不得已的情况下，不再重新采用日系官吏，同时，研究确定真正需要日本人的部门。此外，一般行政部门，尤其是民政部门的负责人尽可能由中国人担任，限定日本人官吏的位置，采取改变日满官吏比例的方针。③

表 1-1 　　　　　　　　　国务院各部门的日满比例④

部门	日系	满系
治安部警务司	70%	30%
财政部（后改为经济部）	65%	35%
实业部（后改为产业部）	65%	35%
交通部	65%	35%
司法部	60%	40%
民生部	40%	60%

---

① 解学诗：《伪满洲国史新编》，人民出版社 2008 年版，第 236 页。
② 《日本帝国主义侵华档案资料选编——伪满傀儡政权》，第 111—112 页。
③ 同上书，第 82 页。
④ 同上书，第 114 页。

在伪满中央政府中，执政府既是执政的事务官厅又是执政的宫内机关，由国务院总理及府中令副署，并负其责任。国务院由七（八）个部构成，各部设总长（特任），由国务院总理统辖，包括民政部、外交部、军政部、财政部、实业部、交通部、司法部、文教部。其中，民政部总长为臧式毅，统辖地方行政、警察、土木、卫生和省长、警察总厅。在其直接监督下有：地方司、警务司、土木司、卫生司。此外，民政部还直接管辖监督土地局、新京特别市、首都警察厅、中央警察学校、特种警察队、哈尔滨市政筹备处等。①

与其他部相比，民政部的功能和重要性相对较弱，因此，为了缓和民族矛盾，日本在官吏安排上，尽量压缩了日籍官吏在民政部的比例。虽然日满比例是由各机关、各司规定，但实际上，日系比例都高出于规定，因为日系官吏按定员安排，而满系官吏的实有人数少于定员，以这一部分空额作为官吏增薪或奖金的来源。例如，警务司日满比例规定是 70∶30，但实际上比例却是 80∶20，交通部应是 65∶35，实际上是 70∶30。特别是 1937 年 12 月，日本借口撤销治外法权后，日系官吏更是肆无忌惮地涌入了各个方面，全面地控制了伪满洲国。从此以后，原来规定的日满比例只能起到一点控制各部门要求增加日系官吏的消极作用而已。日系职员不仅在人事安排上比中国人优越，还享受着远远高于中国人的工资待遇。他们不仅基本工资高，而且还有具有殖民性质的工资，即还要加上一般津贴、住勤加薪、奖金等。其工资总额同日本国内相比，最低是国内的一倍半乃至三倍，同工资极低的中国东北人相比，相当于他们的数倍乃至数十倍。②

日本帝国主义者对于伪满洲国的机构问题，采取了彻底的中央集权制。经过精心策划，以极少数的日本官吏牢固地掌握伪满洲国的政治和行政。其中最为核心的就是国务院总理在管理国政中的地位和权限，以及总务厅的设置。③伪满中央政府中，国务院为最高决策统辖机关，下设各部、局，其下有省、市、县、旗的地方统辖机关。一切施政，由伪满中央

---

① 《日本帝国主义侵华档案资料选编——伪满傀儡政权》，第 249 页。

② 同上书，第 116—117 页。

③ 同上书，第 306 页。

发号施令，各部、局和各省、市、县、旗执行贯彻。国务院设有总务厅，国务总理为中国人，总务厅长为日本人，且有权代理国务总理，处理一切事务。国务院下属各部，部长为中国人，各部内设有几个司，各部内都有总务司，并规定总务司为首席司，司长是日本人，他有权代理各部总长处理一切事务。其下为各省，省长是中国人，各省公署内都有总务厅，并规定总务厅为首席厅，厅长为日本人，他有权代理各省长，处理一切事务。各市市长是中国人，在各市公署内设有几个处，无论哪个市里，都设置有总务处，处长是日本人，规定为首席处，总务处长有权代理市长，处理一切事务。各县县长是中国人，在各个县公署里，设置有参事官，参事官都是日本人，他有权代理县长，处理一切事务。伪满洲国在初期的人事行政上，明显的一点，就是各个伪机关里，都布置了日系官吏。① 满系的最高官吏正如国务总理和各部总长一样，虽然被置于上位，却徒有虚名，只是作为招牌，面对中国人民起着"屏风"的作用。实行满系官吏和日系官吏的双重制，任命中国人担任机关的主要领导，日系官吏位居其次，但却掌握实权，这就是日本帝国主义统治殖民地满洲国的根本方针。②

　　伪满洲国召开定期次长会议，因每周二举行，亦称火曜日会议③。它是在总务长官主持下，由总务厅次长及各处处长和各部次长等掌握伪满洲国实权的日本人最高官吏组成，负责审议决定伪满洲国政府所实施的一切政策（要纲）法令和措施（预算、决算、重要人事等）。④ 最初，火曜日会议里面完全没有中国籍官吏，后来日本在伪满洲国的中央机构里确立了日本人的统治地位后，亦吸收一两名中国籍官吏担任总务厅次长以及总务厅的统计处长和监察官，由此，中国籍官吏也能参加火曜日会议。但即使有一两名中国籍官吏参加火曜日会议，也不会受什么影响，反倒是更便于日本利用中国籍官吏，达到伪装日本侵略的效果，又避免了实际上存在的不便。由关东军完全支配的定期次长会议是实质上的阁议，是决定伪满洲国侵略方针的最重要的会议。⑤ 火曜日会议通过的议案，谁也不能改。由火曜日制定和决定后，才交给伪满形式上的国务院会议，无条件通过后再

① 孙邦主编：《伪满史料丛书——殖民政权》，吉林人民出版社1993年版，第156页。
② 《日本帝国主义侵华档案资料选编——伪满傀儡政权》，第308页。
③ 日文中以月、火、水、木、金、土、日（曜日），分别表示周一至周日。
④ 《日本帝国主义侵华档案资料选编——伪满傀儡政权》，第335页。
⑤ 同上书，第331页。

由溥仪敕令公布，皇帝的裁可不过是形式而已。例如，1945 年 2 月，经武部六藏策划，伪民生部大臣金名世在伪满国务院会议提出加重奴役东北青年的《国民勤劳奉公法》修正案，把原规定的服役三年，每年服役四个月，改为服役六年，每年服役六个月。各伪部大臣都有质问，而武部六藏立即答复，因为时局的需要，劳力不足，所以才提出修正这个法案，要求必须通过，结果一致通过。①

日本在伪满的统治汲取了其在台湾进行殖民统治的经验，一方面采取大棒政策，对反满抗日者进行残酷镇压，在伪满行政系统，从中央到地方，通过安插大量日本人，从而对伪满进行严格控制，在实际上完全操纵着伪满洲国的决策等运作过程。而另一方面又拿着糖饴，企图收买人心，缓和民族矛盾。其中一种"甜甜的糖饴"就是殖民医疗卫生政策。

第二节　日本的殖民医疗卫生思想理念

"卫生"是与现代生活有着密切关系的常用语。"卫生"一词自古就已存在，但是近代以来，它的含义发生了很大变化。中国传统上的"卫生"一语基本上和"养生"是一致的。近代意义的"卫生"在东亚世界，首先是在日本出现的。1871—1873 年，岩仓具视使节团在欧美视察时，随行的日本卫生事业创始人长与专斋对欧美，特别是德国的卫生制度非常关心。1873 年，长与专斋任文部省医务局局长，此时 Hygiene 一词被翻译为"卫生"，医务局的名字也改为"卫生局"。随后，随着时间的流逝，卫生一词在日本被广泛接受和使用，成为一个通用语，近代卫生事业取得显著进步，卫生和健康问题已经不仅仅是和个人相关的私事，而成为政府施政的重要事业。②

日本明治初年最早使用"卫生"一词来和 Hygiene 对应，与此相应又创设了国家卫生制度。中国清政府以日本为范本，参考了各国的卫生行政，于 1905 年在新设的巡警部警保司中设置了"卫生科"。第二年巡警部改为民生部，卫生科也升格为卫生司。"卫生"一词由此开始作为国家

---

① 《日本帝国主义侵华档案资料选编——伪满傀儡政权》，第 357 页。
② 藤浪刚一：《日本卫生史》，日新书院出版社 1942 年版，第 142 页。

正式行政机构的名称。①

　　19 世纪后半期近代西洋医学和卫生学的发达，给殖民地医疗卫生事业带来了很大变化。② 随着殖民地主义的展开，近代西洋医学、卫生学以及在此基础上的医疗卫生事业很大程度上开始强制性地进入亚洲、非洲等殖民地社会，其结果就是导致从 19 世纪末到 20 世纪初期间，医疗卫生事业的全球化。③ 在东亚国家中，唯一一个在近代拥有殖民地的就是日本，日本展开了殖民地医学和帝国医疗。19 世纪后半期以后，日本将原来以中国医学为中心的医疗体系进行转换，以长崎为窗口导入了荷兰医学，并以此为基础相继导入了英国医学和德国医学，企图开始医疗卫生事业的近代化。19 世纪末，日本占领了最初的殖民地台湾。此时正好是疟疾的原因及感染的结构被弄清楚的时期，日本对台湾统治正于此时开始，这对于殖民地统治方式的变革具有重要意义，即医疗卫生事业开始在殖民统治政策中占有重要位置。因此，后藤新平④（1857—1929）确立了台湾统治的基本计划方案，即《台湾统治救急案》。后藤对台湾的方针政策，一方面反映了一部分日本人，特别是文人对武人的飞扬跋扈及采取赤裸裸的军事暴力的不满；另一方面，也与后藤自身的教育、经历等背景有关。后藤乃学医出身，曾经留学德国，并在任内务省卫生局长期间确立了日本卫生行政体系。随后，后藤在儿玉源太郎⑤的提拔下，成为台湾总督府民政长官，设计

---

① 余新忠：《清末における"衛生"概念の展開》，石野一晴译，《東洋史研》2015 年第 64 卷第 3 号。

② 飯島渉：《マラリアと帝国——植民地医学と東アジアの広域秩序》，東京大学出版会 2005 年版，第 25 页。

③ 同上书，第 7 页。

④ 后藤新平（1857—1929 年），日本岩手县人，福岛县须贺川医学校毕业。1883 年入内务省卫生局，后赴德留学，回国后任卫生局局长。甲午战争中任日本陆军检疫部事务官，深得儿玉源太郎赏识。1898 年，儿玉任台湾总督时，后藤被其从卫生局长擢升为台湾民政长官，在教育、卫生、铁路、工业等领域为日本在中国台湾的殖民统治奠定了基础。1906 年，后藤被任命为"满铁"首任总裁，后藤有名的"文装的武备"论，即通过"文装"措施达到"武备"的目的，在发展经济的同时，发展殖民教育、文化、卫生等事业，以征服人心，构成潜在军备。1908 年任日本递信大臣兼铁道院总裁、拓殖局总裁。1916 年任日本内相兼铁道院总裁。1918 年任外相，促进向西伯利亚出兵。1920 年任东京市长。1923 年任日本内相兼帝都复兴院总裁。次年因虎门刺杀裕仁天皇事件引咎辞职。后自恃经营殖民地有方，继续鼓吹侵华。

⑤ 儿玉源太郎（1852 年 4 月—1906 年 7 月），日本的武士、陆军军人，台湾总督。台湾总督时代任命后藤新平为总督府民政长官，给予了全方面的信赖和委任统治。

了台湾统治的基本框架，这成为日后日本统治中国台湾的具有方向性的决定。①

后藤新平的台湾统治方法是遵从他的著作《国家卫生原理》②中记载的所谓适者生存方法，即"生物学的原则"以及为了"生理的圆满"理论。也就是说，不是试图使殖民地为了适用日本的统一法律而使其向日本同化③，而是为了找出最适合该地的统治方法，从而实施现地调查，找出其中被埋没的自治行政旧习惯即保甲制度，并企图对此活用。④后藤在台湾所实施的各种医疗卫生措施，被学者评价为"可与宗教权威匹敌的医疗威力，使得被支配民众得以怀柔归服"⑤，从而对于日本的殖民地经营起到了很大作用。⑥

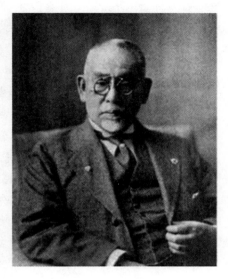

图1-1　后藤新平

台湾总督府将日本国内医疗卫生制度向台湾导入，由此开始，日本随后在"关东州"、朝鲜、东南亚和伪满洲国都积极展开了医疗卫生事业。⑦

后藤在台湾、"满洲"采取了所谓的"文装的武备"战略，其中要点为"以文治性设施准备，以备其他的侵略，一旦有风吹草动，可将其置

---

① 飯島渉：《マラリアと帝国：植民地医学と東アジアの広域秩序》，東京大学出版会2005年版，第25页。

② 1889年出版的后藤新平的代表作，其中提出了医学应超越以个人为对象，面向社会全体的思想。

③ 鶴見祐輔：《後藤新平》第二卷，勁草書房出版社1956年版，第28—29页。

④ 前田康博：《後藤新平》，載神島二郎編《現代日本思想体系》第10卷，筑摩書房1965年版，第222页。

⑤ 溝部英章：《後藤新平論（一）》，《法学論叢》（京都大学法学会），1976年，第100—102页。

⑥ 飯島渉：《ペストと近代中国：衛生の"制度化"と社会変容》，研文出版社2000年版，第112—126页。

⑦ 飯島渉：《マラリアと帝国：植民地医学と東アジアの広域秩序》，第10页。

身于有助于武力行动的位置"①,"经济力和知识的技术力将超越狭义的军事力,成为对外威制力的决定要因",后藤正是基于这样的信念进行行动的。② 另外,在后藤《国家卫生原理》绪论中,有这样的分析:"十九世纪的殖民法也渐渐有减少武力政略分子,增加卫生攻略分子的趋势。"③ 后藤的"文装的武备"论正是基于这样的分析,遵从该趋势。

后藤新平在台湾殖民统治中发挥了重要作用。1896 年,经后藤新平推荐,巴尔顿来到台湾,对台湾全岛的给排水设施进行了调查。随后,后藤新平接受巴尔顿的建议,将铺水管道的铺设工作和道路改造工程同时进行。1906 年,后藤新平就任满铁总裁,开始致力于满铁的经营。④ 根据"三大臣命令书"(外务、财政、邮政三大臣联名签发的命令)确定了满铁的业务范围,满铁除了经营铁路外,还涉足矿山、港口、钢铁及满铁附属地的城市规划(满铁用语为"市街计画")和电、煤气、电车等公共事业。而由满铁这样一个公司来承担城市经营本身,也可以说是日本的满洲殖民地政策的最大特征。⑤ 以长春为例,到 1910 年,满铁附属地的市区大部分街道已经竣工。⑥ 满铁对连通附属地与原有中国人街区的主干道非常重视。因为当时满铁附属地可以说只是一个被圈在中国领土内的陆地孤岛,如果断绝与原有中国人街区的联络而单独进行城市规划的话,附属地就不会有发展,城市也将趋于衰落,满铁的城市经营无疑将会失败。⑦ 1931 年前,长春城区分为在空间上相互割裂的四个部分:最北部的中东铁路附属地、最南部的长春旧城宽城子、满铁附属地及连接后两者的商埠地。伪满首都新京城市规划开始后,将原有的城区连缀起来,城市面积扩大了数倍。

---

① 鶴見祐輔:《後藤新平》第二卷,勁草書房出版社 1956 年版,第 814—850 页。

② 溝部英章:《後藤新平論(一)》,《法学論叢(京都大学法学会)》1976 年,第 100—102 页。

③ 新村拓:《健康の社会史——養生、衛生から健康増進へ》,法政大学出版局 2006 年版,第 152 页。

④ 越泽明:《伪满洲国首都规划》,欧硕译,社会科学文献出版社 2014 年版,第 11 页。

⑤ 同上书,第 35 页。

⑥ 同上书,第 61 页。

⑦ 同上书,第 53 页。

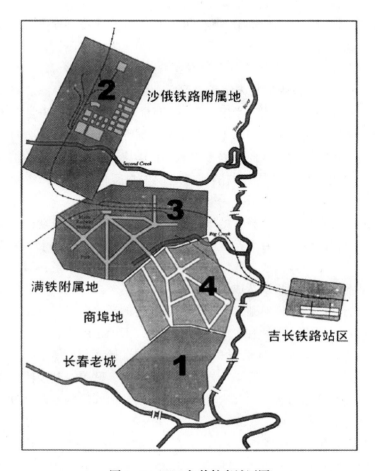

图 1 - 2　1931 年前长春城区图

图片源自：网易专题《日本如何给伪满建"首都"?》

在长春土地卖出时，每一块都按照功能区分，居住区、商业区、交通区、行政区和工业区清晰可辨。转让价格也因用途而异，但为了"对内笼络人心"，国都建设局参考东京的收购价格，"大体上商店街三平方米二十元到二十五元，住宅地八元"。"平价出售"的措施使得整个转让过程十分顺利。而最初的禁令便是为了防止征地前的投机活动，避免个人或企业不劳而获，进而使得整个城市的建设完全在日本人掌控之内。①

台湾总督府在导入日本卫生制度的同时，还对检疫制度进行整备，设置医疗设施和医学教育设施。为了维护日本殖民者的健康，首先导入了医疗。1895 年，总督府设立了"大日本台湾医院"（后改称台湾总督府台北医院），1897 年开设附属土人医学讲习所。后来该校改为台湾总督府医学校，继而发展为台北帝国大学医学部。② 而推动这些政策的正是医师出身的台湾总督府民生长官后藤新平。后藤是将医疗、卫生行政作为日本进行殖民地支配正当性的依据而加以考虑的。日本将其在台湾成功的殖民经验亦传到了"关东州"和伪满洲国傀儡政权中，后藤的理念和经验在伪满相关日本统治者中得以传承。

满洲医科大学卫生学教室的丰田秀造教授提出，殖民成功的重大因素有三：第一，由政治及武力乃至警察力量保证生命与财产的永久安定；第二，移住地文化非常低或者非常高，则移住比较容易；第三，殖民者健康必须加以维持，否则难以达成殖民目的，特别是对当地的风土、气候不能适应，再加上各种恶疫对殖民者健康形成威胁的话，殖民无疑是不可能成功的。总之，殖民和医学有着最重大的关系，不论是政府、移民者还是国民都必须首先考虑殖民地医学的重要性。③ 丰田继而认为，在欧美医学中，已有热带卫生或热带医学这样的独立大部门，欧美在其殖民地进行开拓的第一步就是退治恶疫，其次是预防扑灭法及治疗法的发现。日本对台湾的殖民统治也是如此。

日本在殖民地重视医疗，亦吸取了西方基督教医疗传教的成功经验。苏格兰出生的杜格尔德·克里斯蒂（1855—1936），中国名字为司督阁，1882 年接受苏格兰联合长老会海外传教委员会的派遣前往中国东北传教。从 1883 年初到 1922 年末，司督阁先后在沈阳建立其第一家诊所、第一家医院和第一家医学院。其中 1911 年 3 月，在沈阳小河沿创办辽宁医学专门学校，后更名为盛京医学院，在伪满时期被改为盛京医科大学。司督阁在救死扶伤工作中做出了突出贡献，人们称他为奉天神医和奉天圣人，赢

---

① 越泽明：《伪满洲国首都规划》，欧硕译，社会科学文献出版社 2014 年版，第 108 页。
② 第 27 回日本医学会総会出展「戦争と医学」展実行委員会编：《戦争と医学——日本医学界の「15 年戦争」荷担の実態と責任》，三惠社 2008 年版，第 35—36 页。
③ 豊田秀造：《渡満と衛生》，三省堂発行 1933 年版，第 1 页。

得了各界人士的普遍尊敬和信任，中国政府、俄国政府、日本政府、英国政府均先后为其授勋。司督阁为募集盛京医学院捐款，1914 年出版了《奉天三十年》，当时受到热烈欢迎，很快就绝版了。1935 年，日本学者卫藤利夫节译出版了《满洲生活三十年——奉天圣徒克里斯蒂的回忆》。日本著名历史学家矢内原忠雄看到节译本后，认为应该把其全部翻译过来，于是又有了 1938 年的基本全译本《奉天三十年》。短短时间内，无论是带有军国主义情绪的卫藤利夫，还是带有民主色彩的矢内原忠雄，两位学者先后翻译同一本书，都毫不隐讳地希望占领东北的日本殖民者向司督阁学习，以爱征服东北人民的心，征服中国人民的心，从而实现其在东北以及全中国建立"王道乐土"的"理想"。① 医疗传教在基督教传播过程中起到的先锋作用非常显著，治愈病患一直是克服怀疑、厌恶、敌视，打破偏见、消除误解的最好办法。日本人认为日本没有基督教这样的教义，但应该学习其以医疗事业收服人心的做法。

随着"九一八"事变发生，日本人不断涌入中国东北。伪满洲国成立初期，总人口数为 2960 万多，在满日本人口为 566471 人，不足总人口数的 2%。伴随日本移民政策的实施，日本人口激增，太平洋战争爆发前，伪满洲国日本人口数已经超过 227 万人。② 而中国东北所谓的大陆性气候，冬天特别寒冷，夏天非常炎热，日本人不适应东北地区的风土和生活。日本通过统计调查，很快发现在满的日本人健康状况，显然比日本内地差得多，特别是儿童的健康状况颇为低下。尽快确立相应的对策，成为日本的燃眉之急。另外，日本发现，东北人文化程度低下，卫生思想不发达，但大体上健康状况却是良好。③ 在这一点上，其他外国人亦有同样的诧异。例如司督阁就有这样的描述：当我们研究满洲居民生活环境的时候，首先使我们吃惊的是，他们的身体发育良好，而且非常强壮和健康。④ 在司督阁等外国人眼中，当地人没有保持整个居住环境清洁的观

---

① 参见［英］杜格尔德·克里斯蒂《奉天三十年》，张士尊等译，湖北人民出版社 2007 年版，译者序第 1—4 页。

② 沈洁：《"满洲国"社会事业の展开——衛生医療事業を中心に》，《社会事業史研究》2003 年第 31 卷。

③ 奉天市公署总务处编纂：《奉天市公署要览》，大同印书馆 1936 年版，第 232 页。

④ ［英］杜格尔德·克里斯蒂：《奉天三十年》，张士尊等译，湖北人民出版社 2007 年版，第 39 页。

念，室内和房子周围的环境都是脏乱和不卫生的，人们长期不洗浴，不换衣服，对孩子的喂养也没有牛奶、羊奶之类的营养品；在漫长的冬天，缺衣少食，人们长时间蜷缩在没有新鲜空气，没有活动空间的炕上。因此他们习惯性地认为，在这样的环境下，孩子不能茁壮成长，并想象能看到很多佝偻病，但事实恰恰相反。按照一般的逻辑，像白喉、斑疹和伤寒等疾病肯定会成为这里的地方病，可患病的人却很少，且流行的机会也不多。他们预计到处会碰到矮小和发育不全的人，但实际上他们特别高大和强壮。司督阁只好推断，这其中一定存在着某些与不利于健康的环境相抗衡的因素。[①]

就奉天而言，日本发现随着人口的增加，法定传染病的日系患者比例有增加的倾向；即日本人患赤痢、伤寒的特别多，中国人平时都是将食物煮沸了摄取，所以这样的患者很少。[②]

因此，日本汲取在台湾的殖民统治经验，一方面是军方赤裸裸的武力侵略；另一方面是由民政部门开展医疗卫生等所谓“善政”事业，企图收服当地人心，从而维护其殖民统治。另外，作为殖民者的日本人在中国东北地区人数不断增加，因无法适应当地风土气候，健康状况必然受到影响，而维护殖民者的健康是殖民统治成功的重要因素。所以无论是从长远的谋略还是现实的危机来看，日本对于殖民地的医疗卫生事业都必须加以重视。

小　结

日本对中国满蒙地区觊觎已久，当俄国趁镇压义和团之际在中国东北地区扩张势力之时，日俄矛盾不断加剧。日本通过发动日俄战争，将俄国逐出南满洲。日本认为“满洲”是其用生命和鲜血换来的，理所当然对“满洲”具有特殊的支配权。经过 20 多年的“满洲经营”，日本对中国东北更加难以割舍，并从日本未来的发展和战争理论出发，认为不可避免地会与俄国及美国发生冲突，而日本国土狭小，资源不足，因此只有占领满

---

① ［英］杜格尔德·克里斯蒂：《奉天三十年》，张士尊等译，湖北人民出版社 2007 年版，第 40 页。

② 奉天市公署总务处编纂：《奉天市公署要览》，大同印书馆 1936 年版，第 233 页。

蒙地区，将满蒙地区作为日本的后方基地，才有战争的胜算。因此，满蒙地区的地位上升到日本"生命线"的高度。面对中国民族主义和统一趋势的威胁，日本不惜悍然发动"九一八"事变，武力侵占东北。为了蒙蔽世界舆论，日本抬出清朝退位的末代皇帝溥仪，建立傀儡政权。日本通过关东军对伪满洲国进行所谓内部指导，使伪满各级政府和各种机构都由日系官吏来管理和控制。为了缓和民族矛盾以及向外展示伪满洲国作为"独立国家"的形象，最初，日本对伪满洲国采取中央集权制，企图以极少数的日本官吏牢固地掌握伪满洲国的政治、经济等行政大权。但事实上，日本人官吏比例不断增加，伪满实行满系官吏和日系官吏的双重制，任命中国人担任机关的主要领导，日系官吏位居其次，但却掌握实权，决定着伪满的各项决策。

　　日本一方面牢牢掌控和操纵着伪满政府，用武力残酷镇压反满抗日活动；另一方面，又企图通过教育、医疗卫生等所谓"善政"，缓和民族矛盾，收买人心，实现其宣传的所谓"王道乐土"幻想。在殖民地实施医疗卫生事业，既是当时全球殖民统治的普遍做法，也是日本在殖民地台湾统治经验的成功总结。作为医师出身的后藤新平在担任台湾总督府民政长官期间，通过其"文装的武备"理论，对于台湾的基础设施及卫生建设、城市发展等做出了重要贡献，以此来征服殖民地的民心。日本随后将台湾殖民统治经验相继在"关东州"、朝鲜、东南亚地区和伪满洲国进行实施。另外，西方基督传教士在中国医疗传教成功的经验，对日本亦有颇多启发，治愈病患成为传教士在各地克服当地人对其怀疑、厌恶、敌视的法宝，是打破偏见、消除误解的最好办法。日本人认为日本没有基督教这样的教义，但应该学习其以医疗事业收服人心的做法。再者，由于在满日本人不断增加，但却因风土、气候与日本本土的巨大差异而难以适应，势必影响健康和殖民统治。所以，不论是从长远谋略还是从现实危机来看，日本对于殖民地医疗卫生事业均有重视的必要。

第 二 章
伪满时期医疗卫生政策的展开及变化

伪满洲国建立后，依据后藤新平的殖民地建设理念，在公共卫生建设和城市发展方面颇为重视，并展开了一系列相关措施。

第一节　公共医疗卫生事业的展开

中国东北地方的住民，从很早以前就遭受着传染病和地方病的折磨，传染病的蔓延是一个很大威胁。1932 年伪满洲国建立以后，东北地方遭遇了百年不遇的大水灾。水灾之后，各种各样的传染病开始蔓延，住民呈现不安定状态。对于新成立的伪满洲国政权来说，传染病的蔓延将会是极大的威胁。为了控制传染病的蔓延，伪满政府成立了"日满防疫委员会"，开设了检疫所和隔离所。除了采取上述紧急措施以外，为了防疫，伪满洲国政府意识到必须重视大众公共卫生，开始对都市卫生相关设施进行重新完善，例如上下水道的重整、屠宰场的设立和官营化、公园和绿地的建设、污物的清扫、墓地和火葬场的整理、饮食和饮用水的统制等。下文将对这些公共卫生的完善过程进行详细探讨，但是医疗相关部分则放在第三、四、五章分别详细论述。

一　上下水道的改善
1. 上水道

"缺水苦"被称为是中国东北地方的悲哀事之一。而这种缺水苦不是因为没有水源，而是因为人们对卫生习惯和卫生认识不足，对公共卫生设施未能给予充分重视，所以东北地区的饮用水水源主要是井水，一部分地区是用水池等蓄水或者直接饮用河水、湖水和泉水等，其水质往往非常差。伪满洲国建立初期，在主要城市的 48 个地方施行了水质试验，结果全部不良。① 不良水质的饮用水极易传染疾病，这对于都市卫生来说是一个重大的问题。因此随着伪满洲国的建立，伪满政府开始早早着手上水道的建设。

满铁附属地建成后，受到中国当地政府（奉系军阀）的"干扰"，日本人无法在附属地以外寻找水源地，因此，一直被供水不足问题所困扰。鉴于这个教训，"国都建设局"在满铁的协助下，在伪满洲国的首都——新京建设的初期，就开始了水源调查工作，并在地下约100米处发现了深层地下水。② 1932年9月，新京在大通公园开始筑造深井，以此为上水道建设事业的开端，到1937年为止，一共挖掘水源井深浅共计20个，达到了保持涌水能力11000立方米。匆忙实施的井水上水道工程虽然解决了燃眉之急，但是深层涌水量本身有限，对于人口50万的大都市来说，水源仍远远供不应求。伪满洲国政府深感有树立大水道计划的必要。③ 通过对地表水的调查，经过对水质、水量、成本等的对比，伪满政府最后决定在新京东南部12公里处一个叫"腰站"的地方建一道蓄水坝，蓄注小河台河的水（图4及图5），后被命名为"净月潭"（应该是参照台湾的日月潭而命名的）。④ 1934年5月，伪满投入了350万元工程费，着手建设净月潭蓄水池，该工程持续了两年时间。1935年10月蓄水池主体工程完工，附带设施于同年11月完成，从1936年1月开始通水。该蓄水池一日的供水能力为4000立方米。蓄水池的地表水经由南岭净水厂进行过滤，但是南岭净水厂的过滤能力仅在20000立方米，所以到1937年12月为止，基本保持在地下水供水量7000立方米，地表水8000立方米，共计15000立方米的水平。配给水管铺设工程于1932年10月开始着手，完成预定地域的铺设后，总长达到202公里。⑤

① 满洲国通信社：《满州国现势》2，1999年複刻版，第380页。

② ［日］越泽明：《伪满洲国首都规划》，欧硕译，社会科学文献出版社2014年版，第123—124页。

③ 满洲国通信社编：《满洲国现势》5，2000年複刻版，第227页。

④ ［日］越泽明：《伪满洲国首都规划》，欧硕译，社会科学文献出版社2014年版，第124页。

⑤ 《满洲国现势》5，第227页。

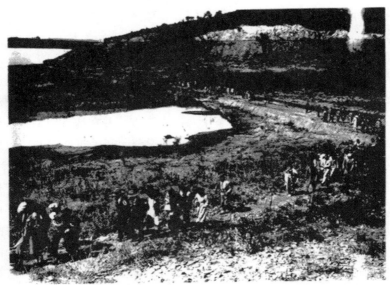

1935年9月22日，"国通社"拍摄的净月潭郊游的场面。

图 2 - 1 1935 年净月潭郊游场面

图片源自张志强主编《伪满洲国的"照片内参"》，山东画报出版社 2004 年版，第 145 页。

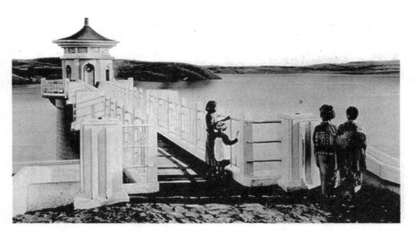

图 2 - 2 净月潭（现在已成为长春的国家级风景名胜区）

图片源自老糊涂神的博客：新京概况 12——建设业绩之上下水道

其他都市因人口激增以及从卫生的立场出发，亦实施了上水道的改善计划。

哈尔滨的水道在旧北铁①有四处水泵，主要为从业人员、市消防及各运动俱乐部提供给水，水量很少，而且收费很高，因此一般的市民不可能使用该供水，而是使用水质不良的地下水。哈尔滨市水道铺设计划实施后，于 1936 年 1 月市内道里区开始净水的配给。②

吉林市上水道于 1928 年末已完成，吉林省城设立了自来水管理所，为市民供给净水。但随着伪满洲国的建立，其经营被伪满洲国的"中央银行"接收，1935 年变为市当局直营。水源是由松花江水面取水，引入北山山顶由钢筋水泥建造的圆形配水池中，容量有 45000 立方米。对于拥有 14 万市民，每日给水量需 1259 立方米的需求来说，可谓拥有相当不错的上水道设备。但是，因为配水设施的不齐全和使用费非常高，所以，实际上使用者很少。为此，吉林市当局贷款 47 万元，对该设施进行改良和扩张，企图改善水质，重整配水设施、铁管网等。③

奉天市内到 1937 年 12 月 1 日为止，专用栓为 3000 户，给水所利用户数为 6000 户，合计 9000 户，利用人口约 5 万人，和该市总人口数相比，利用率还是非常低。从 1937 年开始，奉天市政府投入 300 万元实施五年计划事业，计划建设上水道。而且随着附属地的移让，④ 奉天市政府接受了南满铁道附属地区域内包含 15000 户在使用的水道设施，并对其进行一元化的经营。⑤

齐齐哈尔市从 1936 年实施三年计划事业，投入了 50 万元开始上水道建设，到 1937 年为止，市内几乎主要街道的水道铁管都完成了布设，市营住宅以及满洲电信电话股份公司（简称电电公司）的宿舍住宅等，于 1937 年 12 月 1 日开始供水。⑥ 到 1938 年为止，市内完成了 15700 米的配

---

① 俄国统治时代，由俄国建造的"满洲"与俄国的联络线。日俄战争后，被日本接收，变为哈尔滨—绥芬河的滨绥线和哈尔滨—满洲里的滨州线。

② 满洲国通信社：《满洲国现势》3，第 267 页。

③ 同上书，第 273 页。

④ 1937 年 12 月 1 日南满洲铁道附属地的行政权移让给伪满洲国。

⑤ 满洲国通信社：《满洲国现势》5，第 256—257 页。

⑥ 同上书，第 315 页。

水管网延长线，拥有 170 户供水房屋和 7 处供水所。①

　　通过上水道的建设和改善，东北地区各城市，特别是满铁附属地大中城市的重要城区饮用水的水源在质和量方面都得到了改善。例如，辽宁省对各地的饮用水进行了一般性管理和监视测定。满铁对其管辖地区奉天、旅顺、安东、本溪和鞍山等地也进行了水道水和井水的水质监视测定，施行水质的指导和改善。伪满洲国时期，城市的上水道得以扩充，饮用水的水质得以改善。例如，到 1949 年为止，辽宁省自来水普及率最高的是抚顺市，普及率为 69.4%，辽阳市普及率最低，为 12%。②

　　随着伪满洲国的建立，为了保证殖民者的健康，以及为了向欧美等西方列强宣传和展示"新国家、新氛围"的一面，伪满洲国政府在日本的主导下开始着手实施各种公共卫生事业。其中即包括上述与殖民者健康密切相关的上水道建设和改善。日本国内的水质为软水质，所以日本人不习惯于中国东北地区的硬水质。为了日本人的健康，除了宣传"勿饮生水"外，上水道建设成为燃眉之急。到 1937 年为止，在改善各城市井水的基础上，又继续建造新的蓄水池，增加近代化的上水道。但是，上水道主要集中在几个大城市和铁道沿线，特别是在日本人集中居住的城市和街道，而在农村和城市郊区地方，以及中国人居住的区域并未得以普及。

2. 下水道

　　根据日本人的经验，认为中国虽夸口为五千年文化古国，但是，即使像北京、南京这样的古都，也几乎没有像样的下水道设施。中国住民一般都很爱惜用水，水的使用量之少，大约为日本人的十分之一。中层生活水平以下的家庭一般都没有庖厨，各户所产生的下水之类也非常少，往院子里或地上一撒就完事。而日本人即使很小的家，也会通过流水口产生大量的下水。因此日本人在中国租房的时候，首先遇到的困扰就是完全没有下水口。在下水道不完备的城市，一旦遇到大雨，就会产生很悲惨的状态，市内突然变得像河一样，水甚至淹没到膝盖。③

　　伪满洲国建立以前，东北地区同样几乎没有完备的下水道，排水系统

---

①　满洲国通信社：《满洲国现势》6，第 258 页。

②　辽宁省地方志编纂委员会：《辽宁省志：卫生志》，辽宁人民出版社 1999 年版，第 44 页。

③　宫川米次：《支那に於ける医事・卫生》，《同仁》1938 年第 14 卷第 1 号，第 31 页。

主要是排水沟。因为没有排水设备，下雨时各地就会雨水泛滥，所以对于卫生和交通都是非常不利的。伪满洲国建立后，一方面将原有的沟渠进行改善继续使用；另一方面开始建设新的近代化下水道，试图改变没有完备下水道的面貌。例如，即使首都新京于 1935 年时，全市街区也尚无完备的下水道设施。到 1936 年，水管铺设延长至 38376 米。[①] 1937 年以后，下水道完成区域为安民大路到至圣大路以北，几乎贯穿全市，达到铺设延长线为 302031 米。奉天到 1937 年为止，全市下水道长 252900 米，其中包括从南满铁道附属地接收的 224000 米。1937 年度新设下水道为 17000 米。[②]

当时，在伪满洲国首都建设局顾问佐野利器的强烈要求下，新京排水道全面采用污水和雨水分流式设计，这在当时日本国内也没有先例。合流式排水管道铺设管线一条即可，成本较低。但缺点是一旦下雨，尚未处理的排水就可能随意放流，影响卫生环境。采取分流式下水管道，还可以使夏季集中的雨水储存起来，使雨水得到积极合理利用。具体做法是，将流经新街区的伊通河支流用堰封堵，使其变为人工湖，然后将雨水导入湖内。这些人工湖后来都成为公园的内湖，夏季可以划船钓鱼，冬季可以滑冰，成为市民娱乐休闲的好去处。将排水管道建设和公园绿地建设结合起来规划亲水公园的理念是非常先进的。[③] 最典型的就是位于新街区南部的南湖公园，南湖水面面积 96.8 公顷，沿安民大路一侧修建了一道有 10 米堤坝的人工湖。1942 年，新京干旱严重，净月潭蓄水池趋于干涸，南湖水就成了当时城市供水的主力。[④]

给排水的落成，极大地改变了新京的城市景观。设计师近藤安吉在首都建设一期工程竣工典礼上讲："新京这个城市由于没有较大的河流，在某种程度上给人一种非常干燥的感觉，但是我们把公园里的小河改造成人工湖，这个城市随之也就朗润起来了。"甚至直到近年，日本的城市规划中仍然可以看到"建设朗润城市"的口号。[⑤]

---

① 满洲国通信社：《满洲国现势》4，第 49 页。

② 满洲国通信社：《满洲国现势》5，第 256—257 页。

③ ［日］越泽明：《伪满洲国首都规划》，欧硕译，社会科学文献出版社 2014 年版，第 125—126 页。

④ 同上书，第 133 页。

⑤ 同上书，第 128—129 页。

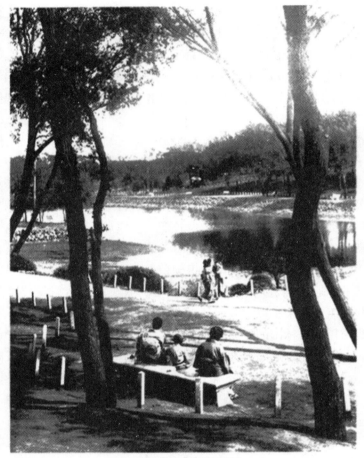

1935年"新京"西公园夏景

图 2 – 3　1936 年新京西公园夏景

图片源自：张志强主编《伪满洲国的"照片内参"》，山东画报出版社 2004 年版，第 163 页。

　　另外，当时中国的城市基本没有像样的厕所，下层市民在背阴处用便，中层市民在住宅区区域内一角挖个坑、铺两块板如厕，上层市民则在室内使用马桶，用后由佣人倒到院里粪坑内。由于这样的卫生状况，许多水井因污物流入而受到污染。道路一般既没有铺装也没有侧沟，所以，一旦下雨就会污物遍地，泥泞不堪。市民和下层民众聚集区更是充满腐烂的臭气，极不干净、不卫生。佐野利器主张在伪满洲国普及全民讲卫生意识，必须建设一个样板城市，最终决定在新京强行推行水冲厕所，在新京的新建街区一户也不例外地全部建造水冲厕所。新京成了亚洲首个市区全面实现水冲厕所的城市，而日本城市普及水冲厕所则是在20世纪60年代以后的事情。最终，佐野利器多年倡导的"城市卫生思想"在新京全面开花结果了。[①]新京是日本在东北城市规划的巅峰，一方面，雨污分流和水冲厕所等先进技术极大改善了城市面貌；另一方面，城市布局和建筑外观的设计理念背后又有明显的政治意图，既有对外宣传和收买人心的作用，又可消灭人们的本土记忆，加深殖民者形象在人们心中的影响力，从而确立殖民统治的正当性。

与上水道相比，即使日本人居住的大城市，下水道也不是十分普及。上水道建设需要建设蓄水池、净水厂以及铺设水管等大规模的工事，而这些与直接饮用水供给密切相关。与此相对，为了排放污水的下水道，并非与人体直接饮用水相关，利用挖掘的排水沟亦可向外排放。从这一点上来说，对于伪满和日本殖民统治者来说，下水道建设显然不如上水道建设那么迫切而重要。

二　清扫卫生

1. 卫生队

从1906年开始，长春市、吉林市均于巡警局内设立了卫生科，对卫生实施管理。该卫生科主要负责向全市居民征收若干费用，从而进行街道及公共便所的清扫等。

1913年，长春的警察厅下设立了卫生科。卫生科将公共卫生的管理作为重点，各区警察署掌握着卫生队。1924年，吉林市商人洪溪亭等筹集1500元，设立"吉林省城除秽无限公司"（即肥料公司），专门从事清理公共便所的污物，但第二年就因赤字而解体。1925年，长春市各区设立了"地方清洁会"，协助警察负责管理公共卫生事务，1927年被警察局接收，由政府管理。1926年9月，商人祖秀峰等筹集28000元，设立了"吉林省城清洁股份有限公司"，1928年改名为"吉林省地方清洁会"，

---

① ［日］越泽明：《伪满洲国首都规划》，欧硕译，社会科学文献出版社2014年版，第125—127页。

1929 年更名为"吉林省地方清洁事务所"。随着伪满洲国建立，长春改名为新京特别市，1932 年新京特别市公署和警察厅设立卫生科，并设置了卫生队。1937 年 12 月 1 日，满铁附属地行政权移交给伪满洲国政府，满铁新京卫生队被新京市卫生队本部接收。[①]

1933 年，吉林市政府筹备处工程队下面设立了清扫队，主要负责管理道路的清扫工作。1935 年，设立吉林市卫生队，并分为三个分队，一个分队配置 60—80 人不等，使其管理所辖区域内的环境卫生。1936 年，吉林市公署成立，环境卫生改由市公署卫生保健科的清扫队负责管理。[②]

2. 道路扫除和污物处理

道路清扫作业不仅是保健上的问题，而且是事关市容街道美化的重要问题。为了向世界各国展示一个作为"新国家"的形象，伪满洲国政府对此特别重视。但是，马车作为当时一种重要交通工具，往来频繁，由此在路面上产生很多马粪，而要进行扫除工作却是相当困难。从 1938 年 4 月 1 日开始，伪满开始试验性地在马尾巴处安装了马粪接受容器，并在新京市内一共设置了 37 处马粪箱，与此同时，还配置了针对管制马车夫的人员，并实施马粪买入政策。特别是对于主干道，实施夏季夜间扫除。根据 1940 年的道路作业年报，我们看一下新京的道路清除状况。

表 2 - 1　　　　　　　　　1940 年新京道路扫除情况

处理量（公斤）		13752850
使用车数（辆）	汽车	562
	马车	675
	手拉车	36480
搬运回数（回）	汽车	3018
	马车	2203
	手拉车	70181
差役数（人）	差役	109062

（参见新京特别市公署卫生处《新京特别市卫生设施概要》，1941 年，第 50—51 页。）

---

①　新京特别市公署衛生处：《新京特别市衛生施設概要》，1941 年，第 48 页。
②　吉林省地方志编纂委员会：《吉林省志》（卷四十/卫生志），吉林人民出版社 1992 年版，第 168—169 页。

1942 年，新京市要汲取的便所个数是 15580 个，相当于全户数的 15%，一日平均汲取量为 101932 立方米。[①] 汲取搬出作业大约需专用劳工人数 158 名，汽车 9 台，马车 21 辆，运出的粪尿投到郊外两所临时蓄水池中，经过一定时间的发酵后，再作为肥料卖掉，进行处理。[②]

哈尔滨市从 1935 年 12 月 1 日开始，污物处理事业由市一级行政单位进行单一经营。为了对诸设施进行充实和内容刷新，哈尔滨市建立了三个新扫除作业所。1936 年哈尔滨市政府花费约 9 万元，建造了第一作业所，主要作为埠头区、南岗和马家沟方面的清扫工作据点。在傅家店新建的第二作业所也花了大约 2 万元。另外，为了对屎尿、污水进行处理，哈尔滨市政府在名为"三棵树"的地方投资了 10 万元建造了第三清理作业所。该槽拥有全市污水 20 日分量的容积。污物搬出设备大致如下[③]：

表 2 – 2　　　　　　　哈尔滨市清扫业所的状况

车辆（辆）	第一作业所	第二作业所	计
垃圾用卡车	15	—	15
垃圾用马车	—	32	32
污水用卡车	21	—	21
污水用马车	—	36	36
屎尿用卡车	3	—	3
屎尿用马车	—	57	57

（《满洲国现势》4，第 236 页）

表 2 – 3　　　　　　　　1935 年度污物搬出量

垃圾	41529 吨
污水	57590 立方米
屎尿	5813 立方米

（《满洲国现势》4，第 236 页）

伪满洲国时期，哈尔滨市污物搬出量最多的年份是 1938 年。

---

① 吉林省地方志编纂委员会：《吉林省志》（卷四十/卫生志），第 168—169 页。
② 新京特别市公署官房编：《国都新京》，满洲事情案内所刊 1942 年版，第 176 页。
③ 满洲国通信社：《满洲国现势》4，第 236 页。

表 2 - 4　　　　　　　　　　1938 年哈尔滨市污物搬出量

设施				搬出状况				
人数	汽车	马车	马数	搬出地区人口数	全年产量	全年搬出量	每日产量	每日搬出量
604 人	40 辆	138 台	194 匹	376000 人	295284 吨	158952 吨	158952 吨	694 吨

（《东北历年卫生工作要览》（上），第 86 页）

　　县级地方卫生方面，例如吉林省白城县（1938 年 5 月 1 日由洮安县改称为白城县）的情况，据时人回忆亦可窥知一二。在民国时期，兴安屯垦军 1928 年来白城，筹备把白城变为兴安市，所以当时的邹作华督办出了很大力，修建八大处，划定了街基，动员修门市盖房屋。但后来由于"九一八"事变而没有变成市，却奠定了白城县的发展。日本占领白城县后，向白城移民，并计划移民 100 万。据 1939 年的统计，白城街 4610 多户，人口 25107 人，其中日本人有 675 户，2057 人，占城内户数的 15%，人口的 8%。伪满初期，实行保甲制度，后又改为街公所制度。1938 年底，白城街内撤销了保，划了 10 个区。由此，城乡有街、村公所，县、省有公署，中央有国务院，人称"四大政府"，结构最终定型。城内卫生完全由警察分所管理，街公所只是配合。为了解决城内卫生问题，日本在白城街城西乱葬岗西边，设了一个卫生场，有一百多人，负责清除城内厕所粪便和清扫大街。日本人为了选卫生场地点，曾经到大连、海城、辽阳、长春、四平等地方学经验，最后选在城外乱葬岗西边的地方。由于没有汽车，往城外拉粪的工具主要是 40—50 辆马车。城内修了不少公共厕所，修得虽不甚好，但很干净，并雇有监督员，一天清扫几次，兼收卫生费，每户一月三四角钱。但是北门外日本人居住区的日本住户，还常常给街公所打电话，说厕所埋汰（东北俗语，"不干净""脏"之意）了，粪便沾脚了，就得叫人去清理。最初卫生场赔钱，后就包给了白雨希，白在民国时期曾担任过黑龙江省某师副官长，伪满时期居住在白城，因此，他在一定的担保下承包了卫生场，并且后来由此发了财。[1] 由此可以看出，伪满在日本人居住集中的县城内，对于卫生是比较重视的，管理也是比较

————————

　　[1]　参见孙邦主编《伪满史料丛书——殖民政权》，吉林人民出版社 1993 年版，第 267—278 页。

严格的。但是日本人口比例不断增加，却既不出劳工，也不出钱，造成当时城内中国商家负担加重。例如在厕所清扫上，中国人觉得已经很干净了，但日本人仍觉得脏，相关中国人员就必须继续进行处理，觉得被日本人弄得天天不消停。这一方面体现了殖民统治下不同的民族待遇，另一方面也客观反映了当时殖民者与被殖民者之间卫生观念的差异。

总体而言，随着伪满洲国的建立，卫生机构得以充实，卫生清扫得以组织化、系统化，比以前投入了更多的人力和物力，城市内日本人聚居的主要街道比之前变得更为清洁卫生。

三 家畜交易和屠宰场的新设

由于国民的嗜好、气候和产物等原因，东北地方民众偏重肉食，尽管如此，对于乳和肉的检查却不甚重视。伪满初期，日本从饮食安全和保证殖民者健康的角度，对与乳肉安全相关的产业进行调查，并企图加强对该方面的统制。1933 年伪满屠宰场有一百余处，屠宰牲畜数为牛 96917 头、羊 127466 头、猪 438123 头。但是从这些屠宰场的经营状况来看，其经营主体，除了十几处为个人经营之外，大部分名义上由市县经营，而实际上则是采取委任经营形式，委托给私人进行经营，市县公署仿佛只是一个征税机关而已。甚至对于应征之税金，市县亦委托经营者缴纳一定额数，即依照所谓包工制度而征收税金。所以，由市县直接经营的屠宰场只有极少数，而且各屠宰场基本没有应有之设施，仅有屠宰场之名目，实为征收屠宰税之机关。尤其是屠宰场不可或缺之屠畜及屠肉之检查等完全没有施行，而坏肉、病畜肉得以自由贩卖。日本认为从国民保健来说，伪满牲畜交易及屠宰等行业处于极为令人忧心的状态。另外，伪满国务院总务厅通过调查，认为在各种繁杂名目下，征收巨额税金，屠宰之畜主无疑会承受高额负担，而且屠宰场各不相同，并无任何统制，所以导致中饱私囊者甚多，促使畜主采取秘密私宰的倾向，故当下最应急于取缔。[①]

原来屠宰场的相关取缔法规不适应实情，处于实施困难的状态。为了对上述屠宰场的设施进行改善和统制，伪满政府认为有必要迅速排除其弊害。1934 年 7 月 6 日，伪满民政部公布了屠宰场法及该法的施行规则，以期收到实效。该法要纲主要有以下几点：

---

① 国务院总务厅统计处编：《满洲帝国年报》（第三次），1936 年发行，第 123 页。

（1）立足于国民保健卫生的立场。中国东北地区因天气寒冷等原因，自古以来食肉之风甚为广泛，从国民保健卫生的立场来说，对于食肉供给之本源，即屠宰场之设施有必要进行紧急取缔监督。

（2）公立公营主义的原则。原来屠宰设施皆无，甚至全以营利为目的。因此新屠宰场法为避免陷于营利主义，不许私设屠宰场，只以地方团体之县市公立公营主义为原则，而谋统制。

（3）各都邑单一主义原则。在同一都邑经营两处以上之屠宰场，徒增加经费而已，因此除了特别情形外，应取单一主义之方针。

（4）地方财政关系方面的考虑。屠宰场之设立，需要巨额经费，对地方财政应多加考虑，研究对策。

（5）地方实情的斟酌。屠宰场应以"全国"一律施行为前提，对交通不便的偏僻地方等，有不得已实情之地方，特限于许可地域内，暂时许可任意屠宰。

（6）检查员为官吏。在屠宰兽畜时，关于屠畜屠肉之检查鉴别，是最为紧要之事项，为求公平，屠畜检查员全为官吏，以期检查并取缔监督之公平。

（7）民风习俗的斟酌。"满洲"风俗喜欢食肉，特别是在婚丧年节等时，仍有将屠畜供奉于神前之惯例，对一般兽畜屠宰，认为必要时甚多。如果在这些时候，由其任意屠宰，不加以许可限制，反而会使奸商有机可乘，不但引起取缔上之困难，且于国民保健卫生上之弊害亦甚大。因此，在这些惯例中，特于春节、端午节、中秋节之各节前，限7日间，许可仅供给自家所用时之自由屠宰，除上述情况外不许任意自家屠宰为方针。

（8）从前屠宰场既得权益的考虑。现有屠宰场限于新屠宰法公布后三年内，承认其既有之设置，但期间满三年后，须基于新法另请许可。①

一方面，乳肉检疫工作关系到国民保健卫生问题；另一方面，乳肉食品作为民众的重要消费品，涉及巨大的经济利益。所以伪满洲国成立后，公布了屠宰场法及其施行规则，还有其他相关法规，相继新设了家畜交易市场和家畜屠宰场，试图强化对家畜交易和屠宰的统制。

哈尔滨市利用发行25万元市债的办法，于1934年建设了家畜交易市场，翌年2月15日开场，并于1936年投入55843元又进行修补工程。该

---

① 国务院民政部：《民政年报》（第三次），1937年，第312—313页。

交易市场位于三棵树车站的西南面，面积为349900平方米。交易场内设有事务所、各种家畜传染病畜所、各种家畜类别的检疫所、商人住宿场所、各种家畜类别的畜所、肥育所、粮秣库、各种家畜类别的运动场，另外，细菌检查室、家畜身体精密检查室等防疫卫生设施也非常完备，规模之大，当时号"称东洋第一"。① 齐齐哈尔于1936年投入预算6万元，在市郊外的葫芦岛附近建设了家畜交易市场。②

伪满洲国政府不仅接收了家畜交易市场，还接收了家畜屠宰场，对原来屠宰场进行重整经营的同时，还建设了新屠宰场。

表2-5　　　　　　　　　　　1934年末的屠宰场

各县市公营	私设团体经营	委任经营	私人经营	计
155所	11所	14所	16所	196所

（根据《满洲国现势》3第61页做成）

表2-6　　　　　　　　　　　1934年的屠畜实数

牛	马	猪	羊	计
136828头	3109头	581177头	135976头	857090头

（根据《满洲国现势》3第61页做成）

被屠宰的家畜几乎都在伪满洲国内消费。③

新京市和满铁共同出资30万元，建设了新屠宰场，并进行共同经营。④ 哈尔滨市的屠宰场有屠宰总场和屠宰分场，前者设在大有坊，后者设在请顾乡屯。1934年12月28日，哈尔滨市政府命令废除所有私设屠宰场，所有家畜的屠杀必须由市立屠宰场实施。哈尔滨市屠宰场设施是最新式的，规模也是伪满第一。⑤ 齐齐哈尔市屠宰场一年约屠畜2万头。⑥ 吉林市屠宰场是1934年7月1日从吉林市警察厅接收过来进行经营，但

---

① 满洲国通信社：《满洲国现势》4，第236页。
② 同上书，第264页。
③ 满洲国通信社：《满洲国现势》3，第61页。
④ 满洲国通信社：《满洲国现势》1，第147页。
⑤ 满洲国通信社：《满洲国现势》4，第236页。
⑥ 满洲国通信社：《满洲国现势》6，第259页。

因设备不完整，之后变为市营，投入总经费 10 万元，试图将设施进行完备。①

四　墓地和火葬场的改善

为了实施都市计划以及预防传染病，伪满洲国政府试图对火葬场和墓地进行统制，将其市营化。新京市于 1936 年在市区西部 6 公里的地方建造了公共墓地。② 哈尔滨市内有公共墓地大约 30 处，其中归市政管理的有 5 处。③ 奉天市于 1940 年将原来 3 处墓地归置到奉天市皇姑屯区塔湾西边的大方士屯墓地，进行利用。大方士屯墓地面积为 545000 平方米，埋葬面积为 250000 平方米。其中有偿及免费区域各 100000 平方米，团体墓地 50000 平方米。到 1940 年为止，有偿埋葬数有 2000 墓，免费埋葬数 1500 墓，无主埋葬数为 80000 墓。④

总的来说，公共墓地中日本人的遗骨埋葬者较多。一方面，中国人习惯于在私有土地进行埋葬；另一方面，因为东北土地辽阔，中国人习惯随意选择土地进行埋葬，一般在居住地附近造墓进行埋葬。

在日本国内，基于国法，绝对禁止土葬，在满日本人延续了这一习惯，所以伪满洲国的火葬场基本上是根据日本人的习惯设立的，火葬场的使用者也几乎都是在满的日本人，全部由市政经营。根据中国人自古以来的习惯，有忌讳火葬的习俗。中国人相信轮回说，认为人死后必定以某种形式重新转世，如果实行火葬的话，连灵魂都会被烧死，也就不能轮回转世。所以中国人内心厌恶、排斥火葬，根本没有火葬场的设备，而是全部采用土葬形式。但是伪满洲国建立后，传染病患者和疑似传染病患者去世后，其尸体原则上要求施行火葬。但中国民众基本上能逃则逃，能隐匿则隐匿，对火葬的形式仍是相当排斥。随着在满日本人口的增加，使用火葬者数量不断增加。但随着战争的深入，日本国内及伪满洲国的重油开始严重不足，进行火葬的作业操作开始变得越来越困难。⑤ 例如，据时人回忆

① 满洲国通信社：《满洲国现势》4，第 272 页。
② 同上书，第 49 页。
③ 同上书，第 236 页。
④ 奉天市衛生处：《奉天市衛生要覧》，1942 年。
⑤ 满洲文化協会编：《满洲年鑑》第 6 卷，東京日本图书センター一出版 2000 年版，第 12 页。

称，在吉林省的白城县城西乱坟岗子那里，日本人修有一个火葬场，火化用汽油或柴油，人们称为"炼人炉"。日本大人、小孩死了都火葬，交火葬使用费，之后将骨灰装在木盒里保存。中国人也有火葬的，但为数甚少。[①]

五 防疫体系的形成

伪满洲国领域广大，为大陆性气候。领域内为多民族交杂居住，有着多种多样的风俗习惯。另外，一般民众受教育程度非常低，文盲甚多，保留着不卫生的习惯癖好，卫生思想并未普及，从而有致使传染病蔓延的危险。因此，东北地区住民从以前开始就遭受了传染病和地方病的折磨，死亡率高的传染病流行时，死亡者甚多。和中国其他地方相比，东北地区的传染病死亡率较高。

表 2 - 7　　　　1931 年中国东北地方的法定传染病患者及死亡数

种类		伤寒	副伤寒	赤痢	霍乱	天花	白喉	猩红热	斑疹伤寒	流行性脑膜炎	回归热	嗜睡性脑炎	总计（人）
日本人（人）	患者	556	126	1260	—	19	273	525	57	25	8	1	2850
	死亡者	72	5	127	—	1	22	23	2	18	—	1	271
中国人（人）	患者	29	2	52	—	13	20	16	4	2	13	—	151
	死亡者	8	—	16	—	1	11	6	1	1	—	—	44
外国人（人）	患者	2	—	5	—	2	—	9	3	—	—	—	22
	死亡者	—	—	2	—	2	—	1	—	—	—	—	6

（《满洲年鉴》1，1933 年第 509 页）

上述数据为日本殖民者所统计，笔者认为它未必反映出东北所流行的传染病患者及死亡率的全部或真实状况。因为，东北地区中国人口数和日本人口数相比，显然是绝大多数，但患者数和死亡数却都比日本人数少得多。原因之一虽有可能是日本人不适应中国东北生活、气候和风土等，患病率和死亡率自然会比中国人多，但在绝对数量上应该不会远远超过中国

---

① 孙邦主编：《伪满史料丛书——殖民政权》，吉林人民出版社 1993 年版，第 276—277 页。

人数。笔者认为，要对当时中国人患者和死亡数进行统计较为困难，但更重要的原因是，日本殖民者的统计是为日本的健康服务着想，显然与中国人相比，其重视的是日本人口的统计数据和健康。由此来看的话，上述数据未必完全准确，但却反映出一个最基本的事实。也就是，各种传染病确实对日本殖民地统治具有很大的威胁。日本很早就开始统计在满日本人传染病患者数和死者数，说明日本人一开始就对东北地区传染病非常重视，担心威胁其殖民统治和殖民者健康。

传染病对于日本的殖民地支配有着非常大的影响，所以，日本和伪满洲国对此都非常重视。除了上述法定急性传染病以外，伪满洲国政府对慢性传染病和地方病亦企图实施积极的预防和治疗。为了有效防止传染病，伪满洲国设置了卫生技术工厂和研究所等，并在国境主要地域设置了检疫所。①

以 1933 年的鼠疫防疫为契机，伪满洲国、关东军、关东局、满铁等协同设置了"鼠疫防疫联合委员会"，同年末改称"日满防疫委员会"，1936 年 8 月又更改为"日满卫生委员会"，负责对卫生事业进行联络及统制。

另外，日满共同设置了海港检疫机关和国境检疫机构。海港检疫机构是在营口、安东和葫芦岛设置的检疫所，国境检疫机关则是在山海关、满洲里、黑河和绥芬河设置的检疫所，分别掌管防疫事务。1939 年，伪满洲国又在和中国关内接壤的要冲地区，即古北口和喜峰口两地设立了检疫所。②

表 2 - 8　　　　　　　　　　　日满共同防疫常设机构

鼠疫调查所	哈拉海（民政部所管）、通辽（满铁所管）
鼠疫隔离所	哈拉海、农安、大赉、陶赖昭、前郭旗、窑门（以上由哈拉海调查所管辖）、太平川、洮南、白城子（以由上通辽调查所管辖）
鼠疫监视所	高家店、前郭旗乾安、长岭、双山（以上由哈拉海调查所管辖）、瞻榆、开鲁、温都尔旗、博王府（以上由通辽调查所管辖）

（《满洲国现势》8，第 82 页）

---

① 满洲文化協会编：《满洲年鑑》6，東京日本图书センター 2000 年复刻版，第 12 页。
② 满洲国通信社：《满洲国现势》7，第 120 页。

以伪满洲国首都新京为例，市政府与首都警察厅紧密联络，通过卫生思想的普及启发、蚊蝇的驱除、饮食物的检查、消毒、预防和接种的实施，从 1934 年到 1941 年传染病患者变化如下：

表 2 - 9　　　　1934—1941 年 12 月末传染病患者数比较表①　　　（单位：人）

年别 病别	1934	1935	1936	1937	1938	1939	1940	1941	合计	合计 比率
鼠疫	—	—	—	—	—	2	28	6	36	0.004
霍乱	—	—	—	—	—	—	13	—	13	0.001
赤痢	64	156	161	162	359	836	681	465	2984	0.374
疫痢	—	—	—	—	12	30	30	26	98	0.012
伤寒	26	44	55	81	152	291	404	419	1472	0.184
副伤寒	—	9	5	18	95	118	93	306	644	0.080
天花	9	19	97	26	17	61	115	213	557	0.069
斑疹 伤寒	—	1	7	23	26	7	40	234	338	0.042
猩红热	28	67	71	93	180	244	490	180	1353	0.169
白喉	7	30	10	14	16	35	148	121	381	0.048
流行性 脑膜炎	3	2	2	—	1	9	60	13	90	0.011
回归热	—	—	—	—	—	1	1	1	3	—
计	137	328	408	417	858	1734	2103	1984	7969	

从上表可以看出，即使伪满政府在伪满首都新京积极开展了各种防疫措施，但各种法定传染病，不但没有减少，反而有增加的趋势，特别是 1937 年以后，绝对数量的增加更是明显。疫病患者绝对数量的增加，其中一个重要原因可能与渡满日本人数大幅度增加有关。另外，这也和伪满对于防疫机构的设立与撤废有关。伪满常采取疫来即设立临时防疫机构，疫去则很快撤销的方式。从表 11 可以看出来，当霍乱发生时，各地设立

---

①　新京特别市長官房庶務科编纂：《国都新京》，新京特别市公署 1942 年版，第 177—178 页。

临时防疫委员会，大约持续一两个月，疫情好转后，即行关闭。鼠疫和其他传染病发生时亦是同样状况。1940 年 10 月，新京发生了令人恐怖的鼠疫，并有扩散蔓延趋势，前后有 28 人感染，26 人死亡，其中中国人 13 名。日本关东军及伪满政权对于"首都"出现的鼠疫蔓延趋势极为震惊，认为不论在政治上、经济上或军事上都将产生重大影响。日伪当局以强制手段采取了比较迅速的预防措施，因而未造成大面积扩展。日伪当局为适应防疫需要，在新京火车站西侧，修建了一座大型列车密闭消毒库，设备完善、效果较好。当时这样的大型消毒库，亚洲也只有两座，新京即其中之一。① 在此次防疫过程中，人们认识到确立恒久性防疫设施的必要性，所以 11 月中旬，伪满召开防疫委员会议，决定建立防疫设施，树立五年计划，其中第一年，即于 1941 年 3 月将原来新京特别市立卫生试验所改称新京特别市立防疫所，分为细菌部、化验部、防疫部、病理部四个部，加强防疫工作。② 特别是太平洋战争爆发后，日本对于防疫事业更加重视。

表 2 – 10　　1933 年各省各县霍乱流行地临时防疫委员会设置及关闭情况③

设施	开设	闭锁
新京特别市临时防疫委员会	7 月 12 日	9 月 10 日
奉天省临时防疫委员会	8 月 4 日	10 月 30 日
吉林省临时防疫委员会	7 月 16 日	10 月 5 日
黑龙江省临时防疫委员会	7 月 23 日	9 月 22 日
哈尔滨临时防疫委员会	7 月 31 日	8 月 15 日
营口县临时防疫委员会	7 月 25 日	10 月 15 日
洮南县临时防疫委员会	7 月 21 日	9 月 15 日
通辽临时防疫委员会	7 月 21 日	9 月 4 日
长春县临时防疫委员会	7 月 22 日	10 月 15 日
辽源县临时防疫委员会	7 月 20 日	10 月 10 日
义县临时防疫委员会	7 月 17 日	9 月 10 日
盖平县临时防疫委员会	7 月 17 日	9 月 30 日
绥中县临时防疫委员会	7 月 16 日	9 月 30 日

① 长春市地方志编纂委员会编：《长春市志·卫生志》，吉林人民出版社 1993 年版，第 34—35 页。
② 新京特别市长官房庶务科编纂：《国都新京》，新京特别市公署 1942 年版，第 179 页。
③ 国务院统计处编纂：《满洲国年报》（第一次），满洲文化协会 1933 年版，第 285 页。

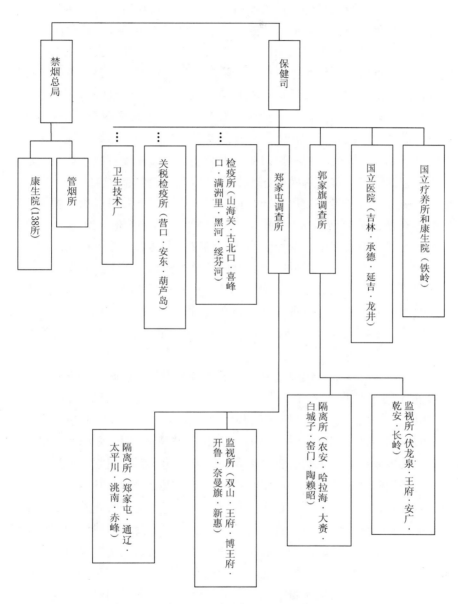

图 2 - 4 1941 年民生部掌管保健卫生关系诸机关

资料来源：《满洲国现势》第 8 册，第 82 页。

卫生检查和防疫具体工作主要由伪满警察负责执行。在具体操作过程中，警察利用手中职权，借口检查卫生、防疫而欺压百姓、趁机敲诈勒索的情况并不鲜见。例如时人回忆称，伪满时期，郭前旗曾发生鼠疫，1942年专设了防疫科，下属 5 个防疫所。防疫人员每年四季到各行政屯、自然屯检查防疫卫生时，主要活动是找传染病患者、打药针、查屋内外卫生、蒸被褥、要耗子尾巴（以统计死耗子数目）等。尤其是在查屋子过程中，防疫员全身像用白布罩上一样，只露出两只眼睛，吓得百姓胆战心惊。如果稍有不如意，用白手套一摸门槛，手套沾沾灰，便使百姓犹如犯下滔天之罪，连罚带打，贫困百姓敢怒不敢言。因此，农村流传顺口溜："防疫班，防疫班，特务走狗加贪官，非打即骂活阎王，百姓难过鬼门关，恶贯到头终有报，咱们就得等时间……"。百姓称"防疫班"为"害人班"，一听到他们要检查卫生，就惶恐不安。在发现疫情后，防疫机构及防疫人员，对于患病人员，不区分病因、不论其是否为染疫患者，一律以疫区人员对待，集中在一起，进行封锁，关进所谓的"隔离所"，有的活人进去，死尸出来。有时，发现患者，就认定是"百斯笃"（即鼠疫）传染病，用所谓的防疫检查给患者打针，结果却加速了患者和健康人死亡的进程。[①]

总体而言，伪满洲国成立后，为了遮掩其作为傀儡政权的真面目，不断向外界展示其作为一个"新兴国家"的面貌，宣扬其正当性，高唱"五族协和"等宣传口号。除了这些大力宣传外，日本殖民者还根据后藤新平的"文装的武备"论来治理伪满洲国，非常重视被视为"善政"的社会公共事务、民政事业和教育事业等。随着伪满洲国建立，在日本主导下的傀儡政府迅速开展了与城市面貌及民众健康相关的公共卫生事业，例如重整和新设了上下水道、家畜交易市场和屠宰市场，实施火葬及建设公共墓地等。另外，伪满洲国建立初期还着手实施了公园的建设和道路建设等公众卫生事业。伪满洲国开展这些公共卫生政策的现实性理由就是东北地区流行的各种传染病和地方病。传染病流行时，政府相关部门必然要实施一些有效的公共卫生对策。例如，施行大扫除运动、彻底整理街道上的污物以及在道路两旁放置垃圾箱等。但是，一旦传染病蔓延形势得以缓

---

① 参见孙邦主编《伪满史料丛书——伪满社会》，吉林人民出版社 1993 年版，第 392—393 页。

和，相关的公共卫生事业也有可能戛然而止。例如，1932 年霍乱流行时，伪满洲国各地设立了临时性的隔离所和检疫所等，但伴随着霍乱状况的好转，这些设施很快又被撤掉了。市公署为了节约经费，削减了卫生队的机关和人员。由此，市公署的公共卫生事业有时候就会变得难以为继。伪满初期公共卫生与防疫关系密切，如果说几乎等同于防疫事业其实也不为过。从这个意义上来说，公共卫生是防止传染病发生与蔓延的手段。传染病流行对殖民者的健康和统治均有着重要影响，所以，伪满洲国非常重视以预防和防止传染病为目的的公共卫生政策，体现了殖民地医疗卫生的特征。同时，伪满洲国成立后，在城市市区，特别是日本人聚居区建设了道路、上下水道、电气、燃气、公园、学校和医院等大规模设施，出现了卫生化的小城市。公共卫生事业开展的结果，加速了人口向城市的集中。但是，日本殖民者设立这些公共卫生设施的主观目的是提高日本人的健康和巩固殖民统治，相关卫生设施也多集中在日本人聚居区。日本通过医疗卫生事业不断渗透殖民者的权力，但客观上，它仍促进了殖民地社会公共医疗卫生事业的发展。另外，在卫生措施具体实施过程中，日本殖民者及在其扶植下的伪满相关职员，借卫生措施的相关由头，对民众进行欺压、敲诈等颇为多见。诸多卫生措施已触及民众的日常生活，并在思想观念和文化方面与之发生了碰撞和冲突矛盾。

　　然而，随着抗日战争全面爆发特别是太平洋战争的爆发，医疗卫生事业也被卷入战争，从最初的公共医疗卫生设施构建开始转向确保人力资源而开展的保健卫生方面。

第二节　"健民健身" 保健卫生事业的推动

　　1938 年，日本 "厚生省" 设立后，就不断有社会事业相关的从业人员提议，应该使用 "厚生事业" 一语来取代 "社会事业"。东京府社会事业协会的机关杂志《社会福利》在 22 卷第 5 号（1938 年 6 月）的 "卷头语" 中有如下论述："从前的社会政策和社会事业还未使带有自由主义的个人主义观念的渣滓全部消除，从我国国民全体主义的观点来看，此时的厚生事业新的出发点具有重大深远的意义。" 从该论述来看，"社会事业" 改称 "厚生事业"，并非简单更改名称而已，而是意味着由自由主义、个人主义向全体主义理念的转换。① 1937 年 7 月 7 日，以卢沟桥事变为契机，日本对中国的侵略不断升级，并在 10 月高举"发扬日本精神"大旗，开始国民精神总动员。军部在政治上的话语权增强，国家对国民的强制不仅仅局限于经济统制和思想统制，开始对作为劳动力、兵力的"人力资源"价值也进行统制。② 随着日本侵华战争长期化，日本陷入对华战争的泥潭难以脱身的同时，又扩大了对东南亚和太平洋地区的战争。厚生运动越来越体现出强化体力的倾向，不断将其和"健民健身"运动进行一体化。

日本高呼强化"日满华一体化"，实际上却将伪满洲国置于资源补给圈和战争协力体制强化这样的军事战略位置，从属于"大东亚共荣圈"构想下的日本国家总力战体制。1931 年"九一八"事变，翌年伪满洲国成立，以此为界到 1945 年战败为止的长时间生命消耗战中，日本从"人力资源培养、健兵健民的育成"观点出发，将国民的健康和体力置于国家管理之下，开展"健康报国"宣传活动，企图强化优胜劣汰思想。③ 1940 年日本制定了《国民体力法》，其中规定"国家有权管理未成年国民的体力"和"国民有应该保持增进自身健康的法律义务"等。1938 年 1 月，日本新设了厚生省和保险院，同年 4 月公布了《国民健康保险法》，就是为推进这些而设置的。④ 在"日满一体化"政策下，日本国内的相关政策措施在伪满洲国几乎是同时实施的，具有同步性。

人力资源培养主要以青壮年为对象，因此，日本非常重视学校卫生的改善和学生身体的健全，为健身而不断强化体育运动。与此同时，日本正好发生了结核病死亡率增加的问题。特别是 15 岁到 30 岁之间的青壮年结核病患者死亡率是全体结核病死亡率平均值的 4 倍以上。青壮年人口的减少和国民体力的低下，对日本军部冲击非常大。⑤ 因此，伪满洲国成立初期的防疫事业，在重视霍乱、鼠疫等急性传染病的同时，也开始关注慢性

---

① 藤野豊：《強制された健康——日本ファシズム下の生命と身体》，吉川弘文館 2000 年版，第 164—165 页。

② 同上书，第 19 页。

③ 藤野豊：《厚生省の誕生》，かもがわ出版社 2003 年版，第 71—88 页。

④ 新村拓：《健康の社会史——養生、衛生から健康増進へ》，法政大学出版局 2006 年版，第 236 页。

⑤ 藤野豊：《強制された健康——日本ファシズム下の生命と身体》，第 17 页。

结核病问题。

一　学校卫生设施的充实

1936 年，伪满洲国政府制定了全国中小学生身体检查要项，接着制定并公布了学校校医职务的规定，规定学生身体发育标准，设置了学校卫生官、校医、学校卫生妇，并改善学校设备、由学校供给中小学生食物以及颁布教师用卫生读本的编纂及分发配置、虚弱儿童的国家保护等具体事项，学校卫生相关的所有设施都实施了重整。① 其中，卫生官负责卫生思想的普及、与中小学生教育相伴的预防和治疗、学校卫生设备的改善以及学校相关的一般行政事务等。

新京市于 1939 年初新设了学校卫生股，设置学校卫生官、专职学校卫生妇，负责加强各学校之间的联络与协调，增强学校的保健卫生。专职校医在任职学校要实施不间断的定期巡回、临时身体检查、诸种卫生调查、对沙眼及其他疾病实施预防和治疗，以增进中小学生的健康。另外，还要不时通过讲话等方式进行卫生思想的普及，特别是在设有卫生室的学校配备卫生妇，以此辅佐校医从事各种卫生事务。以 1939 年为例来看，校医等医疗人员主要从事了下列各事：

（1）定期及临时的身体检查，另外，为了获得判定中小学生体质情况的相关资料，进行了多种基础调查。

（2）中小学生中沙眼患者约达半数以上，因此校医活动主要花费在治疗该病上。

（3）1939 年 10 月，对市区公立学校的中小学生进行了猩红热感受性检查，对阳性者实施了全员预防接种。

（4）为市区内的公立学校配给了名为海人草的中药，在校医的指导下对全校学生进行蛔虫驱除。

除了上述活动外，校医等还完成了对日方经营的各小学、中学和其他学校交付痘苗、猩红热预防液，由市所属的学校卫生官兼任医务，负责日系学校的卫生事务。②

---

① 满洲国通信社：《满洲国现势》7，第 519—520 页。

② 新京特别市长官房编：《国都新京》，满州事情案内所刊，1941 年。

二 体育运动的强化

"国民体质的提高是国力增进和国防上的基本要求，而且对于国民生活的安定等相关社会政策亦有重要作用。"① 鉴于这样的目的，伪满洲国对于可以提高人们体质的体育运动非常重视，其中包括学生体育和国民体育。伪满洲国政府树立了保健和体育相关的综合指导方针，设立体育馆、设定体育周、测量学生体质、制定学校体育授课提纲和积极采取提高身体素质的政策等。

1937 年 7 月，根据伪满中央行政机构的改革，和国民体育相关的一切事务均变为由民生部掌管。民生部大臣作为中央行政官厅，负责对国民体育相关的所有事务进行指导统辖，主要事务有：在民生部保健司保健体育科设置体育股、指导监督学校体育、体育运动团体的指导统制、国民保健体育的指导奖励、体育设施的普及助成以及实施相关指导者的培养等。各省和特别市作为地方行政官厅，负责各自保健科的设置。保健科作为指导机关，对一般社会体育运动、武道等相关方面以及作为外围体育团体的"大满洲帝国体育联盟""满洲帝国武道会""满洲体育保健协会"等负责指导和奖励，试图使各种体育团体和活动均在政府的监督之下得到合理指导。②

为了对体育运动竞技进行指导统制和普及，使其发展方向能够在伪满政府的期许范围内为其所用，1932 年伪满洲国创立了"满洲国"体育联盟，会长由民生部大臣于静远亲自兼任。③ 同年，创立了"满洲帝国武道会"，作为在满日本武士道的指导统制团体，会长同样为民生部部长于静远。1937 年设立了"满洲体育保健协会"，作为保健体育设施的指导实施团体，理事长为武部六藏总务长官。④ 以上团体虽然都是外围体育团体，但全都被置于民生部的指导和监督之下。⑤

另外，伪满洲国还制定了所谓"建国体操"，设定了国民体育周，制

---

① 满洲国通信社：《满洲年鉴》5，第 364—365 页。

② 满洲国通信社：《满洲国现势》7，第 519—520 页。

③ 于静远（1898 年—1969 年 11 月 12 日），1942 年 9 月 28 日—1944 年 12 月 16 日间任伪满洲国民生部大臣。

④ 武部藏六：1940 年 7 月 24 日—1945 年 8 月 18 日间任伪满洲国总务长官。

⑤ 满洲国通信社：《满洲国现势》9，第 180 页。

定了学校体育授课大纲以及进行了省体育馆的配置等。

伪满洲国实施上述国民体育的目的，即"试图提高国民的体质，使其必须具备能适应国家新事态所应有的国民资质"①。也就是说，健康的身体才能适应国家的新事态。所谓国家新事态就是战争状态，健全的身体是确保兵力和人力资源的必要条件。作为体育运动的基本指导方针主要有五方面：国家观念的涵养、国民性的陶冶、民族协和、提高青少年体质、观察体育和保健思想。② 体育运动中，特别是对青少年的学校体育培养是国民体育的根本，因而对国民体育有着重要意义，伪满洲国政府对此特别重视。

综上所述，强化体育运动除了"五族协和"宣传之目的外，主要是为了提高国民特别是青少年的体质，将其作为战争的人力资源和后备兵力而予以重视。

三　国民体力法和优生断种法的实施

1938 年 5 月 17—23 日，日本设定了国民精神总动员健康周，其目的是对与卫生行政等相关的各种运动进行统一，即实施所谓"举国一致运动"。1938 年 5 月 17 日，在东京举行的国民精神总动员体力提高大会中，厚生省大臣木户幸一有如下演讲：

"国民各自的身体不仅仅是自己的，而且是属于国家的。个人的体力增进不单单是一个人的幸福，一个家的繁荣，而且会导致一个国家的昌隆，我们头脑中应该有这样的潜意识，锻炼身体，强化身体，持有健康报国的信念才是最紧要的。"③

以"健康报国"一语为象征，健康已成为向国家应尽的国民义务。另外，1940 年日本通过了《国民体力管理法案》和《国民优生法案》。《国民体力管理法》中规定，对于市町村、学校、企业等未满 20 周岁的"帝国臣民"有实施体力检查的义务。根据该法律，1940 年度对 17—19 岁，1941 年度对 15—19 岁的男子实施了体力检查。从 1942 年度开始，

---

① 《衛生事情通報》第四卷第八号，1939 年，第 200 页。

② 满洲文化協会编：《満洲年鑑》6，東京日本図書センター 2000 年版，第 406—407 页。

③ 《内務厚生時報》，第三卷六号（1938 年 6 月），转引自藤野豊：《強制された健康》，第 25—26 页。

日本政府对该法进行改正，对象扩大为 25 岁为止的男子。在该检查中，如果被认定为"筋骨薄弱"者，基于"要给予其健兵的体魄基础"，就必须参加一周的体力提高修炼会。另外，在体力检查中如果发现有结核病或性病者则有疗养的义务。①

日本的《国民优生法案》是以德国法西斯出台的防止遗传性疾病患者子孙出生法为原型而制定的。德国于 1933 年 1 月成立法西斯政权，推进民族卫生政策，根据同年即 1933 年颁布的《遗传性疾患者子孙防止法》（断种法），对有遗传性和被斥为病者及残疾者施行强制性断种。日本受法西斯刺激，1934 年立宪民政党议员首次向帝国议会提出"民族优生保护法案"（断种法），虽然未成立，但之后的 1935 年和 1937 年，相同的法案又向议会提出。② 1940 年日本议会通过了该法案，1941 年 7 月 1 日开始实施，直到 1947 年被"优生保护法"取代为止，有 538 人根据该法律受到断种，其中大部分是精神残疾者。③ 国民在出生前根据"国民优生法"，于出生后根据"国民体力法"，作为"人力资源"受到国家管理。

伪满洲国移植了日本的法律，于 1941 年确立了所谓"国民体力证"检定制度，1942 年又制定了国民体力法，以 17—19 岁的青年人为对象实施体力管理。和日本一样，伪满洲国也对身体虚弱者实施修炼会。新京从 1942 年 7 月下旬以后持续实施修炼会，哈尔滨、奉天、吉林及其他省也制订了实施计划。④

四　结核的预防和治疗

结核病在中国东北地方民间被称为"痨病"，是有"十病九死"之说的恐怖慢性传染病。伪满洲国时期，在满日本人的结核患者的死亡率比日本国内高得多。

1937 年抗日战争全面爆发，伪满洲国也被卷入战争，为了确保兵力资源，实施了以"确保国民保健和人力资源"为目标的保健卫生政策。

---

① 新井英夫：《改正国民体力法による体力检查指针》，南山书房 1942 年版，转引自藤野丰《强制された健康》，第 28—29 页。

② 藤野丰：《强制された健康》，第 16 页。

③ 冈崎分规：《日本における优生政策とその结果について》，《人口问题研究》61 号，1995 年 8 月，转引自藤野丰《强制された健康》，第 29 页。

④ 满洲文化协会编：《满洲年鉴》10，第 274 页。

1937 年 12 月，伪满洲国政府公布了"传染病预防法"，结核病的预防治疗对策更进一步得以完善，同时对鼠疫防治也很重视。

表 2 - 11　　　　　　在满日本人及日本内地人死亡率比较　　　（单位：千人）

死因	呼吸器官疾病（含结核）	消化器官疾病（含结核）	结核	传染病	总死亡率（%）
满洲	3.09	2.17	2.06	2.88	15.20
日本	2.90	3.46	1.91	1.29	19.48

（《满洲年鉴》10，第 276 页）

表 2 - 12　　　　在满日本学童（5—14 岁）及日本内地学童死亡率比较　　（单位：千人）

死因	结核	传染病	呼吸器官疾病	消化器官疾病	脑膜炎	总死亡率（%）
在满日本学童	12.5	16.7	8.5	7.5	2.1	56.9
日本内地学童	7.6	5.6	5.3	6.5	4.7	39.1

（《满洲年鉴》10，第 276 页）

从上表可以看出，在满日本人特别是学童的结核死亡率比日本国内高得多，是死亡因素中主要原因之一。作为与"人力资源"相关的重要问题，伪满洲国政府对于在满日本人的结核对策问题做出了极大努力，确立了结核预防协会等具体对策。在伪满洲国，国民受结核之害的百分比逐年增加，颇有波及壮丁致使体力低下之趋势。日本于 1941 年 1 月公布人口政策，制定《国民体力法》之后，伪满洲国于同年亦公布了《国民体力法》，将国民健康体力置于国家管理之下，目标就是增强国民健康体力，而重点即在于预防和扑灭最大的国民病——结核病，从而企图速收健兵健民之效果。

1944 年 4 月 22 日，伪满洲国政府决定并发表了将结核对策要纲作为基本国策大纲，随着卫生机构的改革，民生部内设置了新的国民养护科，专门负责促进积极的结核预防扑灭对策。[1] 在针对预防和治疗结核病设施方面，满铁设立的大连"满洲保养院"及分院拥有病床 274 张，奉天保养院有病床 100 张，抚顺保养院有病床 50 张，对结核病患者进行治疗。[2]

---

[1]　满洲文化協会编：《满洲年鑑》11，第 287 页。

[2]　沈阳卫生局编：《沈阳卫生》，1950 年版，第 87 页。

吉林省没有预防和治疗结核病的专门机关，但在比较大的综合性医院中有专门医学楼，通过诊察，收容治疗发现者。新京有一所结核收容所，但仅专门收容日本人患者而已。①

以伪满首都新京为例，结核病的发生状况虽然不是特别详细，但新京市内日本人的结核死亡率，1939 年为 1 万人中约有 284 人，从人口构成来看很难说是少数。结核病以外的疾病死亡率在 1942 年左右已呈现显著减少的趋势，与此相反，只有结核不但没有减少的倾向，反而在婴幼儿及青壮年中的死亡率还有不断增加的态势。在伪满保健卫生问题中，结核问题成为最主要的问题。所以，新京特别注意结核预防知识的普及和启发，其中包括奖励室内换气、劝导低温生活、普及户外运动等，还开始改善冬季生活方式，设立蔬菜等贮藏公司，企图对于冬季最易欠缺的食粮等物品进行廉价供给。另外，伪满注意在学校充实卫生设施和扩充体育设施，设置保健所。为了早发现、早治疗，1939 年 3 月新京保养院正式开院，病床数约 100 张。②

1942 年哈尔滨市根据伪满国家政策，对在哈尔滨市居住的 859 名日本男子中的 817 名实施体力检查，结果结核性疾病有 109 名、沙眼 5 名、花柳病 4 名，结核性疾病患者占到了 13%，这一结果让执政者瞠目结舌。③ 为了对青年进行体力指导，提高其身体素质，扑灭结核亦显重要。

小　结

伪满洲国实施的医疗卫生事业，因抗日战争全面爆发，而在内容和重心方面发生了变化，显示出阶段性特征。抗日战争全面爆发前，以公共卫生事业建设为中心；抗日战争全面爆发后特别是太平洋战争爆发后，为了确保"人力资源"，开始以保健卫生为中心，更加重视与健民健身相关的医疗卫生事业。

第一阶段，随着伪满洲国成立，是医疗卫生事业开始着手和展开时

① 吉林省地方志编纂委员会：《吉林省志》（卷四十/卫生志），第 4 页。
② 新京特别市长官房庶务科编纂：《国都新京》，新京特别市公署 1942 年版，第 178—179 页。
③ 哈尔滨公署编：《哈尔滨市政要览》，1944 年，第 110 页。

期。这个阶段，既有"新国家"正当性的宣传目的，又有各种各样的疾病对日本殖民统治造成的极大现实威胁。为了确保东北地区不断增加的日本殖民者的健康，伪满洲国重视公共卫生和医疗事业，并渐次着手开始实施。本章详细论述了上下水道的新设和完善、街道的清扫卫生、家畜交易市场和屠宰场的新设，火葬的实施和公共墓地的建设等公共卫生情况。

日本对市区道路、上下水道、电气、燃气、公园、学校和医院等设施进行大规模的改善，促进了卫生的制度化和体系化，出现了卫生小城市。公众卫生开展的结果，加速了人口的城市化集中。

但是，随着全面抗日战争特别是太平洋战争的爆发，日本侵华战争长期化、泥沼化，资源和人力资源不足问题日益加重。作为"人力资源"的劳动力、兵力的价值也被日本和伪满政府所强制。作为充实后备兵力的重要手段，日本从 1937 年开始加强体力强化倾向。本章论述了"健身健民"的措施，例如充实学校卫生、强化体育运动、实施国民体力法和优生断种法、预防和治疗结核，这些都在战时体制下被日本和伪满进行强制管理。

本章通过分析战争爆发前后，伪满洲国政府卫生措施重心的变化，来把握伪满洲国时期医疗卫生政策的整体方向，分析具体的卫生措施，弄清卫生措施的对象或者卫生措施的受惠者主要是在满居住的日本人，以此明了卫生政策的殖民性特征。同时，随着全面抗日战争爆发，医疗卫生被卷入战争，为战争服务的战时性特征也非常明显。全面抗日战争爆发后，殖民地医疗特征开始向战时殖民地医疗特征的转化越来越明显。

第 三 章
伪满时期的医疗统制

　　殖民地社会在殖民者侵入之前，有其自身医疗卫生事业的传统积累。殖民地政府必须一方面与之发生各种复杂的交错关系，另一方面又将以近代西洋医学为基础的医疗卫生事业在殖民地社会强制实施。其目的就是守护殖民者一方的身体和健康。为此，殖民政府介入殖民地社会，开设医院和医学校，推进公众卫生事业。① 根据时代和地域的不同，政府对医疗卫生事业的介入方式和程度有所差异。② 伪满洲国的医学、卫生学战争动员从 20 世纪 30 年代后半期开始本格化，成为战时体制确立的一环。③ 笔者认为对医疗的统制也成为战争动员的一部分。伪满洲国建立后，采取了哪些措施对医疗进行统制这一问题便呼之欲出了。弄清这一问题，应该可以成为了解医学、卫生学战争动员整体状况的一个侧面。笔者认为，成功探究伪满洲国医疗统制情况，是弄清楚伪满洲国战时体制和殖民统治特征和本质的重要路径。

　　本章首先分析伪满洲国对医疗卫生统制的原因和条件，接着从和医疗相关的三大支柱，即人的要素、物的要素和医疗行政权三方面来分析医疗卫生统制的实际情况。人的要素即医疗技术者，物的要素即医疗设施，医疗行政权主要体现在对医疗关系的组织统制能力方面。本章从以上几个方面，分析伪满洲国都采取了怎样的具体措施，以弄清其对医疗所实施的强力统制情况。

---

　　① 飯島渉：《マラリアと帝国——植民地医学と東アジアの広域秩序》，東京大学出版会 2005 年版，第 8 页。

　　② 同上书，第 7 页。

　　③ 同上书，第 174 页。

第一节　医疗统制前伪满医疗卫生沿革史

一　伪满洲国成立以前的卫生行政概况

20 世纪初的中国，在光绪新政的制度改革中，开始了卫生"制度化"。① 义和团运动时期，八国联军占领了天津，作为占领行政机构成立了天津都统衙门，在此基础上开展了各种各样的卫生事业。1902 年，天津卫生总局设立，它是近代中国最初的卫生行政机构，继承了占领地的卫生事业。② 作为天津卫生事业起点的制度改革，相继在全国得以扩大。③ 针对 1910—1911 年东北肺鼠疫的流行，奉天和北京分别设置了奉天市防疫总局和临时防疫事务局。④ 北洋政府时期，以 1917—1918 年山西省为中心的肺鼠疫流行应对为契机，1919 年 3 月北京政府在北京设立了中央防疫处，积极干预北京卫生事业，同时有意向开展全国性卫生事业。但是，中央防疫处作为内务部卫生司的附属机关，无形中具有行政机关的特征，这和卫生事业的开展具有极大关联。为了解决这些问题，政府于 1925 年 5 月设立了北京公共卫生事务所。⑤ 1927 年 4 月，国民政府在内政部设置了卫生司，10 月升格为卫生部。1928 年 12 月 11 日，制定了《全国卫生行政系统大纲》，规定行政院下设置卫生部，在各省设置民政厅管辖下的卫生处，特别市设置卫生局，各市县设置卫生局。⑥ 国民政府意图从中央到省、特别市、市、县施行一元化卫生行政系统。⑦ 在这样的大背景下，1930 年东北各省的民政厅下设立了卫生科。此后，从各县卫生局、各村巡捕派遣人员，从事卫生防疫工作，这成为与东北卫生相关的行政之

---

① 飯島渉：《ペストと近代中国——衛生の「制度化」と社会変容》，研文出版 2000 年版，第 55 页。

② 同上书，第 70—72 页。

③ Ruth Rogaski, *Hygienic Modernity: Meanings of Health and Disease in Treaty-port China*, University of California, 2004, p. 206.

④ 飯島渉：《ペストと近代中国——衛生の「制度化」と社会変容》，第 165 页。

⑤ 同上书，第 230 页。

⑥ 同上书，第 291 页。

⑦ 《申报》，1928 年 12 月 14 日。

开端。①

二　伪满洲国成立和卫生事业的着手

1931 年 9 月，日本发动"九一八"事变，占领中国东北，翌年 3 月，清朝最后的皇帝宣统帝溥仪发布作为执政的"建国宣言"。作为日本卵翼下的傀儡政权，伪满洲国从成立之初，即把卫生事业作为重要政策。其中原因，大致有如下四点：第一，受到日本国内卫生事业的强烈影响；第二，日本殖民地支配政策中有提出"国家卫生"的强烈倾向；第三，针对欧美诸国的挑战，采取对峙方针；第四，东北住民从以前就受传染病和地方病的折磨，传染病的蔓延对这个地域有着极大的威胁。② 1933 年，作为伪满洲国保健机关的卫生司，提出应紧急实现的医疗方针，具体内容如下：

第一，地方卫生机关的充实。伪满政府成立五年计划，在各省及兴安省总共设有五所地方卫生机关，医师、药剂师和兽医师等事务职员作为卫生指导员。另外，在各省附设细菌卫生实验室，各县也设置卫生管理员，充分发挥地方机构的机能。

第二，医疗的社会普及。伪满政府计划在各地设置国立医院，通过五年计划，在全国配置 170 所公医，负责实施诊疗和公共卫生相关的事项。

第三，充实传染病预防机关。伪满在中央设立卫生技术厂，作为传染病预防机关，制造预防用器具，并进行药品的收藏、举行防疫从事者的训练等。③

从以上三大医疗政策的内容可以看到，伪满洲国成立初期，伪满政府便对医疗，特别是传染病问题非常重视，制定五年计划，企图形成从中央到地方的完备医疗防御及治疗体系网。日本和伪满实施这些医疗计划的目的是一方面可以保障不断增长的在满日本人的健康，另一方面亦可通过对殖民地社会进行医疗活动，收买人心，维持殖民统治秩序。各地的医疗组

---

① 东北人民政府卫生部：《东北历年卫生工作要览》（上册），东北人民政府卫生部 1950 年版，第 84 页。

② 参见沈洁《"满洲国"社会事业の展開——衛生事業を中心に》，《社会事業史研究》2003 年第 31 卷，第 83—84 页。

③ 满洲国通信社编：《满洲国现势》2，1935 年，第 153 页。

织及人员往往不仅仅承担医疗活动，亦有协助维持地方治安的职责，因此，三大医疗政策又有解决社会治安和社会问题的目的。卢沟桥事变后，日本国内不断向法西斯化道路迈进，国家主义抬头，取代了个人主义。伪满洲国卷入战争，卫生医疗的方针转换为为了支撑战时国防体制而"确保健兵健民和人力资源"，殖民地医疗为战争服务的特征和目的更加明显。

当日本在抗日战争全面爆发后，企图对医疗体制进行统制强化之际，其医学界长期形成的"开业医制度"却成为阻碍日本政府实施国家主义渗透的重要原因。因此，伪满洲国成立后，汲取日本经验教训，在对医疗体制企图实施强化统制时，首先强调实施以"国家主义"为基础的"公营医疗制度"。

第二节　公营医疗制度采用的原因及其条件

一　汲取日本国内教训

从明治维新时期开始，日本为了富国强兵，积极导入西方文明，医学方面也不例外。日本逐步确立了以西洋医学为根基的医学道路，同时，开业医制度开始逐步得以确立。1906 年，随着《医师法》的制定和医师会的成立，开业医制度终于迎来了黄金时期，但与此同时，由于医师过度集中于城市，农村出现大量的"无医村"，从而使医师游离在一般民众之外。所以，1907 年左右，舆论开始对医疗从事者进行严厉批判，并出现了以"医敝"一词为标志的社会问题。[①] 日俄战争和第一次世界大战后，医疗社会化问题出现，开业医制度由黄金时期逐渐走向没落。抗日战争全面爆发后，伴随战时体制的实行，为了增强战斗力，日本政府对厚生行政倍加重视，健兵健民成为日本国策之一。但是，现存的开业医制度却是健兵健民政策的障碍。一方面，在开业医制度下，药价和诊疗费均由医师会决定，因此，政府主导的公众保健卫生政策所要求的低价和医师会以追求利益为最大目的之间，难免发生冲突及引发关于医疗报酬的纠纷，这成为阻碍政府普及疾病保险的重要原因。另一方面，健兵健民政策的目的是提

---

① 参见川上武《现代日本医疗史——開業医制の变迁》，劲草书房 1980 年版，第 231—243页。

高壮丁们的身体素质，为征兵做准备，因此，疾病的治疗和预防等工作是政府在医疗事业上的重点任务。但是，一边倒的开业医制度显然无法符合，也不能满足这些条件。所以，随着日本健兵健民政策的实施，如何对开业医进行压抑和统制成为日本政府的重要课题。①

开业医制度的基本特征即自由开业，经营医疗事业，并且提供作为商品的医疗，从而强调其营利性。抗日战争爆发后，日本国内不断向法西斯化道路迈进，国家主义抬头，取代了个人主义。与此相适应的医疗方面，为了加强对医疗人员及物资等方面的统制，国家主义也开始不断在该领域进行渗透。当日本对医疗体制进行统制强化时，开业医制度成为阻碍国家主义的重要原因之一。② 日本政府虽然认识到开业医制度的种种弊端，但是，开业医制度的实施已具有相当长的时间和深厚的基础，并且医师会也具有相当大的权势和影响力，要对其进行全盘推翻或转换并非一朝一夕可以做到。

伪满洲国建立后，日本将国内无法实现的理想转移到了为其所控制的傀儡政权身上，将其作为自己的试验田。当时，伪满的社会事业活动家浦城满之助即认为"世界各国采用了适合自己的医疗制度，日本以开业医制度为最根本的医疗制度。但是，满洲国应该与此相反，采取公医制度为根本方针"③。

鉴于国内的痛苦经验，日本对伪满洲国医疗体制进行统制强化，就必须强调实施以国家主义为基础的公营医疗制度。伪满民生部事务官成田彦政对于公营医疗制度更是大力提倡，认为"私人医疗即开业医制度，国民的多数要得到合理的医疗，国家的医疗制度就不能以开业医制度为基干，与此相反，公的医疗即国营或公营制度，国民的多数要想得到最合理的医疗，那么国家的医疗制度就必须是以国营制度或者说公营制度为基干"，并强调"医疗制度的终极目标就是应该达到医疗国营主义的理想线"④。

---

① 川上武：《現代日本医療史——開業医制の変遷》，第449—450页。
② 同上书，第8页。
③ 浦城满之助：《今日的救疗问题》，《仁爱》第3卷第2号，1941年，第18页。
④ 成田彦政：《满洲国医疗制度及将来的动向》（下），《民生》第1卷第5号，第20—21页。

二 伪满洲国医疗公营制度实施的有利条件

在反省日本国内开业医制度教训的同时，日本国内经验并不能为伪满洲国提供可以直接学习的参照。伪满洲国在实施医疗公营制度方面则主要参照了苏联的模式，因为苏维埃实施新经济政策之后，有通过国营制度将地方团体经营变更的经验。以苏联为模仿对象，伪满洲国试图以地方团体经营形式的公营主义为基础，将其作为未来医疗制度的根干。

成田彦政认为，"地方团体经营的医疗机关如果作为地方医疗中枢而存在的话，其必将成为发动清新活泼医疗的原动地和医疗王道精神的发源地，没有不将公营主义作为医疗制度根干的理由，这也是国家有必要实施的社会性政策"[①]。

在伪满洲国，国民的医疗不是"国家"事务而是地方事务。但是，"国家"直接掌握其管理。医疗所需的经费并非采取"国费"支给的方式，地方团体管辖地方住民的医疗，主要采取由地方团体自力更生的发展方式，不足部分才由"国家"给予补助的方式，促进地方团体经营医疗机关的设置。[②] 根据该政策，一方面可以减轻政府的财政负担，另一方面也是根据伪满洲国的实际情形而采取的因地制宜之策。因为"满洲"自以前开始，地方行政的官治色彩就很浓厚，是伪满洲国可以采取由地方团体实施医疗经营的有利条件。日本殖民者经过调查认为"满洲"地方行政官治色彩浓厚，医疗从事者往往有一定身份，甚至有官吏地位，所以和各阶层人物之间的交流比较方便，正好人适其材，可以通过这些人达到医疗的适宜配置，所谓国家主义的长处正好可以充分地得以发挥。[③]

另外，伪满民生部根据调查，认为"满洲国虽然存在官公营制度及开业医制度，但是，尚未把任何制度作为基干"[④]。西医及医疗机关的绝对数量非常少，而且几乎都在大都市。这样落后的医疗卫生体制状况，为伪满进行医疗统制，实施公营制度提供了有利条件。因为，通过对医师、中医等的补习教育，对助产士和护士的培养，国家制度易于

---

① 成田彦政：《满洲国医疗制度及将来的动向》（下），《民生》第 1 卷第 5 号，第 22—23 页。

② 同上书，第 19 页。

③ 同上书，第 22 页。

④ 同上书，第 21 页。

介入。

由上述可知，伴随"九一八"事变后日本侵略战争的扩大，作为"国家"统制国民的一环，医疗卫生事业也被卷入。由于自由医业经营和追求营利为目标的日本开业医制度，在日本国内已经开始被批判，日本政府不断进行了各种改革尝试，但一时难有显著成效。鉴于日本国内经验教训，伪满洲国从成立当初开始，就已经规划采取以医疗统制为目的的公营制度。当时的东北地区，作为根干的医疗制度尚不存在，而且东北地方行政有官治的意向，对地方团体经营的医疗团体进行统制较为容易。所以，根据日本国内的经验和伪满洲国内部的有利条件，作为伪满洲国医疗统制的公医制度开始导入和实施。医疗公营制度为日本殖民统治者及伪满政府对医疗人才和医疗物资进行统制提供了非常有利的条件。抗日战争全面爆发后，公营医疗制度可谓使医疗为战争服务提供了制度上的便利和保障。因此，从结果来看，公营医疗制度是使殖民地医疗为战时服务做的准备。

第三节　医疗统制的具体措施

伪满洲国医疗统制具体措施，主要是在作为人的要素（即医疗技术者）、作为物的要素（即医疗设施）和作为医疗关系组织统合力的医疗行政权三个大方面进行展开的。本书即从上述所谓的医疗三大要素分别展开具体论述分析，从而探讨伪满洲国医疗统制的实态。

一　人的要素

和医疗相关的人，作为医疗实施者，是医疗体制中最重要的要素，这一点不言而喻。伪满洲国建立时，受过近代医学教育的医师非常少，多半人都是没有受过近代医学教育的中医。而且，医师多集中于铁路沿线城市，尤其是大城市。伪满洲国在对医疗教育机关进行重整时，对这种状况特别留意。同时，伪满洲国政府也不得不考虑对既有的医师、中医、药剂师、产婆等进行改造、利用和统制。

1. 对医学人才培养的统制

为了确立健全的医疗保健行政，对医学教育设施进行完善必不可少。但是，当地教育设施非常少，设备也不完备。相关医疗人员中学习过近代医学知识的人非常少，大部分是传统的中医郎中。为了对相关医疗人员进行培养和统制，伪满洲国逐次实行了对接收学校设施进行重整和改善、新设医科大学、实施限地医师考试（被限制活动地域的医师）、中医的培训和再登录、齿科医师及药剂师的检定等措施。另外，还注意培养护士和助产士。

伪满洲国成立后，为了培养西洋医疗人才，一面对原来的医学校进行接收，一面设立新的医学校。其中，被接收的新京医学校和哈尔滨医学专门学校，根据1938年颁布的大学令被升格为国立医科大学，即新京医科大学和哈尔滨医科大学。新京医科大学新设了药剂师养成所，哈尔滨医科大学新设了齿科医学部。满洲医科大学和盛京医科大学也由原来的医学专门学校变为医科大学。新设的医学校有陆军军医学校、佳木斯医科大学和龙井、齐齐哈尔、哈尔滨三所开拓医学院。陆军医学校是专门为军队培养医疗人才的医学校，可以说是为了应对战时军医需要而设立的。佳木斯医科大学和开拓医学院是为了配合日本向东北移民事业的需要，为了培养开拓民医师而于1940年设立的。除此之外，伪满洲国开始着手培养护士，为战时伤病员的看护工作提供人才。各医科大学和护士的培养机关等内容将在下一章详述。

伪满洲国医育方针，并不是单纯偏向于探求学理，而是主要着眼于培养实地医师。与日本国内相比，伪满洲国医学学制被缩短，大部分情况下，本科四年或三年，预科一年，开拓医学院两年，护士培养所几乎都变为两年修业年限，重视培养实践性质的医疗人员。而且，从1939年开始，为了使医师人数可以达到自给自足的程度，新京和哈尔滨两所医科大学设置了有条件奖学金，即获得奖学金的学生毕业后，须在一定期间内、在指定场所工作。伪满以此为条件给予学生奖学金，使其入学，企图以此普及偏僻地区的医疗机关。① 这些学校虽然设立和运营时间都很短，但医疗相关专门人才的培育在各自领域里得到了一定程度的实施。根据吉林省的统计，在中华人民共和国成立前的半个多世纪中，吉林省总计培养了医科大学生500名，中等医疗、护理等专门人员1500名。②

① 《满洲国现势》6，1939年，第101页。
② 吉林省地方志编纂委员会编：《吉林省志》（卷四十/卫生志），第598—599页。

2. 对医师、齿科医师、药剂师、产婆的统制

（1）伪满洲国初期关于西洋医和中医的调查

伪满洲国为了提高医疗机关的质量，并对其实施统制，一方面对医疗教育机关及医院、药局等进行改善；另一方面，指定并实施合理的医师法、齿科医师法、药剂师法和产婆取缔规则等法令。伪满洲国成立初期，即命令地方官署对医师、齿科医师、药剂师、产婆、护士等职业者的履历、开业情况和分布状况等实施调查。① 根据该调查报告，中国籍医师数目大致为：满洲医科大学、奉天医学专门学校各有毕业生约200人，同善堂医学专门学校约有毕业生200人，哈尔滨医学专门学校约有毕业生40人，吉林医学校约有毕业生27人。除此之外，其他学校出身，在东北营业的医师，以及由中医学徒升格为医师等全部加起来的话，中国籍西洋医数目可达约600人。满铁附属地的日本人、俄罗斯人等外国籍医师者也算在内的话，"满洲"全体的西洋医达千余人。②

表3-1　　　　　　　　1933年"满洲"各学校毕业者的统计

学校名称	毕业学生数目（人）		在满数目（人）
满洲医科大学	日本人	478	272
	中国人	276	219
	计	754	491
奉天医专	中国人	247	247（推定）
辽阳医学堂	中国人	279	279（推定）
同善堂医专	中国人	221	221（推定）
哈尔滨医专	中国人	41	41（推定）
吉林医学校	中国人	27	27
合计	1569		1306（推定）

（《满洲国民政年报》（第一次），1933年，第503页）

---

① 国务院民政部总务司调查资料：《满州国民政年报》（第一次），1933年，第502页。

② 《满洲国民政年报》（第一次），1933年，第502页。

表 3 - 2　　　　1925 年前后各国医师所占人口的比例

国别	年	人口（万人）对于医师的比率（%）	国别	年	人口（万人）对于医师的比率（%）
苏联	1925	1.7	保加利亚	1925	2.6
德国	1925	6.6	芬兰	1924	2.2
法国	1926	5.9	丹麦	1924	6.5
波兰	1925	2.5	挪威	1924	5.5
捷克斯洛伐克	1925	4.6	美国	1925	13.0
匈牙利	1925	7.1	加拿大	1924	8.1
比利时	1924	6.0	日本	1925	7.3
荷兰	1925	5.6	中华民国	1930	西医 0.2
澳大利亚	1925	2.3			中医（推定）4.5
瑞典	1925	3.2	满洲国	1933	西医 0.3
希腊	1924	4.7			中医（推定）3.5

（《满洲国民政年报》（第一次），第 503—504 页）

从上述表格的统计及各国情况对比来说，伪满洲国西洋医师数目之贫弱可谓一目了然，加上中医数目的话，可勉强达到列国的水准，当时基本处于这样的状态。但是，关于中医，其素质被质疑者甚多，多数中医都被认为难以达到医师的水准。

表 3 - 3　　　1933 年 1 月关于伪满洲国医师、齿科医师、产婆、药剂师数目的调查

中医	3418 人	旧式产婆	1083 人	齿科医师	326 人
西医	1015 人	药剂师	403 人	新式产婆	557 人

备考：一、调查地域：奉天省 13 县、黑龙江省 14 县、东省特别区、新京特别市。二、上记表格以外，新京特别市产婆 17 人（新旧不详）、东省特别市区的产婆 8 人（新旧不详）。

（笔者根据《满洲国民政年报》（第一次）1933 年，第 504—505 页做成）

从 1933 年的调查数据来看，中医无疑要比西医数目多。考虑到除了城镇药铺坐诊中医之外，农村还存在大量的乡医郎中，而且伪满洲国成立以前，当地医师基本处于自由开业状态，另外，要准确把握中医的分布及确定其身份也有一定难度，实施精确统计较为困难。因此，笔者推测上述统计数字中，特别是中医的统计数字，实际数目应该不止于此。即使从上述统计数字来看的话，所谓作为旧式医师的中医和产婆人数与受过近代医学教育的西洋医师数目相比，也是占有绝对多数。另一个佐证则是，据1945 年《满洲年鉴》记载，伪满洲国原来被称为医生的有两部分，即修过近代医学的西洋医和学习过汉方医学的中医，其中，中医是西洋医的"约 8 倍"① 之多，这远比 1933 年的 3 倍多要高得多。考虑到对医师统制的需要和随着时间以及调查的深入，关于中西医数目的差距，1945 年的统计数字更为可信和有说服力。

1935 年前后，满洲医科大学东亚医学研究所的教授们对吉林、热河二省及哈尔滨、奉天二市为主的中医情况进行了详细调查。综合各种调查考察结果，推算伪满洲全国约有中医 12000 人，1 万人口中约占 4 人左右，且多分布在城市地区，农村较少。就性别而言，大部分为男性，只有极个别女医生存在。就年龄而言，30 岁年龄段的医生最多，其次是 40 岁和 50 岁年龄段，一般城市地区老医生多，农村地区年轻医生多。就受教育程度而言，受过小学教育或私塾教育的医生占 74%，所以大部分中医受教育程度较低。就科别而言，一般内科医生最多，其次是外科、妇科、儿科等，而眼科、喉科、花柳病科等极少。事实上，大部分都是内科为主，兼营其他诸科。②

虽然日本人通过调查认为中医整体素质比较低，但不论怎样，中医在伪满占有绝对多数是不争的事实，而且中医的存在自古以来便和东北本土住民的生活密切相关，不可能像日本国内一样实施简单的废除措施。所以，伪满洲国为了提高中医的素质，实施了中医考试，考试合格者作为医师进行重新登记后继续使用。③ 通过此种形式，伪满洲国除了吸纳修过正规医学教育的西洋医之外，还对中医进行改造和再利用，使这些中医也成为伪满洲国医师的重要补充来源。但是，在日本以发展西医为中心的前提下，中医的地位和待遇显然无法和西医相提并论，伪满政府对中医实行改

---

① 满洲文化协会编：《满洲年鑑》11，第 286 页。此处虽然记为"约 8 倍"，但是没有统计数字的出处。但笔者认为仍可反映出与西洋医相比，中医确实占绝对多数。

② 冈西为人：《東亞医学研究》第 1 辑，奉天印刷所 1937 年版，第 70—72 页。

③ 满洲文化协会编：《满洲年鑑》11，1945 年，第 286 页。

造和再教育，且对其开业有着种种限制。

（2）颁布与医疗从事者相关的法规

国民政府时期，曾试图对医师、齿科医师、药剂师、产婆、护士等医疗从事者进行统制，颁布了分别以其为对象所制定的管理法规。但现实中，这些条文几乎都没有实效性，实际上少有统一，基本上处于放任自流的状态。[①] 伪满洲国政府成立后，试图提高相关医疗者的素质并对其进行统制，从而于 1936 年 11 月，相继制定并公布了《医师法》《汉医法》《齿科医师法》和《药剂师法》等。新法制定以后，原来有开业资格者，均需根据新法由伪满政府进行重新甄别和再认可。

医师

1936 年 11 月，伪满洲国公布《医师法》，规定了医师的资格。该法施行之际，针对以前由官方许可其医术，对正在从事诊疗活动者，从保护其既有权利的立场出发，在其资格由新法再确认之前，承认其"从前开业医师"身份，以限地性和附有期限等条件，承认其开业资格。

中医

"九一八"事变以前，中医行医的主要形式有两种：一种是开铺行医，各药店为了推销药品，都聘请中医来店坐诊，称"坐堂先生"。多数中医无力开铺行医，也只有坐堂靠药店招牌吸引病家，即俗谓的"借庙修神"。另一种是游走行医，随身携带一些散丸类药品，手摇串铃或拉着骆驼走街串巷招引病人，又称"铃医""走方医"。[②]

中医采取传统的学医方法，从师承、家传、自学三种途径传下来，学成以后，必须经过当地卫生主管部门考试，及格后发给中医证书（或称行医执照）才准许开业。例如，沈阳市及各县都是由警察局卫生科管理中医考试，后来沈阳市政公所成立，就归市政公所的卫生科管理。各县的考试日期不定，或一年一次，或数年一次，根据当地学医的人数多少而决定，录取的名额也不限制，只要及格，就颁发证书。有一年开原县考试，报名的有 100 多人，一次就录取了 70 人。沈阳市则是固定的两个月考试一次，但录取名额也不限制，及格的就颁发中医师证书，可以自己开业，

---

① 民生部保健司：《满洲国衞生概要》，兴亚印刷株式会社 1944 年版，第 9 页。

② 沈阳市人民政府地方志编纂办公室编：《沈阳市志》，沈阳出版社 1995 年版，第 208 页。

或到药铺坐堂行医。"九一八"事变的第二年，伪满举行过两次考试，之后就停止了。学中医的人因无法考试，无法取得中医资格，只好改行另谋职业。在日本国内发展西医、取缔中医政策的影响下，伪满洲国民生部曾一度要下令取消中医。[①] 因为中医中存在很多被称为"家传医"和"徒弟医"者，其素质被日本殖民统治者认为有很大问题。但伪满洲国西医人数甚少，中医人数众多，中医由中国自古固有的医术而发展而来，和民众的生活有着密切的关系，且在某些疾病的治疗上确有疗效。所以，伪满洲国政府认为，与其采取扑灭政策，不如使中医在持有原来医术的同时，提高其素质，使其为国民保健做出贡献。伪满政府遂改变废除中医的决定，于 1936 年 11 月公布了《汉医法》，改中医为"汉医"，称中药为"汉药"，又恢复了考试制度。《汉医法》规定中医通过考试，合格者可获得官方的认可，从事诊疗活动。

齿科医师

伪满洲国成立初期，关于齿科医师的管理，援用了民国时代公布的《取缔镶牙章程》，直到 1937 年 4 月 15 日才制定并公布了《齿科医师法》。"镶牙营业"和齿科医师的业务范围得以明确。为了彻底对其进行管理，1937 年 5 月 15 日，伪满又制定了《镶牙营业管理规则》，根据该法规定了"镶牙营业"的业务范围，将其和齿科医师进行彻底区分。

考试制度

伪满洲国的医师、齿科医师及药剂师的培养机关非常少，作为缓和人才不足的途径方法，1937 年 3 月 13 日，伪满洲国政府制定并颁布了《医师考试令》；1938 年 7 月 13 日，制定并公布了《齿科医师考试令》和《药剂师考试令》。根据这些法令和考试，对民间具有该技术和知识的人才进行重新鉴定，合格者给予许可资格。根据这些法令进行的考试是为了检定拥有这种技术、知识的民间人才，给予其承认资格。另外，一方面伪满洲国没有关于中医的专门培养机构，而国内中医数量逐年在减少；另一方面随着抗日战争全面爆发，西医不断流向战场。在这样的状况下，一般民众对中医的依赖程度不断增加。因此，伪满洲国考虑到中医素质的优良与否，对于国民保健有着重大影响，认为有必要对拥有西洋医学常识的优

---

① 彭静山：《日本侵略东北时期对待中医的情况》，载孙邦主编《伪满史料丛书——伪满文化》，吉林人民出版社 1993 年版，第 743 页。

秀中医进行培养，如此既可以提高中医素质，又可以弥补医师数量严重不足的现实。1941 年 8 月 1 日，伪满洲国又制定颁布了《汉医考试令》及《汉医考试令施行细则》，并逐步开始实施。

1937 年 3 月，伪满颁布施行《医师法》附则第三项，各省根据该法实施了限地医师考试。对于这些限地医师，省政府指定缺乏医疗机关的地方农村作为其开业地域，而不认可其在城市开业。

表3－4　　　　　　　　　　限地医师考试实施状况表①

年	受验者数（人）	合格者数（人）
1938 年	42	17
1939 年	82	49
1940 年	93	48
1941 年	258	226
1942 年	88	41
合计	563	381

国民医疗法和医疗团体法

随着抗日战争的深入，特别是太平洋战争的爆发，伪满对医疗人员的统制进一步加强。伪满洲国政府认为，原来的医师、齿科医师和汉医法等内容仍然存在自由主义、个人主义，不符合当时国家高度统制政策的因素。1943 年，伪满洲国政府决定颁布《国民医疗制度刷新纲要》，其方针是"为确立国家总力战体制，以资战力之增强，保持育成健全之国民，乃刻下之急务，因之乃振作医道，使医疗关系者，对于国民体力向上，有所贡献，于图医疗内容向上之同时，并期我国为医疗制度之根干之公立医院，医疗设施之普及，分布之适正，更设立医院团体，使之协力保健国策之遂行，以应时局之要求，而刷新改善医疗制度"。该纲要适用医疗关系者范围为医师、齿科医师、中医、保健妇、助产妇及护士。目的是使"医师、齿科医师及汉医掌医疗及保健指导，保健妇从事保健指导，助产妇从事助产之指导，护士从事看护之指导，以辅助国民体力之向上"。该纲要还规定医师、齿科医师及汉医之业务范围："非医师不得营医业，非

---

① 奉天省公署编：《奉天省政史》，1945 年，第 540 页。

齿科医师，不得营齿科医业，非汉医不得营汉医业，但依民生部大臣所定，医师关于属于齿科医业中充填、补缀及矫正之技术之行为，为需要许可者，齿科医师及汉医，可从事属于医业中种痘及预防注射之技术之行为。"①

在医疗机关分布上，诊疗所及产院的开设都必须在民生部大臣指定之地域才能得以许可，伪满企图以此使医疗机关得以平衡分布。诊疗及产院的取缔等重要事项也由民生部大臣决定。在遭遇灾变、传染病流行时，如果民生大臣认为有必要，可以对医疗关系者进行征用。民生部大臣认为在国民医疗及保健指导上，有必要的时候，可命令医疗关系者在两年内从事指定业务。对于公司、工厂、事业场所等特定人口聚集地，民生部大臣认为有必要以其为对象，开设或扩充诊疗所及产院，必要时，须以命令为之。当突发灾害或传染病流行时，如果省长认为有必要之际，受民生部大臣之指示，以特定多数人为对象之诊疗所及产院，须接受民生部长命令收容一般之民众。

1944 年 5 月，伪满洲国政府又公布和实施了《国民医疗法》，该法令对原来的《新医师法》《齿科医师法》《汉医法》进行进一步统合，认为国民医疗应该符合提高国民素质的要求，医师应该为保健国策服务。《国民医疗法》的公布表明伪满洲国政府对国民保健的积极态度，因为国民保健和人力资源密切相关，是战斗力的最重要保障。1944 年 9 月，与《国民医疗法》密切相关的《医疗团体法》制定、公布和实施。医师、齿科医师和中医等作为团体来说，原来分别有各自的医师会、齿科医师会及中医会，但不管哪种会基本上都是自由团体，并不完全遵从"国家"的纲要。然而新的《医疗团体法》公布后，医师会、齿科医师会和中医会都由伪满政府重新设立，给予法人资格，使其置于"国家"的强力统制下进行运营。伪满企图通过对医疗团体的控制，促进医疗改良和保健指导工作，并使医疗人员在提高国民体力和身体素质相关国策方面予以配合，更重要的是，使其全面加入日益紧迫和重要的防空救护相关工作。② 根据该法规的实施，伪满对医疗相关人才及团体的统制得到了进一步强化。

---

① 吉林省图书馆特藏部编：《伪满洲国史料》第二册，全国图书馆文献缩微复制中心 2002 年版，第 229—230 页。

② 满洲文化协会编：《满洲年鑑》11，1945 年，第 286 页。

3. 对医师等统制的实际情况

对于上述所论伪满对医师等的统制，从数量上看是怎样的状况，我们可以从下面统计进行管窥。

表 3 – 5　　　　1937—1939 年医师和齿科医师的执照考试情况

种别	1937 年		1938 年		1939 年	
	应试者（人）	及格者（人）	应试者（人）	及格者（人）	应试者（人）	及格者（人）
医师	302	6	169	5	176	9
齿科医师	—	—	85	8	61	8

（笔者根据满洲帝国民政部《民生年鉴》3，东亚书局 1939 年，第 87 页作成）

从表 3 – 5 可以看出，合格者非常少，从而可以推测出当时的执照考试应该是相当有难度。如果考试不及格，没有营业执照者，擅自实施医疗行为将被处以 100—150 元的罚金。[1] 中医的日子更不好过，例如，根据 1936 年 11 月 26 日公布的《汉医法》，中医必须实地工作 5 年以上，学习中医医术，中医考试合格后，才能得到主管大臣的许可。[2] 通过制定及颁布各种法规和实施考试，伪满对医疗从业者，特别是原来自由开业的中医等强化了统制和管理。

表 3 – 6　　　　　1935—1940 年医者数目的实际推移

种别	1935 年	1936 年	1937 年	1938 年	1940 年
西医（人）	2497	2105	2510	4519	4668
中医（人）	10317	9618	17375	19600	18389
齿科医师（人）	—	—	274	653	798
药剂师（人）	—	—	551	700	—

（笔者根据《满洲年鉴》3，第 415 页；《满洲年鉴》4，第 402—403 页；《满洲年鉴》5，第 365 页；《民生年鉴》4，第 89 页作成）

如果将表 3 – 6 中 1938 年的调查数字和前面表 17 中 1933 年的调查数

---

① 吉林省地方志编纂委员会编：《吉林省志》（卷四十/卫生志），第 217 页。

② 满洲帝国民生部：《民生年鑑》4，東亜印書局印刷，1943 年版，第 89 页。

字相比，会发现西医数变为原来的 4.5 倍，中医数变为原来的 5.7 倍，齿科医师和药剂师数也分别增加到原来的 2 倍和 1.7 倍。中医分布极广，即使考虑到偏僻地区的具体统计并非易事，难以精确，其数目也是有很大增加的。中医人数从原来 1933 年的 3418 人不断增加到 1935 年的 10317 人，1937 年增加到 17375 人。但是，1938 年的数字和 1937 年相比的话，西洋医人数增加了将近 2 倍，与此相对，中医的数目几乎没有什么变化。而且，1940 年，尽管西医、齿科医师数目有所增加，中医数目反而有若干减少。这种状况除了考虑调查难易度的差异因素之外，笔者认为可能和严格的医师考试制度及认可条件密切相关。从 1937 年到 1938 年间，西医人数有明显增加，而西医主要分布在铁道沿线及大城市，所以统计相对简单。一方面，这些新增加的西医主要是伪满洲国政府通过医学教育机关培养的医疗人才，从正规学校毕业的医学生人数不断增多，而且大部分集中在铁道沿线的城市和县城进行开业。[1] 另一方面，中医人数远比西医人数多得多，而且和下层民众生活密切相关，伪满洲国政府不断强化对中医的管理。伪满洲国对中医既限制又利用，对中医一般采用"限地医"的形式，使其分散在农村的乡镇从事医疗活动。

二　物的要素

如果说作为人的要素——医疗从事者是医疗的软条件的话，医疗机关作为物的要素则可以说是医疗的硬条件。对医疗机关实施统制的主要措施是实施公医制度，作为医疗机关的基础，完善公医医疗诊所和建立官公立医院。

1. 公医制度的实行

日本在殖民地实行的公医制度，最早是由后藤新平在台湾制定的。"公医"一词最早出现在 1896 年 5 月份台湾"总督府"实行鸦片渐禁政策的文件中，公医在鸦片取缔、鸦片渐禁政策中发挥着核心作用，主要担当对当地鸦片吸食者的救护治疗工作以及卫生各方面事务。后来，公医逐渐发展为"总督府"在地方实施卫生行政，对地方进行渗透、笼络人心的重要工具和政策。[2] 日本在台湾的殖民主义经验先后不断向朝鲜、"关东

---

① 辽宁省地方志编纂委员会：《辽宁省志：卫生志》，辽宁人民出版社 1999 年版，第 5 页。
② 参见栗原純《台湾における日本植民地統治初期の衛生行政について——台湾総督府公文類纂に見る台湾公医制度を中心として——》，《史論》2004 年第 57 卷。

州"和伪满洲国传播，公医制度即其中之一。"满洲"的公医制度最早由满铁于 1914 年创始，伪满洲国成立后，为了显示其统治的正统性和加强对地方控制，并通过医疗保健卫生措施从而对民众进行安抚，在偏僻地区普及医疗和保健卫生成为伪满政府医疗卫生事业的重要政策之一。

1933 年，伪满洲国确立了公医医疗制度，并制定了原则上"一县一公医"的五年计划，企图使医疗机构快速达到普及程度，并使医疗得到社会化。① 所谓"公医"，即与私人医疗相比为非营利性质，"公医"担负国家使命，由国家给予一定限度的生活保证，贷给其诊疗器具等，使其负责地方公众保健卫生等工作。② 伪满洲国公医的医疗地域由县、旗长③指定，而每年公医诊疗所配置的数目和地方，均是在省长申请的基础上，由民生部决定，最后由县负责分配其工作。根据公医规则，公医作为地方卫生行政官署的辅助机关，在官方的指挥下，承担和从事的事务主要有：传染病的预防、地方病的调查、种痘、学校卫生、检尸检证、对行旅病者及贫民患者的施疗、卫生及医事统计相关的事项，以及除上述事项之外受命从事的特别事项。④ 另外，根据县、旗长的特别命令还要担当卫生行政事务。也就是说，公医受所在地行政长官的指挥，是卫生行政执行上的辅助机关，除了一般诊疗之外，还要从事和公众卫生相关的指导、调查工作及卫生警察事务。公医虽然受政府补助经营医疗事业，但是从医所得收入却是自己所有。然而重要的一点是，公医的诊疗费、手术费、药价的确定等都要经过县、旗长的许可。公医的药价报酬不能定得太高，对于贫民，可以在预算范围内对其发行施疗券，凭券接受公医的诊疗。公医的身份最初直属于伪满民政部大臣，接受民政部的嘱托，直接由民政部派遣到各地，1937 年以后，改由县、旗负责，接受县、旗的嘱托和派遣。⑤

（1）移民地公医和一般公医

公医大体上分为一般公医和移民地公医。移民地公医主要是指专门为日本在伪满洲国的移民（后称开拓民）进行服务的医疗人员。他们接受日本国内所在县的嘱托，被派往日本移民团驻地，主要限于处理移民团内

① 成田彦政：《満洲国に於ける医療制度と将来の動向》（下），第 14 页。
② 民政部保健司：《満洲国衛生概要》，第 16 页。
③ 旗主要是蒙古族等少数民族居住地的行政单位。
④ 満洲国中央社会事業聯合会：《満洲国社会事業概要》，1936 年，第 15—16 页。
⑤ 民政部保健司：《満洲国衛生概要》，1944 年，第 10—12 页。

部卫生事务，例如疾病的预防诊疗、卫生保健和对人以及牲畜生产的指导工作等，他们的工作虽然特殊，但仍受公医规则的种种限制。对移民团公医下达卫生行政事务命令时，仅限于不影响移民团卫生事务之际。移民地公医和一般公医一样接受了医疗费委托关系，移民地附近的住民也可以接受一定范围内的施疗。[①]

（2）福民诊疗所和公医的关系

公医的诊疗所一般是占用民房或自建，条件比较简陋。其中，利用发行福民彩票所得收益金而建立的诊疗所，被称为福民诊疗所，为公医诊疗所的一种。福民彩票发行的目的之一，就是在偏僻地区建设诊疗所，为诊治疾病提供方便。福民诊疗所是为了增强对地方住民的诊疗效果，被作为公医的诊疗所利用，因此和公医制度有着密切的关系。而且，福民诊疗所促进了地方公立医院的建设计划，成为地方公立医院的基础。[②]

（3）公医及福民诊疗所的配置状况

截至1938年，公医和福民诊疗所的配置数目及其详细情况大致如下：

表3－7　　　　　1933—1938年公医及福民诊疗所配置数

年别	1933	1934	1935	1936	1937	1938
公医（所）	29	51	74	103	135	148
福民诊疗所（所）	—	6	16	27	58	76

（笔者根据《民生年鉴》，第92—93页作成）

表3－8　　　　　1938年3月止公医类别及数目

县旗数（个）	公医（所）				计	福民诊疗所设置县旗数（个）
	一般公医	移民地公医	原朝鲜人居留民嘱托医	满铁引退公医		
200	148	54	93	5	300	75

（笔者根据《民生》1—4，第17—18页笔者作成）

从1933—1938年间公医诊疗所设置数及公医类别，可以看出伪满对

---

① 成田彦政：《满洲国に於ける医疗制度と将来の动向》（上），《民生》第1卷第4号，第16页。

② 同上书，第16—17页。

公医的重视和公医发展之快。1938 年一般公医配置数已达到 148 所，与
1933 年的 29 所相比可谓有了飞速发展。而且，公医形式也是多样化的，
除了一般公医、福民诊疗所之外，还有移民地公医、原朝鲜居留民嘱托医
和从满铁引退的公医。虽然公医诊疗所的医疗条件不能达到如日本殖民者
和伪满政府所计划和期待的那样，但是，公医诊所数量的快速增长终究还
是达到了其覆盖偏远地区医疗的初衷。公医制度的实施满足了伪满政府将
医师分配到偏远地区的目的，是政府对医师直接统制的措施之一，从这一
点也可以看出其作为殖民地医疗的特征。

2. 官公立医院的设置

作为省下面的医疗机关，有市县立医院、满铁医院、赤十字医院、特
殊团体关系医院及私立开业医院等，纵贯各省铁路沿线的各城市，在伪满
洲国成立前，主要以满铁医院为中心，而离铁道较远的县以下地方则几乎
看不到医师开业，中医是唯一的诊疗机构。《医师法》施行后，实施限地
医师考试，企图逐渐普及偏僻地方的医疗设施配置。与此同时，1940 年
11 月伪满公布了《公立医院令》，以市县行政单位为中心设置公立医院，
试图使医疗向地方渗透，使其承担国民疾病的诊疗，提高国民的身体素质
及社会公众卫生。① 公医制度和官公立医院，均是伪满实施医疗公营的重
要措施。

对于医院的战时服务功能和笼络人心的作用，满铁第一任总裁后藤新
平有着超前的意识和精辟总结。在后藤"文装的武备"思想指导下，满
铁推行了一系列的科技、文教、卫生措施，例如大量开办学校，企图进行
奴化教育，为日后长期殖民统治培养人才；建立诸多医院，并企图使每一
所医院都具有野战医院的功能，以配合军事侵略。例如，后藤在大连建立
了当时号称"东洋第一"的满铁医院，除了热水设备、自动灭菌装置的
医疗器具之外，超级宽阔的走廊也非常引人注目。当被人讥笑为浪费时，
后藤则回答："如果再来一次战争，这个走廊上将会排满伤兵担架。"② 所
以，伪满的医院自筹备开始便已被附加了政治、军事功能。而伪满洲国对
医院的掌控主要是通过医院的官公立化，从而使其处于政府支配下，为国
家政策服务。同时，官公立医院作为医疗政策实施的核心，可以展示

① 奉天省公署编：《奉天省政史》，1945 年，第 541—544 页。
② 草柳大藏：《実録満鉄調査部》（上），朝日新闻社 1983 年版，第 40 页。

"新国家"对偏远地区民众政策的"恩典",因此伪满洲国成立后,急于树立和实施医疗政策。伪满首先着手实行公医制度,接着即于1934年9月14日公布了《国立医院官制》,开始推进官公立医院的建设。1940年11月1日,伪满又颁布了《公立医院令》取代《国立医院官制》,并根据该法令对官公立医院进行统制。①

(1)"国立"医院

日本通过日俄战争,获得了对南满的支配权,并对南满洲进行"开发经营"。所以伪满洲国成立初期,既存的医疗机关主要集中在南满洲。例如"关东厅"的旅顺医院、日本赤十字社经营的奉天医院、满铁会社设施的医院及大连、奉天、抚顺、安东、长春等主要城市的开业医。其中,分布最广泛的就是满铁设施的医院。满铁医院在南满洲铁道沿线各地,所到之处已经形成诊疗网。瓦房店、营口、大石桥、鞍山、辽阳、铁岭、开原、四平街、公主岭、长春、吉林、抚顺、本溪湖、安东等均有满铁医院覆盖网。另外,大连有号称"东洋第一"的大连医院,奉天有满洲医科大学附属医院。其他铁道沿线及附属地以外的地方,配置一定的公医。② 为了普及充实医疗,所谓使满蒙三千民众能够得到现代医术"恩惠均沾",伪满政府在日本的主导下,在各地大力发展官公立医院建设事业。

官公立医院包括"国立"医院和公立医院。所谓"国立"医院即由伪满洲国直接经营的医院。为了充实和振兴地方医疗机构,国立医院均建在重要城市,并作为中枢医疗机关,成为附近一带小医疗机关群的中轴,由"国家"直接经营管理。根据1934年的《国立医院官制》,伪满洲国创设了吉林、哈尔滨、承德3所"国立"医院。③ 1937年增设为4所"国立"医院,即吉林国立医院、承德国立医院、延吉国立医院和龙井国立医院。1938年6月,根据"国立"医院官制,"国立"医院改属民生部大臣管理,进行疾病的诊疗。"国立"医院的名称和位置都由民生部大臣决定,医院的职员为荐任制或委任制。④ "国立"医院的医疗报酬大纲

---

① 民生部保健司:《满洲国卫生概要》,第17—18页。
② 《同仁》1932年第6卷,第3—4页。
③ 成田彦政:《满洲国に於ける医療制度と将来の動向》(下),第18页。
④ 民生部保健司:《满洲国卫生概要》,第89页。荐任、委任为公务员选考和任命制度,根据任命的阶段和必要的基本资格条件的范围,分为简任、荐任和委任,等级由高到低。

由政府制定，只有其中的细目委任医院院长制定，其目的主要是实现政府对药价进行统制和管理，并且"国立"医院及其他医院的药价均是根据日本国内药价基准而制定。[①]

（2）公立医院

与"国立"医院相比，公立医院由地方政府经营，由伪满洲国政府统一管制。根据 1940 年 11 月公布的《公立医院令》，公立医院是指费用由省负担，在新京特别市、市、县或旗设立并维持的医院。公立医院管理国民体质和社会卫生的提高以及疾病诊疗等相关事项，还担任助产士及护士的培养工作。另外，县立医院一般以公立医院为母体或者以福民诊疗所为基础，从而完善其设置。每县大约有公立医院两三个，成为地方医疗机构的中心。[②]

表 3 - 9　　　　　　　　　　官公立医院设置状况

年别	1935	1937	1940	1944
国立医院数（所）	3	4	4	—
市县旗立医院数（所）	20	22	50	193

（笔者根据满洲文化协会：《满洲年鉴》第三卷第 415 页及第五卷第 365 页、满洲国通信社：《满洲国现势》第七卷第 520 页和满史会：《满洲开发四十年》补卷，第 165 页作成。）

从上表可以看出，伪满时期官公立医疗机构的增加和发展，特别是市县旗立医院从 1935 年到 1944 年间增长了将近 10 倍，成为地方医疗的中心和重要医疗设施。

1937 年 1 月 1 日以后，"国立"医院、戒烟所和公医均分别开始向地方移管。"国立"医院的实体由于向省一级移管，成为公立医院，于是，公立医院得到相当全面的整理。从上表可知，1944 年市县旗立医院达到193 所之多，其中还包含了精神病医院、特殊妇人医院（针对妇女特别是妓女的性病问题）及传染病医院。[③]

以吉林省九台县为例，据时人回忆，一直到 1934 年九台县尚无一家

①　成田彦政：《满洲国に於ける医疗制度と将来の动向》（下），第 19 页。

②　成田彦政：《满洲国に於ける医疗制度と将来の动向》（上），《民生》第 1 卷第 4 号，第 19—20 页。

③　浦城满之助：《今日の救疗问题》，《仁爱》1941 年第 3 卷第 2 号，第 261 页。

公立医院。个体医务人员多为中医，西医较少。有的中医开设诊所，但设备简陋，而更多的中医是在农村走街串屯。乡间农民即使患了重病，大多也不到县城就医，一是因为生活困苦无钱投医治疗；二是即使到了县城，也由于医疗技术落后，设备简陋而束手无策，只好坐以待毙。大多数村民和县城居民一旦不幸染疫，只有听天由命，重病只有挺着等死。1936 年九台县公署正式设立县立医院，但规模很小，大约有病床 50 张，医务人员 10 余名。该院由一名日本内科医生任院长，几名中国外科医生等均为南满医科大学毕业生。医院医生皆为西医，无中医，主要岗位均为日本人占据，他们大多数是日本医学专科学校的毕业生，十几名医务人员中有日本人大约 3—4 名，中国人 5—6 名。医疗对象主要是能付得起医药费的殷实人家，一般家庭的平民患者面对高昂医药费只能望而却步。每日门诊大约 40—50 人，当时医药费十分昂贵，例如医治一次普通重感冒大约需要花费 1—2 元伪国币，这些钱在当时能买 10—20 尺布，或 1—2 斗高粱米。有些人受人雇佣，每月佣金才 4 元，如果看一次重感冒就得付出半个月的劳动收入。另外，县立医院的卫生条件也很差，没有消毒灭菌设备，小手术就在土炕上做，感染与否一概不问，生死由天，所以医疗效果不佳。伪满洲国后期，伪满又在九台筹建一所"国立医院"，设计规模较大，但直到伪满洲国结束时，其土建工程虽已基本完成，但医疗设施尚未齐备，人员亦未配齐，未能正式开业。①

　　公医制度的设立虽有确保偏远地区医疗条件的目的，但是公医制度又有为维护殖民者的统治，承担地方治安的一面，这也是殖民地医疗的特征。同时，公医和福民诊疗所的医师任免和医疗器具贷给等均由国家施行，也就是政府对医师实施直接统制，明显具有战时体制下国家主义的显著特征。另外，官公立医院的扩充是保证殖民者健康的重要事项，是殖民地医疗卫生政策中的重要一环，官公立医院的任务不仅仅止于单纯的疾病诊疗，而且还要负责国民体质和社会卫生的改善，以及承担培养助产士和护士的任务。由此可以看出，其为了确保战时体制下人力资源，官公立医院具有并发挥了战时医疗的特征和作用。

　　3. 医疗物资的统制

　　医疗物资是国民保健上不可或缺的重要物资，确保医疗物资的供应是

① 张占富：《我所了解的伪满九台医务界概况》，《伪满史料丛书——伪满文化》，第 746 页。

伪满一个紧要事项。1942 年，伪满推算国内医药品最近一年内需要的金额为 2000 万元左右，即药局方药品 500 万元、新药剂 900 万元、成药 600 万元，并应根据该需要树立各计划。这些医药品原来几乎都依赖对日输入，伪满洲国自身几乎不具备生产医疗物资的条件和能力，但日本国内越来越强化对物资的统制，对伪满的输出也有限制。面对伪满洲国国内医药品急剧减少而带来国民保健上的忧虑，伪满政府认为必须采取应急对策，对药品输入、输出、生产、配给、价格等各方面进行统制。在药品输入方面，努力获得日本、德国及其他第三国的必要医药品的输入。①

针对上述状况，1940 年 6 月 20 日，伪满洲国制定了《物价及物资统制法》，继而对一部分药品法进行修正，对这些物资的生产、输入和价格实施统制。②

（1）医疗品类的统制

1940 年 11 月，伪满洲国国务院会议上决定了医药品统制大纲，在此基础上于 1940 年末，药品制造、输入业者和贩卖业者分别结成了"满洲中央药品统制组合"、"地区药品配给统制组合"和"医药品小卖组合"。从 1941 年 2 月上旬开始，实施医药品的计划配给，又于 1941 年 9 月 12 日公布了《医药品配给统制规则》，规定了配给统制指定物品种类、配给系统及相关配给方法。

随后，为了进一步强化配给统制，地区统制组合被废除，相关业者设立"满洲医药品配给统制有限公司"。随着时局的进展，为了增加医药品的供给力，使该统制更加强化，1943 年 3 月 12 日，伪满洲国国务院会议上决定了《医药品统制改善方策要项》。在此基础上，"满洲中央医药品组合"遭到解散，其事务转由"满洲医药品配给统制有限公司"和"满洲制药统制组合"承担。伴随"满洲医药品配给统制有限公司"的设立，基于"地方小卖组合"事业统制行会法基础上的"配给统制地方组合"得以改组，生产、进出口以及配给机构都进行了重整。另外，为了对医药品和医疗器械器具的制造、出口及进口、配给等实施强力统制，《药品

---

① 近森监介：《時局下の薬業如何に整備すべきか》，《满洲衛生事情通報》，第 7 卷 A，第 15 页。

② 民生部保健司：《满洲国衛生概要》，第 52 页。

法》及相关法令不断出台，改制、撤废或制定新法。①

"医药品类统制改善方策要纲"总结起来主要有以下内容：

首先，医药品类制造的从业者须获得民生部大臣的许可。医药品类中，国民保健上最紧急的种类必须重点生产，这一点更进一步得到贯彻。特别是民生部大臣认为有必要的时候，可以告知相关业者医疗品类的物品数量，并让其根据命令进行制造。其次，从事医药品类的出口及进口业务者必须得到民生部大臣的许可，每次进出口的种类数量也都要获得民生部大臣的许可。最后，医药品类的出口及进口均由"满洲医药品配给统制有限公司"进行一元化统制。医药品类中，如被认为有实施重点配给统制必要时，民生部大臣指定其品种，进行统制配给。配药统制品由配给公司实施一元化配给。生产公司及配给统制公司受民生部大臣监督，零售公司受省长的监督。②

（2）中药的统制

在对中药的出口进行统制的同时，伪满洲国企图增进出口，因此使国内有营业所的中药出口业者，于1940年末在营口结成"满洲汉药输出统制组合"。另外，1941年3月，为了确保中药的必要量，使伪满洲国和"关东州"成为一体，让伪满洲国和"关东州"的中药进口业者，结成"满洲汉药统制中央会"。而且，为了结成中药统制行会，1943年2月25日，民生、兴农、经济各部及关东局之间进行商议，决定了《汉药统制机关整备要纲》。1943年4月，"满洲汉药统制中央会"依据事业统制行会法实施改组，变为"满洲汉药中央统制组合"，使中药的收购、进出口及配给等从业者及其团体全部加入行会。③

《汉药统制机关整备要纲》的内容大致可以总结如下。作为中药（人参、杏仁、甘草除外）开发、保护育成、收购、进出口及配给的统制机关，在民生部大臣的监督指导下设立"满洲汉药中央统制组合"（以下简称"中央统制组合"）。中央统制组合对中药的收购、输出口及配给等营业者及其团体进行组织，下设三个部。第一部是组织中药的收购业者及其团体，第二部是组织中药的进出口营业者，第三部是组织中药的配给营业

---

① 民生部保健司：《满洲国卫生概要》，第52页。
② 同上书，第53—57页。
③ 同上书，第57—58页。

者及其团体。中央统制组合设理事长一名，常务理事一名，理事及督事若干名，均由民生部大臣任命。①

实际上，在伪满洲国建立初期，受日本国内西医政策影响，日本殖民者及其卵翼下的伪满政权对中医和中药并不重视，甚至采取轻视与取缔态度。以伪满首都新京为例，据时人回忆，伪满洲国初期，中药行业是一个不被重视的行业，新京市共有药店127户，其中较大的只有四五家，有的还兼营其他行业，例如百货、茶叶、干果等。有几家西药房比较活跃，大部分是经营日本药，也有一小部分德国药和上海药。由于价格昂贵，药的销售量并不是太多。另外，一般市民对医疗不太重视，实际能治得起病的人不多。当时还有少数日本人信任中医，乐于中医治病，伪满皇宫一些官吏大部分用中药治病，所以一个时期内中药质量力求整齐，在经营上也力图扩充。北京"达仁堂"为了供应伪宫内府人员用药，特在长春三道街口设立分号，直接从北京天津买药，成药丸片都相当讲究，不过价格较高，一般当地雇主不多。其他各药店当时进货地大部分是关内祁州（安国县），以后是营口，伪满后期这两个主办药材集散的市场也逐渐萧条，大概是因为那里交通不便，买卖药材的人越来越少了。天津、沈阳药材市场比较繁荣。自从七七事变以后，物资逐渐缺乏，统制也步步加严。中药材也像其他物资一样，日渐缺乏，大部分药材从山海关进口，川、广、云、贵产的药材由于交通不便，加以入关限制，便显得奇缺，因此价格一再上涨，有的涨了10—20倍，比其他物价涨得还多。1938年成立"伪满中央汉药统制组合"，受伪满民生部管辖，从中央到省市县组合来管理药商。该中央统制组合是由日本人主持，由于外汇关系各药店不能单独进货，相继又成立"满洲汉药贸易有限公司"，由全东北大部分药商投资。该公司派人从关内采购药材，在天津、上海等地设有办事处。其中有一中国人主事，叫孟庆恩（理事），由办事处向伪满经济部请求外汇在外采购，货到以后作表向中央统制组合报告，然后按其进货数量加上各项费用和一定利润再分配给各基层组合，再按投资多少分配比例，分配给各药商，实际不能满足供应。中央组合和贸易公司都由日本人主持一切，中国人只担任名誉理事等职。在这样的统制下，中药业一天比一天萧条，表面上看去还一样的拉着药架子，实际上里边大部分是空的，不过中药利润较

---

① 民生部保健司：《满洲国卫生概要》，第58—59页。

高，能有买卖就能维持生活，当时从业人员不多，很多是家眷铺，所以荒的很少。从业者胆大的或与伪满官方有联系的可以高价卖货，一般胆小的就不敢高价去卖，怕成为经济犯被抓起来，不得已而遵守七二五停价令，不但没有利润还要亏本，那时卖出去就买不进来，币值一天比一天贬值，物价天天上涨，人民生活水平就一天比一天下降。中药业已然处在奄奄一息的状态中，伪满政府限制很严，新开业的不发给许可证（营业执照），有的药店维持不了经营就只好把货物店铺和字号许可一起兑出去，除商品铺店外，许可证也要兑钱。接业者为了暂时生存，也就情愿经营朝不保夕的买卖。①

（3）对医疗器械器具的统制

为了确保器械器具类的必要量，谋求配给的协调和适当的价格，1940年8月，伪满洲国政府制定了《医科器械器具统制要纲》。同年11月，使出入口业者结成"满洲医科器械中央统制组合"，并由三部组成。第一部是一般医科器械器具进口业者，第二部是齿科器械及材料进口业者，第三部是保健卫生材料的进口业者。1941年7月，第二部行会会员被齿科器材进口业者统合，设立"满洲齿科器材有限公司"，成为生产、进口及配给的一元化统制机构。其后，确保理科器械的必要性变得更加迫切，1941年8月，上记组合中增加了理科器械的进口业者，其名称改为"满洲医理科器械中央统制组合"，且于1943年4月根据事业统制组合法进行统制组合改组。②

《齿科器械器具统制要纲》的内容大致总结如下：

"满洲医科器械器具中央统制组合"（以下简称中央统制组合）是在伪满洲国政府的监督指导之下对医科器械器具的进口实施一元化统制的机关。中央统制组合设置理事及监事，其选任须得到民生部大臣的承认。关于器械器具的国内制造，由该中央统制组合指定贩卖机构，公定贩卖价格。③

在对药品及医疗器械的严格统制下，公私立医院或诊所在获得医药品和医疗设备方面就有了天壤之别。据时人回忆，个人诊所方面，当时由于资金不足，开业十分困难，连最基本的设备都十分缺乏，更缺乏药品；有

---

① 崔镇国：《日伪统治下的中药行业》，《伪满史料丛书——伪满文化》，第749页。

② 民生部保健司：《满洲国卫生概要》，第59页。

③ 同上书，第59—60页。

时因患者急需一种药，便在诊后持药方去长春药房采购，回来立即使用，大多是现买现用，没有储备，伪满时期根本谈不到制药工业，当时所用西药全部依赖进口，日本药居多。县立医院药品则由上边调拨，对药品没什么严格管理。①

三　医疗行政权的统制

医疗行政事关医疗关系组织统合能力，伪满洲国通过种种医疗机关的增设及废止，企图实现对医疗行政权统制强化的目的。

国民保健问题是事关国力消长的重大问题，所以伪满洲国成立后，一扫过去无统制、无施策的状况。为了确立作为"新国家"的健全卫生行政，伪满政府认为应该实施各种相关措施。1932 年 3 月 9 日，伪满国务院各部官制公布，在中央一级设立民政部总长，民政部下设卫生司，卫生司下设保健、医务、防疫三科。1934 年又增设了总务科，积极从事"新国家"卫生行政的树立。② 傀儡伪满洲国的建立，是关东军有计划地凭借武力所实现的，但是如果没有当地的地方军阀、官僚等投靠和协助，关东军想要随心所欲地炮制伪满洲国也是绝对不可能的。伪满政府领导人，是依据他们对日本帝国主义关东军的效忠程度而被任命的。其中，奉天派的代表臧式毅除了被任命为奉天省长，还被任命为首任民政部总长，后改称民政部大臣。但是，对于日本帝国主义来说，臧式毅和清朝复辟派代表郑孝胥以及吉林派的熙洽都属于需要特别警惕的实力派人物。1935 年 5 月，日本借逼退国务院总理郑孝胥之际，将拥有实力的臧式毅和熙洽适当地"供奉"起来，把臧式毅奉为参议府议长，赶出了第一线。由此建立了一个更加忠实于日本帝国主义，并易于统一的内阁。民政部大臣改由吕荣寰担任，旧阁员只有司法部大臣一人留任，其余均转任他职。新旧任阁员到宫内行亲任式，受到严密监视。③

1937 年 7 月，为满足第二阶段积极建设工作的需要，适应国际形势的要求，日本在国民动员的宗旨下，确立强有力的政治，以便于在国务总

---

①　张占富：《我所了解的伪满九台医务界概况》，《伪满史料丛书——伪满文化》，第 746 页。

②　民生部保健司：《满洲国卫生概要》，第 3 页。

③　中央档案馆、中国第二历史档案馆、吉林省社科院合编：《日本帝国主义侵华档案资料选编——伪满傀儡政权》，中华书局 1994 年版，第 253—257 页。

理大臣统制下，进行综合的统制运营。日本将伪满国务院的九个部改组为外务、内务、兴安三个局和治安、民生、产业、经济、交通、司法六个部。改革的要点就是彻底精简一切机构，加强政府各部有关计划和执行等各方面的一元化统制，以便实现高效率的"国家"运营。为了迅速整顿治安，在有关机关实现一元化的统一与加强的同时，还要就军警同一般行政之间的协调问题予以考虑。① 此次改革以日本经济和政治形势的战时体制化的要求为依据，推动日满不可分的关系进一步发展为日满一体化，以及充实和提高伪满洲国内部的国民福利经济（文化的治安工作），从而推动日满一体化的顺利实现。此次改革，将旧有各部重新改编，加强政治统制，取消民政部，将原来民生部下属的地方行政改属内务局，归总务厅直辖；警务部归治安部，卫生归民生部，土木归交通部，地方行政人事归总务厅人事处。另外，此次改革取消文教部，将教育归民生部，礼教也归民生部。民生部主要统一管理有关教育、礼教、社会、保健等民心振兴以及民生安定等行政工作，为此，民生部下设教育、社会、保健三个司。②

1937 年伪满的行政机构改革，同时在中央和地方各机关内进一步增加了日系官吏，例如中央各部的中国人部长下面添设了次长，省长下面添设了日系的省次长，市长下面添设了日系的副市长，县长下面添设了日系的副县长，中国人司长下面设了日系的首席科长或总务科长，掌握了实际的权利。③ 通过此次改革，日本已经撕下伪满初期的伪装，开始明目张胆地掌握各个部门的主权了。在民生部，早期日本为了缓和民族矛盾，主张尽量控制日本人在各部门的数量，特别是民政部是各个部中，日系数量比例最低的，前两任次长均为中国人。但 1937 年改革后，民生部大臣改由孙其昌担任，次长也改由日本人宫泽惟重担任。

伪满医疗卫生开始一元化，卫生司主管的业务被转移到民生部，由其管理，卫生司改称为保健司，由三部构成，即医务科、防疫科和保健体育科。1937 年 12 月 1 日，以日本对伪满洲国治外法权的废除为契机，作为医务科中的一个分股即鸦片股被改废，新设了烟政科。烟政科的设置，使

---

① 中央档案馆、中国第二历史档案馆、吉林省社科院合编：《日本帝国主义侵华档案资料选编——伪满傀儡政权》，第 260—272 页。

② 同上书，第 273—280 页。

③ 孙邦主编：《伪满史料丛书——殖民政权》，吉林人民出版社 1993 年版，第 164 页。

鸦片政策也得以强化，反映出随着战争的发展，伪满洲国政府越来越重视人力资源。另外，伴随日本向伪满洲国进行大量移民政策的实施，催生了移民卫生实施政策问题，因此，伪满在保健体育科下新设了移民卫生股。1940年1月，为了进一步强化鸦片行政，烟政科被废除，设置了禁烟总局，作为民生部的外局，卫生行政事务得以全面贯彻。① 同时，保健司的保健体育科一分为二，即分为保健科和体育科，变为保健、医务、体育和防疫四科。民生部最初有教育、社会和保健三司，鉴于民生政策的重要性，从1940年1月1日开始，变为教育、厚生、劳务和保健四司。② 1941年8月，保健司增设第二防疫科和医疗器材科。1943年保健司和厚生司下面又各自分别新设开拓卫生科和国民养护科，开拓卫生科掌管开拓地所有的医疗保健卫生事项。③ 1945年3月，民生部改称厚生部，保健司下增加药政和卫生二科。厚生司分为保健科、厚生科和援护科，除了保健卫生以外也要管辖生活援助。④

太平洋战争爆发后，随着日本颓势的呈现，伪满洲国的地位愈加重要。日本必须越来越多地生产出战争所必需的物资。在伪满洲国内，日本则加强镇压人民的反抗，以确保各种军事建设和生产、运输安全。1945年3月11日，伪满民生部改称厚生部。伪满政府认为，其劳务司不足以应付当前的局面，决定改革劳务机构，废除了民生部劳务司，新设勤劳部，目的是把东北人民完全劳工化，由此日本对中国人民的劳动力掠夺愈加激烈了。⑤

作为地方卫生行政机关，各省警务厅下设置卫生科，掌管地方卫生行政。1938年12月，为了强化卫生行政，警务厅管辖下的卫生行政被废除，在民政厅（没有民政厅的省份为开拓厅）下设置保健科，由保健科全面处理卫生行政事务。省以下的市、县、旗由警察厅、警察署等处理卫生行政事务。⑥

伪满执政府的历次改革，每改一次，则总务厅之组织大为扩充，事权则益形扩大，所谓大总务厅制更为加强。中央及省、县机构，历年改革不

---

① 满洲事情案内所：《满洲帝国概览》，满洲事情案内所刊1940年版，第127页。
② 满洲国通信社：《满洲国现势》9，1943年，第177页。
③ 满洲文化协会编：《满洲年鑑》11，满蒙文化协会1945年版，第285页。
④ 浦城满之助：《今日の救療問題》，《仁愛》第3卷第2号，第252页。
⑤ 《日本帝国主义侵华档案资料选编——伪满傀儡政权》，中华书局1994年版，第294—301页。
⑥ 满洲帝国民生部编：《民生年鑑》4，東亜印书局1943年版，第83页。

已，其用意为扩充日本人的权限无疑。①

综上所述，伪满洲国卫生行政机关不断扩充，卫生行政逐渐组织起来。从整体变化来看，1931 年"九一八"事变以后，伪满洲国地方层面的医疗机关几乎没有什么变化，中央层面的医疗机关根据时局多有频繁变化。例如从 1937 年开始，医疗卫生一元化，民政部变为民生部，卫生司改称保健司。由此可以看出伪满洲国医疗卫生的重点开始由公共卫生向健民健身的保健卫生转换。另外，保健科变为保健体育科，后来又分为保健科和体育科两科，显示出体育科的重要性在不断提高。实际上，体育科和国民体质的提高、战时后备兵力资源有着密切关系。这样的机构变化，可以说显示出医疗卫生卷入战争后，殖民地医疗为战争服务的特征。

伪满洲国成立初期，殖民者一方面为了守护健康，尽力实施了公共医疗卫生政策。同时，为了维持治安，医疗卫生行政始终和警察、治安相衔接而实施。这个阶段的伪满医疗卫生有着殖民地医疗为了维护殖民者统治和健康为目的的显著特征。但是，随着抗日战争全面爆发，特别是太平洋战争的爆发，伪满卫生行政以健民保健、保护人力资源为中心的卫生行政，转换为为了应对战时国防体制的战时卫生行政。另外，伪满通过医疗机关的改废和扩充，医疗卫生行政权得以强化。伪满国家对医疗卫生行政权进一步加强控制，也意味着殖民地医疗为战争服务的功能增强。

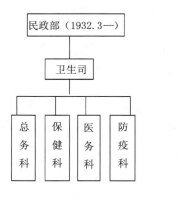
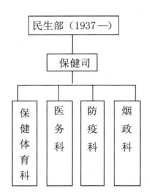

---

① 《日本帝国主义侵华档案资料选编——伪满傀儡政权》，第 291 页。

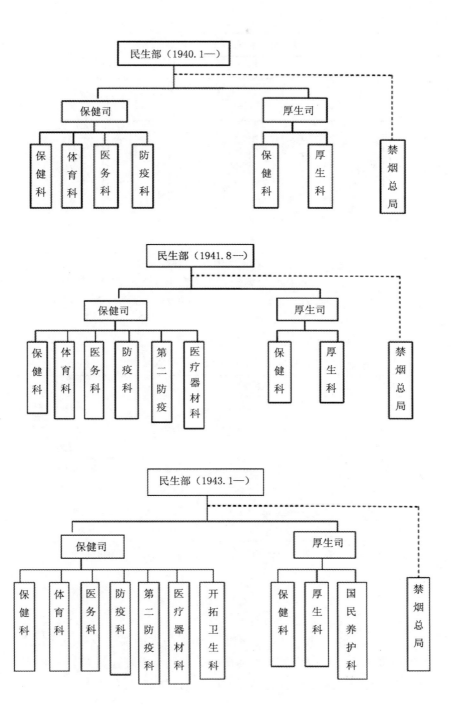

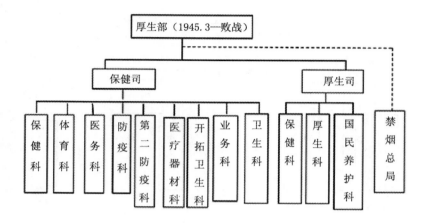

图 3 − 1 伪满洲国卫生行政沿革图

（根据《民生年鉴》4，第 3 页；《满洲帝国概览》，第 127 页；《满洲国现势》9，第 177 页；《满洲年鉴》11，第 285 页；沈洁：《伪满洲国社会事业的展开——以卫生事业为中心》，第 85 页，笔者作成。）

表 3 −10 　　　　　　　　　民政部机构的变迁及任职概况

机构名称	总长/大臣	次长	时间
民政部	臧式毅	葆康	1932—1935
民政部	吕荣寰	赵鹏第	1935—1937
民生部	孙其昌	宫泽惟重	1937—1940
民生部	吕荣寰	土肥颙	1940—1942
民生部	于静远	源田松三	1942—1944
民生部	金名世	关屋悌藏	1944—1945.3.11
厚生部	金名世	关屋悌藏	1945.3—战争结束

（根据《日本帝国主义侵华档案资料选编——伪满傀儡政权》，笔者作成。）

小 结

一般来说，医疗由三大支柱构成。即作为人的要素——医疗技术者、作为物的要素——医疗设施和作为医疗关系的组织统合能力——医疗行政权三部分。这三要素的结合力越好，医疗的效用就会发挥得更好。

　　"九一八"事变后，日本国内不断迈向法西斯道路，国家主义抬头，并逐步取代了个人主义。当日本对医疗体制实施强化统制时，日本医疗界的开业医制度阻碍了国家主义的实施。鉴于日本国内开业医制度的弊端，在吸取其教训的基础上，日本主导下的伪满洲国实施了与之相反的"公营医疗制度"，并以此作为国家医疗制度的根本。伪满的医学、医疗被称为日本国家总动员体制下的试验场，因为伪满至少形式上保持了医疗事业的"国营"化。张作霖、张学良时代，医疗卫生方面受到比东北地方先进的关内文化影响，因此奉天市首先颁布了卫生法规，举行卫生相关的展览会、演讲和卫生运动等，目的是普及卫生思想。就笔者所管见之范围，这是东北近代医疗活动史上最早的记录，同样也可说是东北城市卫生的开端。① 但是，从整体来看的话，近代医学在东北地方可以说并未得以普及。医疗技术者即医师、中医、齿科医师、药剂师的资格和职能等相关事项，和医疗制度的发展提高有着紧密的重要关系，然而东北地区学习过近代医学知识的人非常少，几乎都是没有接受过近代医学教育的中医。而且，医师大都聚集在铁路沿线城市，特别是大城市地区。伪满洲国在掌握这种现实状况后，鉴于战争中一般医务人员需求激增的必然性，开始改善医疗教育机关，并为了避免陷入学理性研究，从而缩短学制，着重专门培养实地诊疗医师。同时，伪满对现有的医师、中医、药剂师、产婆等进行改造、利用和统制。但是，就伪满洲国整体时期来说的话，采取的是排斥中医和发展西医的政策。因此，这个时期中医的发展速度较为迟缓，西医却有着显著的发展，并成为大城市和县级城市的重要医疗力量。1936 年，伪满洲国颁布了《医师法》，和日本的《医师法》相比，更强调医师的公共性和社会性，伪满洲国的医疗技术者在战时体制下得以被强力的统制。作为为医疗发展提供硬件设施的医疗机关，其内容之完备必不可少。伪满洲国采取公医制度，作为其公共性医疗制度。公医是伪满洲国分布地域最广的医疗机关。伪满洲国医疗国营化和公医制度的实施保障了偏僻地区医疗、公众卫生的普及和对该地区的控制，使政府可以对医师进行有效调配。在伪满洲国公营制度下，除了偏远地区的公医诊所之外，大中小城市的重要医疗机关——医院也高度被一元化，医院的报酬、药价和服务职能无疑都被"国家"高度统制。伪满洲国时期官公立医院得以相当发展，

---

① 　东北人民政府卫生部编：《东北历年卫生工作要览》（上册），第 84 页。

但是，不管是公医还是官公立医院均是在伪满政府的控制之下进行的。随着全面抗日战争的发展，医疗物资的需求不断增大；伴随战争的白热化，伪满洲国不断强化对医疗物资的统制。医药品、中药品和医疗器械器具的生产、进出口和配给等均由统制机关进行一元化管理，使得自由开业非常难，伪满洲国医疗卫生彻底被卷入战时统制体制。

通过以上所述，伪满洲国医疗中人的要素和物的要素，随着抗日战争的推移不得不作为战争的工具，为战争服务，这一点不能否认。另外，人的要素和物的要素的统制与医疗行政权的强化也是不可分割的。伪满洲国在不同时期，根据战时的需要，增设种种新的医疗机关以及废除原来的一些机关。这样的机关变化，可以认为是伪满洲国对医疗行政权的统制的不断强化。从医疗技术者、医疗设施和医疗行政权三个方面看，伪满洲国达成了对医疗进行强化统制的目的。医疗统制强化的结果就是，医疗人才和医疗物资等有限的医疗资源在非常时期被掌控在国家的统制之下，根据战况，被配置到战场或和战争密切相关的场所，彰显出战时殖民地医疗的特征。这也实现了日本将伪满作为其进行大东亚战争的重要一翼的作用，使其不仅在政治、经济、军事等方面，而且在医疗上发挥了重要的辅助功能。在伪满政府高度统治下的医疗事业，甚至为之后日本国内渗透地方卫生行政提供了历史借鉴经验，例如公医制度成为日本战后在国内实行医疗改革的借鉴和原型。高度统制下的医疗卫生主体往往也会借由国家的名义进行医学犯罪，从而违背医学治病救人的根本宗旨和道义。这也是从事细菌战研究和活体实验的七三一部队等医疗机构和人员，在战后未进行人道等各方面反省的原因之一。

第 四 章
伪满医疗人才的培养及与日本的互动

伪满洲国成立以后，日本人渡满者激增。其中不仅包括作为日本农业移民国策中送出的大量"开拓民"，还有伪满洲国各地的一般公司人员、商人、手工业者、大量军队人员、各机关政府人员以及各种前往伪满洲国寻求机会的浪人等，各种各样的日本人开始进入伪满洲国。为了在满日本国民的健康以及对中国住民进行宣抚，伪满洲国迫在眉睫的任务就是急需增加医疗设施和医疗从业人员。

明治维新以后，日本不断西洋化，伴随着西洋医学和西洋医师的发展，日本政府积极实施了否定中医的政策。① 到 20 世纪 30 年代，西医在日本已经占据了绝对性的多数和主导地位。实际上，伪满洲国对中医的各种限制和轻视，并且大力发展西医等措施也是日本国内基本思想的一种延续。伪满虽然从日本国内调来了部分西医，但是难以应对实际需要，所以，培养日系医生以及"满系"医生成为必然，由此对医学教育设施的整备就很必要。

伪满洲国的医学教育设施非常少，设备也不完整。系统学习过近代医学知识的相关医疗人员非常少，大部分都是传统中医。为了对医疗相关人才进行培养和统制，伪满洲国不仅对接收的学校进行重新调整和改善，还新设了一些医学校，同时也非常留意对护士、助产士的培养。本章试图重点弄清伪满医疗人才的培养及其培养机构的大致状况。

第一节　医师培养机构

1944 年时"满蒙"地域的医疗教育机关大致概况如表 4 – 1 所示。

---

① 川上武：《現代日本医療史——開業医制の変遷》，勁草書房 1980 年版，第 154 页。

表 4 - 1　　　　　　　　　1944 年满洲地区的医疗教育机构一览

学校名	设立主体	设立年月	修学年限	教职员数（人）	学生数（人）	备注
新京医科大学	国立	1938.1	4	91	296	并设药学部（1944）
哈尔滨医科大学	国立	1940.1	4	88	504（女 63）	
佳木斯医科大学	国立	1940.7	4	37	151	并设齿科医学部（1940）
盛京医科大学	私立	1940.6	4	37	134（女 30）	
新京医科大学附设奉天药剂师养成所	国立	1941.5	3	34	194（女 58）	
龙井开拓医学院	国立	1940.7	2	23	63	
哈尔滨开拓医学院	国立	1940.7	2	24	30 *	限定特业医师
齐齐哈尔开拓医学院	国立	1940.7	2	21	30 *	限定特业医师
兴安医学院	国立	1942.2	2	—	30 *	限定特业医师
陆军军医学校	国立	1938.11	4	—	—	限定特业医师
锦州省立医学院	省立	1944	2			
东安省立医学院	省立	1944	2			
满洲医科大学	私立	1922.5	预科 3	—	80（中国人 40）*	也培养限定特业医师
			本科 4	—	30 *	
旅顺医学专门学校	官立	1943.1	4	—	60 *	

＊表示在校学生不明而采取每年定员数；—表示计数不明。

（笔者根据神谷昭典《日本近代医学的展望——医科系大学民主化的课题》，第 91 页；《满洲国史》各论 1090 页《高等教育一览》；民政部保健司：《满洲国卫生概要》，1944 年，第 9 页作成）。

从 1944 年医疗教育机构来看，以新京医科大学、哈尔滨医科大学和佳木斯医科大学为代表，国立医科大学及医学院占绝对多数。

一　国立医科大学

1940 年 4 月 26 日，国立医科大学官制得以修改，原属教育部管理的国立医科大学改由民生部大臣管理，各国立医科大学职员的定员也由民生部大臣决定。关于国立医科大学职员配置情况，我们以哈尔滨医科大学为例来看一下。

表 4-2　　　　　　　　哈尔滨医科大学职员配置情况①

职位	人数	任命情况
校长	3	简任②
教授	31	荐任（其中 6 人可为简任）
事务官	3	荐任
助教授	30	荐任或为委任（但荐任不能超过 18 人）
属官	11	委任
司书	2	委任
助手	26	委任

1. 新京医科大学

新京医科大学的前身是 1928 年由张明浚创立的官立吉林医学校。伪满洲国建立后，1932 年该校改称吉林省立医学校，1935 年根据民政部的命令改称吉林国立医院附属医学校。随后张明浚转任民政部卫生司司长，继任校长是日本长崎医科大学出身的医学博士青木大勇。1936 年 9 月，吉林国立医院附属医学校有 93 名学生和 20 名教职员，但该校于 1936 年末被迁移到新京，1937 年改称新京医学校③，继而于 1938 年 1 月升格为国立大学，成为新京医科大学。校舍及设备、规模堪称庞大。

新京医科大学招收日本人和伪满洲国各民族的学生，入学资格定为伪满洲国学制下的国民高等学校或日本学制下中学毕业程度，前者须先进入预科，后者可直接升入本科，毕业年限是预科一年，本科四年。

另外，新京医科大学内附设有药剂师培养所，该培养所最早是作为奉天药剂师培养所而创设的。1941 年 4 月被改编后，成为新京医科大学的

---

① 《哈爾濱医科大学要覽》，1940 年 8 月，第 9—11 页。

② 公务员的选考任命制度，根据任命的阶段和必要的基本性资格条件范围，分为简任、荐任和委任。简任最高，荐任和委任次之。

③ 满洲文化协会编：《满洲年鑑》3，東京日本図書センター 1999 年复刻版，第 379 页。

附设机构，其招收民族和入学资格同新京医科大学相同，修业年限是三年，1944 年又被改编为新京医科大学药学部。①

新京医科大学的医学部分为解剖学、生理学、病理学、医化学、细菌学、卫生学、药理学、法医学 8 个研究室。该校的临床实习是借新京市立第一医院。据 1945 年统计，该校拥有教授 22 名、兼任教授 12 名、副教授 5 名、讲师 8 名、助手 6 名。② 新京医科大学的教职员中，日本人教职员数为 1938 年 15 名、1939 年 21 名、1940 年 30 名，中国人教职员数为 1938 年 5 名、1939 年 7 名、1940 年 3 名。与此相对，到 1940 年为止，日本人学生数不超过 75 名，中国人学生数有 213 名，占压倒性多数。③ 该校一共招收了 9 期学生，毕业生约 300 人左右，其中日本籍学生占 1/3 左右。④ 该校讲授用语以日语为主，德文次之。

从 1938 年送出第一批毕业生开始，到 1942 年为止，新京医科大学不断有毕业生去关内就职，在行政官署就职的有 153 人，在官立医院就业的有 19 人，成为军医的有 13 人，公医有 15 人，公立医院有 15 人，进行研究及其他的有 14 人，在公司医院就业的有 12 人，在监狱就职的有 8 人，开业的有 7 人。⑤

关于新京医科大学的运营状况、招收政策等，我们通过新京医科大学毕业生的访问记录也许可以管窥一二。

余锡乾，1917 年出生于台北泰山，父亲为新京经济部工矿业的参事官，1936 年余锡乾赴满，考入新京医科大学，为 1942 年第四期毕业生。据其回忆："新京医科大学的入学考试对台湾人没有什么特别政策。一年大体招收 40 人，日本人和中国人大体各半，我是作为中国籍入学的，但入学后变为日本籍。但是我父亲在满洲的官职是中国人的位置，并非日本人……新京医科大学和满洲医科大学不同，满洲医科大学有本科部和专门部，新京医科大学全部是四年制，实习一到二年。当时我们必须在市立医院进行实习。'满洲国'的医师执照在毕业后能马上拿到。和现在的医学

① 民政部保健司：《满洲国卫生概要》，第 9 页。

② 东北科技学会医学分科会：《医学报告书》，东北科技学会 1945 年版，第 10 页。

③ 武强：《东北沦陷十四年教育史料》，第一辑，吉林教育出版社 1989 年版，第 314—315 页。

④ 吉林省卫生志编纂委员会：《吉林省志》（卷四十/卫生志），第 5 页。

⑤ 《国立医科大学の现状》，《满洲卫生事情通报》，第 7 卷 A，第 30—31 页。

生毕业后必须通过医师执照考试有所不同……实习结束，我在满洲电信电话公司（电电公司）担任内科医生，战败后回到台湾。在此期间，没有自己开业，当时向卫生局申请的话可以开业，现在这样的国家考试当时是没有的。满洲虽然风土病较少，但是法定传染病较多，鼠疫是最多的。当时满洲的公共卫生比台湾要恶劣得多。关于待遇方面，我作为医院的医生，和日本同僚大体相同，一个月大约一二百元，比普通的公务员要高。"①

叶鸣冈，1922 年生，台湾花莲人。1941 年考入新京医科大学，1944年毕业后，在热河北票医院工作，1948 年回台湾。据其回忆："我是 1941年 4 月考入新京医科大学的，属于第六期学生。新京医科大学第六期生实施公费制度。我们的修业年限和中国人稍微有所不同。台湾的中学和日本一样是五年，满洲的中国人中学是四年，所以我们考入新京医科大学后修业年限为四年，中国人则要学习五年。从三年级开始，我们要在附属的官立医院内进行实习。我们班内原来有 40 人日本籍学生，其中台湾人 1 人，朝鲜人 1 人，其他的 38 人是真正的日本人，另外再加上 70 人的中国学生，一共有 110 人，全部都是男生。我们所有学生的学费都是全免的……最初，我们是和中国学生一起吃饭的，因为日本人不习惯，后来就分开吃了。日本人吃大米饭，中国学生吃高粱和面食……父亲承担不起我的生活费，正好有矿山公司奖学金考试申请，满洲有抚顺、阜新和北票三个矿山，我得到了北票矿山的奖学金，一个月 80 元，当时 10 元就已经很多了。我得到了两年奖学金，毕业后必须在矿山的医院工作四年。毕业之后马上就拿到了医师执照。当时考试、注册都不需要，只要持有毕业证书，就可以进行就业活动。当时医师非常不足，随后医师变多的时候，就必须要考试了。我们当时入学的时候一共 110 人，四年后毕业时只剩下 70 多人。留级的也有，不适应退学的也有，医科大学的学习不是那么简单的。"②

从以上当事人的回忆来看，从新京医科大学毕业后，不需要医师执照考试，1941 年第六期学生开始就施行公费制度了，采取免除学费的制度。毕业后，不需医师执照考试，只要有毕业证就可以就业，可以从国家直接

---

① 许雪姬：《日治时期在"满洲"的台湾人》，台北中研院近代史所 2002 年版，第 31—33页。

② 同上书，第 49—54 页。

取得医师执照，不需要特别的考试或注册。医师的收入要比普通公务员高，是一个不错的职业选择。

1946 年 10 月，新京医科大学由中华民国接收，并入国立长春大学。1949 年中华人民共和国成立后被废校。

2. 哈尔滨医科大学

东北历经数次传染病流行惨状的刺激，1926 年决定在哈尔滨的东北防疫处内设立私立滨江医学专门学校，由伍连德①任校长。学校的实际运营是利用防疫处及滨江医院的人和设备。1928 年秋，校舍进行迁移，校名改为哈尔滨医学专门学校，并交给东三省特别区教育厅管理，变为所谓的半官半民形态。② 1931 年 9 月，伍连德辞职，南满医学堂出身的李希珍继任校长。1933 年，李希珍辞职，改由原教务长阎德润任校长。③

1931 年"九一八"事变爆发，学校的经营开始变得越来越困难，教授的定员变得难以保证，1936 年 5 月，该校被伪满洲国接收。1937 年 5 月，根据大学令，该校从 1938 年 1 月 1 日起被视为大学。根据 1938 年 8 月 2 日民生部的指令，哈尔滨医学专门学校被许可升格为"财团法人哈尔滨医科大学"，理事长为哈尔滨市市长冯广民，常务理事为哈尔滨市民生处长、哈尔滨市立医院院长植村秀一。1938 年 4 月，植村利用回日本出差的机会募集该校建设基金，并得到伪满洲国政府及滨江省、哈尔滨市的建筑费补助，7 月份起，该校开始着手新建筑，并强化内部设备。④ 财团法人哈尔滨医科大学不论是从人员配置还是外观上，虽然不是国立但已经具备了国立的实力。在基础医学建筑等方面甚至比当时唯一的国立医科大学——新京医科大学还要优越得多，所以国立移管被认为是迟早的事。1938 年根据伪满洲国政府的大学令，财团法人哈尔滨医科大学升格为国立哈尔滨医科大学，同时校长变为日本人植村秀一。学校的相关经费受到关东军的支援，修业年限和原来相同，即预科一年，本科四年。哈尔滨医科大学升格为大学不久，即相继从满洲医科大学和日本国内的京都医科大

① 伍连德（1879 年 3 月 10 日—1960 年 1 月 21 日），马来西亚出生的华侨，是中国医学家、防疫权威，是中国检疫和防疫事业的先驱人物。
② 成田幾治：《哈爾濱医史》，哈爾濱医科大学 1942 年版，第 72—73 页。
③ 《哈爾濱医科大学要览》，1940 年，第 2 页；成田幾治：《哈爾濱医史》，哈爾濱医科大学 1942 年版，第 74—76 页。
④ 《哈爾濱医科大学要览》，1940 年，第 2—4 页。

学、东京齿科医学专门学校、冈山医科大学、东北帝国大学内招来教授和副教授等作为该校的教授，承担该校的解剖学、细菌免疫学、齿科和医学化学等的建设。1940 年植村秀一转任保健司司长，由尚家原担任校长。从 1939 年开始，该校可以招收日本学生。根据考试，不仅第一学年可以入学，而且遵从伪满洲国的方针，因日本医师急需补充，所以也可以编入二年级及以上的班级作为插班生。1940 年 1 月该大学移交伪满洲国管理，女子入学也成为可能。① 男女共校，在当时伪满医学校中也算是极为特殊的。该校讲授用语以英语和日语为主。②

1939 年，由俄罗斯人经营的私立齿科医学校被伪满洲国接收，成为哈尔滨医科大学的附设齿科医学院，修业年限为三年，这是伪满洲国唯一的齿科医师培养机构。伴随其移交由"国家"管理，1940 年 6 月，哈尔滨医科大学内同时设置了哈尔滨开拓医学院，其院长由哈尔滨大学的校长兼任。③ 该校学生中国人和日本人各半，教授均为日本人。④

表 4 – 3 1938—1940 年哈尔滨医科大学和齿科医学院的入学者数

年	1938	1939	1940
哈尔滨医科大学	76（女子 11）人	112（女子 10）人	160（女子 29）人
哈尔滨齿科医学院	89（女子 42）人	不明	不明

（笔者根据周军《伪满洲国新京医科大学的考察》，《日本研究》，日本研究会，2005 年 3 月，第 80—81 页作成。）

从 1942 年开始，该校允许俄罗斯籍学生入学，1942 年 10 月，医学部有日系 117 人，满系（笔者注：中国人）205 人，蒙系 4 人，鲜系（笔者注：朝鲜人）38 人，俄系 8 人。齿科医学部有日系 4 人，满系 123 人，鲜系 1 人。⑤

3. 佳木斯医科大学

伴随着日本向中国东北地方移民政策的确立，开拓移民作为日本重点

① 成田幾治：《哈爾濱医史》，哈爾濱医科大学 1942 年版，第 75—86 页。
② 教育部东北青年教育救济处编整：《伪满大学教育实况及复员整理意见》，中国第二历史档案馆藏，卷宗号：三四（2）—183。
③ 民生部保健司：《满洲卫生概要》，興亜印刷株式会社 1944 年版，第 9 页。
④ 东北科技学会：《医学报告书》，第 13 页。
⑤ 《国立医科大学の现状》，《满洲卫生事情通报》，第 7 卷 A，第 31 页。

国策之一，为了确保其成功，日本政府就亟须保证开拓民的生活和健康。因此，为了培养移住地医师，1940 年日本在中国东北武装移民团的入植基地——佳木斯设置了佳木斯医科大学。佳木斯医科大学为四年寄宿制度，校长由寺师义信担任。寺师义信于 1909 年毕业于京都帝国大学医学部，获得医学博士学位，为军医中将，被称为日本航空医学的鼻祖，曾任陆军军医总监、军医学校校长，而后担任佳木斯医科大学校长。该校教务主任正路伦之助，是 1910 年毕业于京都帝国大学的医学博士，为京都帝国大学生理学的教授。学监为预备役陆军大佐西村贞正。另外，寄宿制的舍监多数由原军人担当训练教育，配属将校由伪满洲国进行派遣。

佳木斯医科大学设立的目的就是增进在满日本开拓民的医疗卫生事业，从而确保日本移民事业之成功。其校训为"成为将来大陆开发的圣医"，以此讴歌其重要性和神圣职责。该校每学年培养人数约百名，学员主要由日本本土的道、府、县知事推荐，此外，也从在满日本人和开拓团团员中进行选拔。因伪满洲国高举"五族协和"的宣传大旗，因此表面上也允许中国、蒙古和朝鲜出身者入学。该校第一年度招收学生数为 81名。1943 年提前毕业时剩下 65 名，其中有 3 名中国籍。校规虽然明确规定入学资格为国民高等学校（或女子国民高等学校）毕业，但实际上并没有女子入学的例子。学生每月接受 40 日元的借款（当时"关东厅"所管辖的旅顺医学校为每月 15 日元），条件是其毕业后有在一定期间、在开拓地工作服务的义务。另外，四年修学期间均需住宿舍，即该校的附属宿舍——兴亚寮。[①]

学生第一年学习作为基础医学的机能学（生理、卫生、药物）和形态学（解剖）课程，接下来的第二、第三两学年学习作为开拓医学的卫生防疫学、病理、细菌学及临床医学，在三年时间内学完日本国内四年的课程，第四年专攻临床实习，完全是朝着"尊重现地主义"迈进。[②]

1941 年 11 月，佳木斯医科大学送出第一期提前毕业的学生，翌年 11月第二期学生毕业。1945 年 4 月，迎来了第六期 94 名新生，但随着 1945年 8 月 9 日日苏开战，学生的入营延期解除，被命令即日入队。校长寺师

① 神谷昭典：《日本近代医学の展望——医科系大学民主化の課題》，新協出版社 2006 年版，第 87—88 页。
② 《国立医科大学の现状》，《满洲卫生事情通报》，第 7 卷 A，第 31 页。

得到东北满洲军司令官的许可，仅送先遣队 20 名到牡丹江的陆军医院。8
月 11 日，其他一些学生和职员等大部分和寺师校长一起乘上避难列车第
一号。滞留在东北的一些学生中，有的被国民党军队留用，有的被中共军
队留用，因病或饥饿而死亡的则有 13 名。①

4. 奉天医科大学

1892 年，英国传教士司督阁和医学博士等在奉天创立了施疗医院，
同时附设了西医学堂。1912 年，司督阁在该西医学堂的基础上创立了私
立奉天医科专门学校，乃为当时东北三省内排名第一的高等医学学校，于
"九一八"事变爆发前即已闻名于东北，后改名盛京医学院。医学院由三
层楼房和一层地下室组成。到 1913 年为止，已拥有 8 名工作人员，其中
7 名为医务人员，一名是有资格的药剂师。盛京医学院的学制为五年，英
国医科大学设置的一般课程均能在该校开设，学院的水准和专业考试尽可
能接近英国国内标准，所有学期都开设英语课程。由于教员有限，该校于
1912 年招收第一届学生 50 名后，第二届工作于 1914 年进行。② 1939 年 2
月，盛京医学院改称盛京医科大学，入学资格为读完国民高等学校程度，
修学年限为四年制。③ "九一八"事变后，盛京医科大学为了守护英国的
势力，虽然得以继续存在，但不断受到伪满洲国政府的压迫和刁难，有名
的教授只好不断隐退。随后，全面抗日战争特别是太平洋战争爆发后，该
大学的维持更加困难。盛京医科大学和满洲医科大学均可谓东北地区医学
教育之辟荒者，前者为欧美式的，富于宗教色彩，后者为日本式的。第二
次世界大战之前，盛京医科大学尚为欧美文化之代表，与满洲医科大学对
峙，迨欧美籍教授相继撤退，学生多为不通日文之中国人，遂渐趋衰
落。④ 1945 年 3 月，该校被伪满洲国政府接收，改名为国立奉天医科大
学，仍继续招收各民族的学生，目的是培养保健人才。⑤ 1948 年 8 月，奉

---

① 神谷昭典：《日本近代医学の展望—医科系大学民主化の課題》，新協出版社 2006 年版，
第 87—88 页。

② ［英］杜格尔德·克里斯蒂：《奉天三十年》，张士尊等译，湖北人民出版社 2007 年版，
第 225—228 页。

③ 民政部保健司：《满洲国衛生概要》，第 9 页。

④ 教育部东北青年教育救济处编整：《伪满大学教育实况及复员整理意见》，中国第二历史
档案馆藏，卷宗号：三四（2）—183。

⑤ 东北科技学会医学分科会：《医学报告书》，第 15 页。

天医科大学被中国医科大学合并。该校合计培养学生 531 名，其中大部分
学生后来成为中国医疗卫生和医学教育事业的有名专家或学者。[①]

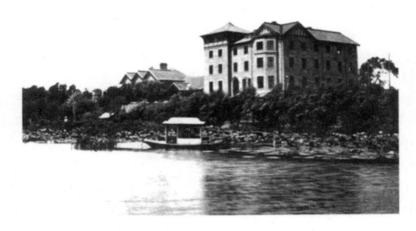

图 4 – 1　盛京医学院

图片源自：杜格尔德·克里斯蒂著《奉天三十年》，湖北人民出版社 2007 年，第 225 页。

二　国立医学院

伪满洲国政府痛感医师的不足及其流动性，因此利用官公立医院以及
开设医学院，目标是培养大量的医师。医学院大体分为两个系统，其一为
培养蒙古人医师而成立的兴安医学院，另外一个就是为了培养日本人开拓
医师的开拓医学院。

1. 兴安医学院

该校校址初设于锦州，1942 年 2 月，迁往蒙古内地之王爷庙，于同
年 9 月开校，新校舍及设备均极庞大，其学生之入学资格，以日蒙籍者为
限。日籍者修业年限极短，两年毕业，同时日籍学生之入学资格，亦以日
本国内医校专科二年肄业者为限。学生毕业后，给予蒙古地区限地医师的
资格，专门从事对蒙民之医疗及医务教育。[②]　该校每年招收学生 20—30

[①]　http：//www. cmu. edu. cn。

[②]　教育部东北青年教育救济处编整：《伪满大学教育实况及复员整理意见》，中国第二历史
档案馆藏，卷宗号：三四（2）—183。

名，但教授和设施都非常不足。①

上述各国立医科大学及国立医学院，在其修业年限中，军训（每周约 5 小时）和"勤劳奉仕"占据不少时间。医学生每年夏季有三四个月赴各地半日施疗，半日做农业劳动。②

2. 开拓医学院

开拓医学院是在官公立医院中附设的教育机关，目标是培养开拓地医师。1940 年设置了龙井开拓医学院、齐齐哈尔开拓医学院和哈尔滨开拓医学院 3 所，教授由相应医院的医师担当，修业年限均为二年。③ 开拓医学院主要招收具有一定医学基础知识者。④ 申请者资格是 40 岁以下的日本人（含朝鲜人）男子，并须具备有以下条件之一。⑤

（1）在日本大学专修医学的大学及官公立或文部省大臣指定的私立专门学校或齿科医学专门学校修完第二学年者及本年度预定修完者。

（2）根据日本大学令，大学专修兽医学、大学实科及官公立或文部省指定的私立兽医学专门学校的毕业者。

（3）朝鲜总督府或伪满洲国医师第二部合格者。

（4）日本国内齿科医师考察的学科或朝鲜齿科医师考试第一部或伪满洲国齿科医师考试学科考试合格者。（以上再施以面试）

（5）有相当学力且有 3 年以上医学经验者（实施解剖、生理、医化学、药物、病理、细菌的笔试）。

随着开拓事业的扩展，日本急需开拓医生补充到各开拓地，以指导开拓民的保健卫生等，从而保证开拓事业的顺利进行，所以医学院在招收方面限定日籍且有一定医学基础知识者，以此保证速效培养计划。学生毕业后，给予开拓医师的资格，使其承担开拓地保健卫生事业的任务。1944 年 12 月，各开拓医学院送出了第一批毕业生，被任命为开拓保健团主事，

① 民政部保健司：《满洲国卫生概要》，第 9 页。
② 教育部东北青年教育救济处编整：《伪满大学教育实况及复员整理意见》，中国第二历史档案馆藏，卷宗号：三四（2）—183。
③ 民政部保健司：《满洲国卫生概要》，第 9 页。
④ 大平德三：《满洲国の医育问题》，《仁爱》第 3 卷 10 月号，第 27—28 页。
⑤ 成田幾治：《哈爾濱医史》，哈爾濱医科大学 1942 年版，第 71 页。

派遣到各开拓地。①

　　各开拓医学院职员的定员，由伪满民生部大臣规定。以哈尔滨开拓医学院为例，院长以下设置教授（6 人、荐任）和属官（3 人、委任）。院长由民生部大臣任命，从哈尔滨医科大学或者国立医院高级官吏中产生。开拓医学院可以免收学费，但该毕业生从拿到毕业证书之日开始，须在一定期间内到民生部大臣指定的场所进行服务。私费毕业者，若从财团法人满洲帝国教育会接受学费贷款的毕业生需要服务四年。有特别必要事由的，经过民生部大臣的认可，可以对前项义务或者其中一部分进行免除。②

　　下面我们以哈尔滨开拓医学院为例，来窥探一下开拓医学院的具体情况。

　　哈尔滨开拓医学院的院长由哈尔滨医科大学的校长植村秀一兼任，该院有专任教授 1 名及讲师 18 名，依据命令任命兼任属官 2 名。1940 年，第一批新入学学生 25 名；1941 年 4 月，举行第二批新生入学仪式，新生共 18 名；1942 年 3 月，举行第三批新生入学仪式，新生共 15 名。

　　作为哈尔滨开拓医学院老师的守成一对于哈尔滨开拓医学院学生有如下记载：

　　　　开拓医学院是首次设立，日本内地也没有这样类似的例子。所以，毕业后将会有什么样的待遇，既没有类似比较，又没有可以推测的参照物，因此对于未来有非常多的不安，学生也有很多发生动摇的，因此要对学生进行指导，劳神费力的地方非常多。就哈尔滨一地来看，入学者 25 名，毕业时剩下不超过 18 名。入学后不久，就有甚多要求退学者。其中理由之一有可能就是学生原来对开拓医学院的期待过高，希望越大导致失望越大。从反面来说，其实也是当局将其宣传做得过好。第一批毕业生 18 名到现地服务后确实发挥了作用，但是第二批以后，大家渐渐弄清楚了状况后，动摇者就少了。作为我个人，原来满系学生向我介绍病患、来进行咨询者多起来，我认为还是很有教学意义的。另外，现在的学生态度也很热心，而且在实际诊疗

---

① 东北科技学会医学分科会：《医学报告书》，第 16 页。
② 《哈爾濱医科大学要览》，1940 年 8 月，第 60—66 页。

中还可以充当助手。①

这是 1942 年的记录,当时日本内地没有类似的开拓医学院,所以学生初来时对于待遇方面非常不安。但有了第一批毕业生后,情况渐明,并且在国家主义的宣传下,学生们觉得实际上可以成为现地的有用人才,不安和动摇者就变得越来越少了。作为教授的守成一对于学生的热心颇感心满意足,有成就感。

第二节 其他的医学教育机关及药学教育机构

除了上述的医科专门学校和大学以外,东北地区还有一些医学教育机关和药学教育机构。

医学教育机关有满洲医科大学、旅顺医学专门学校、哈尔滨满洲赤十字医学院、财团法人东方医学院、锦州医学院和陆军军医学校等。药学教育机构除了满洲药育期成财团经营的奉天药剂师养所之外,还有日本人的满洲医科大学附属药学专门部。② 其中,满铁经营的满洲医科大学将在下章详细论述。

旅顺医学专门学校原于 1939 年在旅顺医院内设立,1942 年改称旅顺医学专门学校。财团法人东方医学院是 1945 年 7 月 13 日在哈尔滨开设的,其目标是发挥中西医的各自特长,建设所谓的东方真正医学。授课的科目中中医和西洋医学各占一半。首任院长是保健司长植村秀一,经费由鸦片断禁会和中医会补助。1945 年 5 月末,招收了第一期学生 116 名,其中男生 94 名,女生 22 名,但是因建校后不久便抗日战争胜利,所以该校的寿命非常短。③

伪满洲国政府鉴于锦州和热河一带地处偏僻,民众的教育程度和生活水准以及卫生状况都比周边的辽宁省、吉林省迟缓,因此决定在锦州省立医院内开设锦州医学院,目标即培养现地医师,修业年限为二年。但因各种原因,学校校舍及其他设施未能建设,只得暂借其他建筑物作为校舍。

① 成田幾治:《哈爾濱医史》,哈爾濱医科大学 1942 年版,第 88 页。
② 满洲帝国民生部:《民生年鑑》4,東亜印書局 1943 年版。
③ 东北科技学会医学分科会:《医学报告书》,第 21 页。

1932 年，伪满洲国政府接收了中东铁路，并在哈尔滨设立北满铁道护路军军医养成所，学制为三年。1934 年 7 月，养成所被伪满洲国军部接收，改称陆军军医学校，学制为预科二年，本科四年，入学资格为国民高等学校及日本的中等学校修完四年以上者。该校校舍规模及设备器材均极为庞大，入学有年龄限制，即须满 19 岁。校内分为医学部、药学部及专门部，前者修业年限为七年，后二者修业年限为四年。学生在低年级除受学科训练外，须受军训。医学部毕业者，任以军医中尉，药学部及专门部毕业者任以陆军少尉。全校学生约 800 余名，其中以中国人居多。后因伪满国立各医校之毕业生多为适龄壮丁，伪满当局为补充军医官之不足，采取干部后备制之办法，以缓冲之。①

除上述医学校外，伪满还设有关于畜产兽医教育学校。例如国立新京畜产兽医大学，原为奉天兽医养成所，后于 1940 年改组为国立畜产兽医大学。该校校址设于新京宽城子，校舍及设备均在改组后进行重建。校内分为兽医、畜产二科，每科学生约有 50 名，修业年限中国学生为五年，日本国内五年制之中学毕业者在兽医大学修学年限为四年。该校虽然为伪满国立，但政治色彩并不浓厚。每届夏季之"勤学奉仕"期间，学校举行两三个月的家畜传染病预防注射及牧畜品种改良之实习。唯因毕业生多被任为伪满陆军兽医少尉医官，故第一学年，几以军训为主。该校教授全部为日籍，约 60 名，日籍学生占百分之三十，蒙鲜籍均占百分之二十五以上，中国学生约占百分之四十，其余为白俄，到 1944 年 6 月为止，该校学生共计 750 名。②

第三节　医疗附属人员的培养

伴随医疗机关的增加，护士及助产士的需求量激增，鉴于这种状况，伪满洲国政府深感有大量培养医疗附属人员的必要，于是首先在公立医院内着手实施附设护士及助产士培养所，而后在私立医院内亦有相关实

---

① 教育部东北青年教育救济处编整：《伪满大学教育实况及复员整理意见》，中国第二历史档案馆藏，卷宗号：三四（2）—183。

② 同上。

施。① 公立及私立的护士和助产士培养所合在一起，共建设了 20 所。

护士和助产士的认可由省长（新京为警察总督）专决，这些培养机关及讲习会的运营等相关监督，主要由省（新京为首都警察厅）来实施，但助产士讲习所的相关指定则由民生部负责。②

一　公立护士培养所

伪满洲国公立护士培养所有以下地方：新京特别市立医院附属（含助产士）、吉林、北安、黑河、热河各省立医院附属、东满总省立间岛医院及龙井医院附属、兴安医院附属、哈尔滨、四平（含助产士）、齐齐哈尔（含助产士）各市立医院附属及抚顺市立妇人医院附属的各培养所。公立护士培养所修业年限为二年（抚顺三年）。③ 1938 年，新京特别市第一医院成立之初，即附设了护士培养所，招收 15 岁以上高等小学毕业的女子，学制二年，一年招收两回，总计送出毕业生 26 名。④

满洲赤十字社奉天医院及吉林医院附属护士培养所，均为职业性质之学校，学生尽为日本高小毕业之女性，修业年限无定期，每年夏季施以考试，凡及格者，可任为护士或助产士、药剂师。抚顺市立妇女医院附属护士培养所、哈尔滨市立医院附属护士培养所、吉林省立医院附设护士培养所，性质也为职业性质，入学者以具有中学肄业而通晓日语之中国女子为限。其毕业考试及格者被派任为伪满官立医院之护士。⑤

二　私立护士培养所

满洲赤十字经营的有哈尔滨护士培养所和锦州护士培养所，满铁经营的有新京、哈尔滨、齐齐哈尔的护士培养所和阜新矿业所附属护士培养所。吉林人造石油株式会社经营的有吉林医院附属护士培养所。修业年限除了满铁的哈尔滨护士培养所是三年以外，其他均为二年。

盛京医科大学附设护士培养所为半职业性质学校，入学资格以中学毕

① 满洲帝国民生部：《民生年鑑》4，東亜印書局 1943 年版。
② 满洲国通信社：《满洲国現勢》7，1941 年，第 519 页。
③ 民政部保健司：《满洲国衛生概要》，第 9 页。
④ 吉林省卫生志编纂委员会：《吉林省志》（卷四十/卫生志），第 598 页。
⑤ 教育部东北青年教育救济处编整：《伪满大学教育实况及复员整理意见》，中国第二历史档案馆藏，卷宗号：三四（2）—183。

业者为限，毕业后多服务于附设之医院。其讲授方式多为欧美式，修业年限为五年。满洲医科大学护士培养所与满洲医科大学同年设立，入学资格以女中学毕业者为限。校内分药剂、助产、护士三科，学生大多数为日、鲜籍者。修业年限除助产士为二年，其余皆为三年，毕业于药剂、护士二科者，须参与医师开业许可鉴定考试。①

三　私立助产士学校

满洲赤十字社经营有新京助产士学校、吉林济仁助产士学校、奉天同善堂助产士学校，修业年限除了同善堂为两年外，其他均为三年。② 吉林济仁助产士学校是 1932 年在吉林私立希天医院内设立的。截至 1945 年末，共招收了 12 期学生，培养了 401 名助产士。③

奉天同善堂助产士学校，分为助产和护士二科，因该校为同善堂医院之附设，故多具职业性质。期满后依考试成绩，决定其毕业与否，其毕业生多服务于各私立医院内。其入学资格以高小为限。④

除了上述学校之外，还有属于军事医院附设之护士培养学校，例如伪满第七军管区医院救护护士培养所、奉天军管区医院救护护士培养所等。所内共分药剂、护士二科，学生除听受学科外，更施以种种适当之军训，学生多为日本女子中学毕业生，于该所毕业后，并非仅仅担任护理病伤兵任务，也向病伤兵灌输伪满所谓的"王道主义"。⑤

我们可以从伪满洲国赤十字社的护士招生广告，来大致看一下关于招生资格、宗旨及待遇情况。

伪满洲国赤十字的救护员是以日·满共同防卫为宗旨，目的是为日·满两军卫生服务。招收学生为日本人或满人，年龄为 15 岁以上 25 岁以下。日本人为高等小学毕业者或具有同等以上学力者。满人

---

① 教育部东北青年教育救济处编整：《伪满大学教育实况及复员整理意见》，中国第二历史档案馆藏，卷宗号：三四（2）—183。
② 民政部保健司：《满洲国卫生概要》，第 9 页。
③ 吉林省卫生志编纂委员会：《吉林省志》（卷四十／卫生志），第 5 页。
④ 教育部东北青年教育救济处编整：《伪满大学教育实况及复员整理意见》，中国第二历史档案馆藏，卷宗号：三四（2）—183。
⑤ 同上。

为国民优级学校补习科毕业者，或拥有女子国民高等学校有 2 年修业成绩者，或具有同等以上学力者。学生的培养期限是 2 年。有学生宿舍，发给生活费和津贴，被褥可以租借或免费发放。毕业后原则上需要在赤十字医院作为护士工作 1 年，之后根据本人意愿可以转勤或者回家，均可随意。毕业后，如若作为医院的救护护士被采用的话，最初任职时，月薪约 40—60 元，约每半年给予加薪一次。义务年限为采用后 6 年，在此期间，如有战时和事变、天灾等情况发生，就有应征的义务。被召集期间，被褥和衣服全部给予租借，根据工作地点和工作状况，每月可发给 80—90 元的薪水。①

由此可以看出，满洲赤十字护士培养所对学生许诺的待遇还是非常优厚而具有诱惑力的，但条件是毕业后如遇到战时、事变和天灾等就有服务的义务。换言之，就是为战争储备人才。

"九一八"事变后，随着在满日本人的剧增，日本帝国主义既要维护其殖民统治，又要保证殖民者一方的健康，所以非常注重发展医疗卫生事业，特别是努力促进与此密切相关的医疗人员培养工作。全面抗日战争特别是太平洋战争爆发后，前线医疗人员更显紧缺，由伪满向前线输送医疗人员便成为日本迅速而便捷的最佳渠道。例如，1937 年 7 月 7 日卢沟桥事变发生后，7 月 16 日，天津事务所长便向满铁东亚课发电报称，日军伤兵激增及恶疫流行，当地医院几乎满员，请求紧急派遣 2 名副医长级内科医生，9 名护士，并请考虑配置外科医生。② 应军队要求，东亚课在派出医师及护士共 4 名后，不久就又接到再次派遣请求。即 8 月 4 日，天津事务所长再次向东亚课长发电报，称医疗人手仍然不足，请求再紧急派遣外科医生 1 名及技术助手 1 名。③ 8 月 6 日，关东军照会满铁，要求使用传染病医院的空室。④ 8 月 16 日，由营口医院派遣护士 1 名到天津，8 月

---

① 《同仁》，第一卷第十号，1939 年 12 月 1 日，第 56 页。
② 辽宁省档案馆编：《满铁密档——满铁与侵华日军》（14），广西师范大学出版社 1999 年版，第 176 页。
③ 《满铁密档——满铁与侵华日军》（14），广西师范大学出版社 1999 年版，第 324 页。
④ 同上书，第 342 页。

22 日由奉天医科大学派遣外科医生约 10 名，紧急到达张北。[①] 由此可见，全面抗日战争爆发初期，前线医疗人员已开始呈现不足状况，需要不断从伪满进行补给和支援。随着日本侵略战争的扩大化、泥沼化，前线医疗人员需求不断扩大，而伪满洲国成为向前方输送相关医疗人员的重要基地。

第四节　宗主国与殖民地医学教育的联动与差异

日本国内以东京帝国大学和京都帝国大学为首的学阀之争由来已久，并把斗争延伸到了殖民地。中国医学教育也被日本殖民者划分为各个学阀的势力范围，满蒙为京都帝大系（简称京大系），华北、华中为东京帝大系（简称东大系），华南为台北帝大系（简称台大系）。不言而喻，各学阀不断将自己嫡系分派到所属的势力范围内，以增强影响力和控制力。伪满时期，满洲医学堂和满洲医科大学为京大系之坚固阵地则是尽人皆知。京大系除了京都大学之外，还包括与其有关联的学校：九州帝大是京都的第二医科大学、庆应义塾大学被称为京大的"东京探题"[②]，以及冈山医科大学。

由于伪满医学教育主要受到日本京大系的把持，所以，在教育内容和研究主题方面均受其直接影响。京都帝国大学医科大学的显著学术传统之一就是"日本的或者日本人的医学"。作为与东京帝国大学相抵抗的研究型大学，京都帝大创立初期，主力是留学德国的少壮派教授们，他们以德国的研究方法论，从"日本人的……"出发作为自己的研究课题。例如京都帝大医科大学解剖学教授足立太郎和铃木文太郎都倡导"日本人的解剖学"，认为当时的人体解剖学实际上并非人类一般解剖学，而是欧洲人的解剖学，当时的解剖学只限于外观和骨骼，而对内景（筋、内脏、血管、神经学）等知识却是一无所知，日本的解剖学则正是要弄清这些。[③] 这也是后来京大系在伪满积极参与活体实验的根源之一。日本各个医学部或医学校都和细菌战有着密切的关系，就京都大学而言，与其说是

---

① 辽宁省档案馆编：《满铁密档——满铁与侵华日军》（15），广西师范大学出版社 1999 年版，第 5、97 页。

② 探题是日本室町幕府最重要的地方职制之一，是兼管政务、司法、军事的地方官。

③ 神谷昭典：《日本近代医学の相剋——総力戦体制下の医学と医療》，医疗图书出版社 1992 年版，第 65—66 页。

全校，不如是作为一个组织的意志参加的。京都帝大认为，这不仅是大学"近代化"的进步，而且也是研究团体实力的反映。医学不单是治病的技术，也正是像日本军部所热烈期望的那样，是可以作为攻击武器而灵活运用的。因此京都帝大（包括北里研究所、庆应大学）最应该响应此事。[1]七三一细菌部队的首脑人物石井四郎正是京都帝国大学微生物学博士，石井作为七三一部队的创办者，以进行人体试验和开发细菌战而臭名昭著。石井的理论是：军事医学不仅仅是治疗和预防，真正的军事医学目的在于进攻，所以，他千方百计地与日本几乎所有的细菌学者建立联系，让他们为这支细菌部队提供援助。而且，日本的大学也几乎都被动员起来了，除了东京的陆军军医学校外，还有京都帝国大学、东京帝国大学、东京的传染病研究所，等等。京大系控制下的伪满医学校，特别是满洲医科大学和臭名昭著的七三一部队之间有着千丝万缕的联系。

全面抗日战争爆发后，日本企图三个月内灭亡中国的狂妄计划落空，战争陷入长期的泥潭中。特别是1938年张鼓峰事件[2]发生后，日本不得不重新调整对苏作战准备，军部开始重新审视需要大批量培养医师的现实。

为了实现医师增产计划，日本军部曾向文部省申请成立由陆军省医务局提出的由军部接收医学校的计划，企图通过军部的管理经营，改善官立医科大学入学者激减的现状，并彻底进行军阵医学教育，培养军医。后来，随着陆军省医务局局长突然下台，日本文部省虽然暂时阻止了军部的计划，但也促使军部加速实施医师增产计划。在医务局长小泉亲彦在任期间（1934年3月—1938年12月），培养1万名军医早已是军部的既定计划，特别是张鼓峰事件后，日本把苏联作为第一假想敌，预想战线将会拉长，死伤将会大幅增加，军医将会明显不足。所以，军部计划1942年止，将需军医3万人，1943年后到1945年为止，需要量将增至5万人。陆军接收医科大学的提案破产后，取而代之的是以医学教育为中心进行检讨。结果，根据专门学校令在帝大和官立医大附设四年制医学专门学校的提案

① 神谷昭典：《日本近代医学の相剋——総力戦体制下の医学と医療》，第225页。
② 张鼓峰事件是1938年7月30日—1938年8月11日在中俄边界发生的日苏短暂军事冲突。此次事件由日本挑起，企图试探苏联兵力虚实，但遭到了苏联有力回击而失败。但双方无意扩大战争，以日本向苏联提出停战和平协议而告终。此事件让日本意识到苏联的实力，必须更积极地面对苏联。

得到文部、陆军、厚生各省的认同。根据 1939 年文部省立案大纲，将其定名为帝国大学临时附属医学专门学校（简称临时医专），直到 1944 年才去掉了"临时"二字，成为附属医学专门学部。1939 年文部省关于设置临时医专的理由有如下陈述：

> 随着此次事件（笔者按：张鼓峰事件）的爆发，医师将被陆、海军召集或征用者颇多，恐将造成国民医疗上的障碍。而且在大陆的宣抚工作、新支那民众的治疗、传染病预防、东亚新秩序建设等各方面，必然需要更多的医师。另外，将来医师总动员计划之后，需求将会逐渐增加，而目前日本国内医学校毕业生只有 3000 名左右，明显无法满足医师急增的需要。总之，医师的增员培养计划的树立被视为当下国防上及国民医疗上迫在眉睫的艰巨任务。[1]

到 1944 年，附属医专学生定员合计扩大到 2080 名，而帝大医学部和官立医大合起来一年的定员才只有 1200 名左右，所以临时医专的学生数已经远远超过了帝大和官立医大，成为抗日战争后期日本国内医师特别是军医的主要来源。[2]

临时医专在日本战时体制下的医学教育中最具象征意义，不仅如此，它还成为日本国内及其殖民地、占领地医学教育的根本。在日本国内设立临时附属医专的前后，伪满三所"国立"医大和一所私立医大得到再编（新京医科大学和哈尔滨医科大学在原来学校的基础上升格为医大，佳木斯医科大学为新成立），而且于 1940 年，又成立四所两年制的开拓医学院（龙井、哈尔滨后转到北安、齐齐哈尔、兴安）。1938 年特别是 1940 年以后，伪满医学教育机构或升格，或新建，数量明显增加。而从修学年限来看，伪满时期的医大只相当于日本国内的临时医专。就学生数量而言，总体呈现上升趋势。

与日本国内临时医专设立宗旨相呼应，伪满的医学教育除了大规模培养之外，还采取缩短年限，并通过免学费及奖学金制度等企图对医师进行

---

① 日本国立公文书馆公文类聚第 63 编，《帝国大学·官立医科大学ニ临时付属医学专门部设置》，1939 年。

② 关于临时医专，参见神谷昭典《日本近代医学の相剋》，第 242—267 页。

现地分配主义。伪满的医学、医疗被称为日本国家总动员体制下的试验场，因为伪满至少形式上保持了医疗事业的"国营"化。伪满公营医疗制度的主要特征就是医学教育机构的官公立化和"国家"对其实行高度统制。1937年，伪满颁布了包括医学教育在内的教育行政新学制，其特色就是将教育置于"国家"管理之下。大学原则上均为国立，学生数量也根据"国家"的需求计划而决定，并逐渐免除学费。

1939年以后，根据现地供应方针，伪满医学教育开始全面置于"国家"管理之下，成为国营或"国家"管理的医学教育机关。学生实行免学费制度，毕业后被分配到国立医院、开拓医疗机关或作为公医被指派到边远地区。1940年以后，国立医疗机关由地方移管，变为公立医院，其医师、药剂师从行政意义上来讲，全部为官吏，其人事权由政府掌握。①所以，毕业生从其入学到其毕业之后的服务单位都在"国家"的管制之下。

与台湾、朝鲜的长期统治、较久的相对和平环境和精心殖民经营不同，日本在伪满的统治时间相对比较短，并且在近14年间也是处于局部战争和全面战争状态。相对而言，日本在伪满的医学教育急功近利，和战争的联系也特别紧密。另外，与台湾、朝鲜相比，伪满洲国并不是完全意义上的殖民地，而是一个表面上独立的傀儡政权。在文化教育方面，日本殖民统治者也刻意应和伪满洲国为独立国家的对外政治宣传，例如较多招收中国学生，给人以"五族共和"的假象等。尽管如此，伪满洲国仍然无法摆脱被日本殖民者掌控的实质，随着"日满一体化"不断被强化，伪满的政治、经济、文化等政策也受到日本国内政策的深刻影响。就医学教育而言，伪满和日本国内之间在医学教育方针、政策、研究主题等方面保持了高度的联动性，日本国内的相关政策很快或同步在伪满实行，甚至在日本国内无法实行的信念和理想，也会在伪满等殖民地或占领地进行试验，例如在台湾、伪满等地实行的公医制度。伪满医疗国营化和公医制度的实施保障了偏僻地区医疗、公众卫生及日本对该地区的控制，使得政府可以有效控制调配医师，这也成为日本战后在国内实行医疗改革的借鉴和原型。因此，日本和伪满之间在医学教育上的联动性不仅是宗主国对殖民

① 满洲文化协会：《满洲年鑑》，1945年复刻版，第3册第415页及第5册第365页；伪满洲国通信社：《满洲国现势》7，1935年复刻版，第520页。

地的单方向输入和影响，同时由于根据殖民地自身的实际情况也会实行不同于宗主国本身的政策或制度，而这些政策或制度反过来也同样会影响宗主国。

小　结

中国东北地区，中医占有压倒性的多数，除了基督教传教士以及俄国培养的仅有的西洋医之外，受过近代化西洋医学教育的人极少。对满洲进行支配的日本殖民一方，自明治时代即开始引进西洋医学，并对中医进行弹压，重视西医并将其作为国家的根本。但是与日本国内不同，伪满洲国面临着西洋医师严重不足的医疗现状。为了殖民者的健康和殖民统治，培养西洋医成为伪满洲国的紧急课题。因此，伪满洲国一方面对中医进行改造、利用及限制，对原来学校进行接收、重整和扩充；另一方面，也着手建设新的医学校。在培养医师的同时，还着手培养药学人才、作为医疗附属人员的护士和助产士等。

"九一八"事变爆发前，中国东北地方的西洋医学院几乎都受俄国和日本直接控制和影响。"九一八"事变后，多数医学校和医学院更是直接被日本人管理，被日本人接收后，日本国内的教授或助理教授作为教授来伪满洲国医学校任职。校长和教职员几乎都是日本人，中国人教职员数可谓屈指可数。日本殖民者强化对医师培养教育机关的支配和统制，这为战时殖民体制下的医师控制提供了便利条件。

在改善扩充医学校，培养医疗人员的同时，对医疗人员紧迫需要的现实，迫使伪满洲国必须讲究医疗人员的补充培养方法和途径。伪满洲国医学教育的新学制是在对日本国内本土教育体系批判的基础上进行修改的。伪满洲国初等中等教育缩短为四年，而日本本土一般则为五年，因此从修学年限来说的话，伪满洲国的医科大学相当于日本国内学制的专门学校。和日本国内相比，伪满洲国将医科大学的学制进行缩短，并着力培养实地医师。对于基础性理论进行重点讲授，不再偏重单纯的学理研究，而是延长实地工作或者医院的实习时间，通过这样的方式，较快掌握更具实用性的技术。这些都与当时日本在中国战争扩大，战场上所需医疗人员严重紧缺的实际状况是分不开的。伴随抗日战争全面爆发，军医不足，为了给不断扩大的战线做准备，培养大量医疗关系者已变为紧迫任务。因此，除了军医志愿者等医师以外，在东北各地的医师还要作为军医预备员接受训练，作为军医见习士官。最初训练时间为50多日，日本战败前缩短为25日，接受军队检查，直到达到合格为止，一直被召集接受训练。① 受训医师不断被征召，派往战争前线。

另外，伪满洲国设置了医师短期培养机构，并奖励医学讲习所。鉴于医师的不足，伪满洲国认识到大量培养中国人医师成为眼下紧迫任务，因此制定大量培养中国人医师的计划，将既有的医疗教育机关进行重整扩充，并将其移交给官公立管理。再者，就是创立新的医疗机关，伴随着在满日本人的不断增加，日本人医师的需求无法得以满足，因此即令日本学生也进行入学。日本学生不仅限于一年级新生，也可编入二年级及以上学习。为了弥补从事实地诊疗业务人员的不足，且为了满足比较廉价的诊疗需要，伪满洲国政府将培养所谓实地医师作为其医疗政策的关注重点。

因急需医师，入学学生人数逐年增加。当时，医学校毕业生取得医师执照非常容易，毕业后即可取得执照，或者拿着毕业证也可以进行就职。但是，伪满洲国的医科大学实力被视为相当于日本国内的专门学校水平，所以在伪满的医科大学毕业后，在台湾开业的话，就必须再接受训练，在日本国内开业时，就必须重新接受日本的医师考试。

伪满洲国成立后，渡满日本人激增，为了确保在满日本人的医疗条件，大量医师的培养成为伪满洲国政府非常关心的事情。但在抗日战争爆发后，殖民地医疗为战争服务的特征变得越来越强烈。1938年，伪满洲国成立了专门培养军医的医学校。同时根据大学令，原来的医学校改称医科大学，很快将其升格为国立医科大学。1941年开始，国立医科大学的学生可以免交学费，但条件是其毕业后须在一定期间在指定场所工作。1940年，为了培养开拓地医师，新设了佳木斯医科大学和哈尔滨、龙井、齐齐哈尔3所开拓医学院，同样不收学费，还付给一定生活费，但其负有在一定期间在指定场所工作的义务。伪满洲国对这些医学生强化统制，使其可以服务于战争。这些都可以说是培养医疗人才，并在战时殖民地体制下对其实施控制的一个有效手段。伪满原来的医学校被日本人接收后，从日本召集来教授或助教授，建设解剖学、细菌免疫学和医学化学等和战争

---

① 熊田正春编：《柳絮地舞ふ：满洲医科大学史》，辅仁会满洲医科大学史编集委员会1978年版，第1106—1107页。

密切相关的科目和研究室，可谓是为迈向战时医疗之路做着准备。进入战时体制后，变为以战争优先的医疗体制。为了确保战争后方日本殖民者的健康和保健，省立医院培养现地医师，且大量培养中国人医师，并使其主要在官公立医院工作。殖民地医疗最基本的特征本是维护殖民统治及殖民者健康，但在战时体制下被战争裹挟，在兼顾前者宗旨的同时，以为战争服务为第一要务。

最后，作为殖民地的伪满洲国，其医学教育深受宗主国日本之影响，但日本和伪满洲国之间的医学教育上的联动性，不仅是宗主国对殖民地的单方向输入和影响。由于根据殖民地自身的实际情况也会实行不同于宗主国本身的政策或制度，因而殖民地反过来也同样会影响宗主国。

第 五 章
殖民医学教育体系下的满洲医科大学

满洲医科大学是日本在中国东北地区设立的最早的医学校，不论其规模、设备、师资还是医学教育理念，都可谓日本在伪满医学校的代表。本章主要探讨满洲医科大学的沿革和设置概况、培养学生人数及学生民族类别的比例、毕业学生的就职状况和特征、该校的研究内容和特色等问题。通过探明这些问题，试图分析作为殖民体系下的满洲医科大学具有哪些特质，并对中国东北地区的医疗卫生和社会有哪些影响。

第一节　满洲医科大学的沿革和设置概况

满洲医科大学的成立和后藤新平的"文装的武备"论有着密切的关系。后藤新平在日俄战争之后，就有关"满洲经营政策"多次向儿玉源太郎进言，其中就包括向"满洲"移民 50 万日本人，并在此基础上指出殖民教育的必要性。①

1898 年，儿玉源太郎到任台湾总督府的时候，后藤被其从卫生局长擢升为台湾民政长官。也就是这一时期，台湾统治的大方针定了下来，其中包括区分民政和军政，刷新行政等。除了铺设铁路，奖励各种产业的发展之外，和教育以及卫生相关的设备也都相继完成。1906 年 6 月，满铁建设完成后，儿玉被选为满铁创立委员长。后藤在台湾的业绩受到儿玉的高度评价，因此 1906 年 11 月 13 日，后藤被儿玉任命为满铁首任总裁。作为满铁经营的一环，以后藤为代表的日本殖民统治者认识到医疗卫生的重要性。首先保证满铁社员的健康是毋庸置疑的要务，与此同时，通过增

---

① 熊田正春编：《柳絮地舞ふ：满洲医科大学史》，辅仁会满洲医科大学史编集委员会1978 年版，第 2 页。

进中国人健康，亦可对其达到安抚和教化的效果。满铁在其所在地设立了大连医院，在奉天开设支院，施展卫生行政的能力。另外，后藤的目标是建立中国与日本共学的医学校教育机关。[①] 作为"文装的武备"论的集大成者，后藤对于医学有如此看法："如果通过医学的济生性能，日本人的胸襟能够得以展示的话，一定可以日中亲善。而具体的操作则是日中两国的医疗工作者共同经营一家医院。"[②] 在此思想的指导下诞生的医学教育机构就是南满医学堂，它是作为专科学校设立的。

关于南满医学堂地址的选定，当时满铁首脑之间有两派不同意见。其中一派认为，和当时满铁附属地人口较少的奉天相比，大连人口较多，且材料容易获得。另外，大连拥有丰富的医院及其他建筑物，且教授等指导人物的获得也比奉天情况要好得多。[③] 当时日本人大部分聚集在以大连、旅顺为中心的"关东州"租借地，奉天等其他地方对于日本人来说完全是非常偏远的地方，理所当然希望在大连设立医学校等设施。另外一派以后藤新平为代表，认为"满洲的开发，首先必须是住民的保健卫生开发，这是其基础"，后藤基于这样的信念，希望开设南满医学堂。后藤的目的是全"满洲"的卫生开发，因此他排除非难，最终在"满洲"的中心地奉天设立"日满共学"的学堂，即南满医学堂。[④]

1911 年，根据日本的专科学校令，创立了南满医学堂，大连医院的院长河西健次被任命兼任医学堂校长。1911 年 10 月，20 名日本本科学生以及包括中国人在内的 8 名预科生获得入学许可。1915 年 9 月，培养出了第一届毕业生 10 名。[⑤] 1922 年南满医学堂废校，取而代之的是根据日本大学令成立的满洲医科大学，满铁承担大学的经营。满洲医科大学学制是预科三年、本科四年；预科的入学资格是修完中等学校教育程度者，本科的入学资格是修完高等学校教育程度者。另外，根据日本专科学校令，满洲医科大学同时设置药学专门部和供中国学生入学的医学专门部。[⑥] 到

① 熊田正春编：《柳絮地舞ふ：满洲医科大学史》，第 2 页。
② 黑田源次编：《满洲医科大学二十五年史》，满洲医科大学 1936 年 10 月，第 328 页。
③ 同上书，第 334 页。
④ 熊田正春编：《柳絮地舞ふ：满洲医科大学史》，第 84 页。
⑤ 辅仁同窗会编：《满洲医科大学四十周年纪念志》，1952 年 7 月版，第 5 页。
⑥ 民生部保健司：《满洲国卫生概要》，第 9 页。

1945 年 3 月为止该校一共培养了 17 届毕业生。①

第二节　大学专门部

满铁的首任总裁后藤新平认为，为了"满洲"的发展，医疗工作人员无论如何都是很必要的。最终在奉天的大和区富士町设立南满医学堂。1922 年，南满医学堂升格为大学的同时，利用大学的人力和物力资源设立了专门部，相当于专科水平。此举是因为受过正规医学教育的中国医师很少，日本为了普及东北地区甚至关内地区的医师计划，设立专门部，修业年限和本科一样是 4 年。但是中学毕业生要经过入学考试选拔，中国高中毕业的学生要经过一年的预科学习，主要学习日语还有一些理科课程。而从日本高中毕业的中学生（例如南满中学堂、台湾中学）则没有经过预科的必要。② 从多数入学申请者中选拔 30 名，得到入学许可后即开讲。该专门部为男女共学、招收对象主要针对中国人，教育用语为日语，教授们则是由本科部的教授、副教授兼任，讲师是由基础医学以及临床医学科的助手兼任。当时满洲医科大学和日本医学专门学校相比，其教育内容和教育设备也算充实，各方面并不输于日本国内医学专门学校水平。满洲医科大学毕业生从专门部毕业后作为医师在各方面非常活跃。

满洲医科大学专门部毕业生的医师许可证虽然得到了"关东厅"认可，但是并未得到南京教育部的认可。但事实上，不论战前还是战后，专门部的毕业生在伪满、大连、旅顺甚至中国关内都有从事开业或者公共卫生事务，作为医师，他们在各方面都很活跃。但是，如果他们要想在日本从事医疗事业的话，就必须通过日本的医师国家考试。③ 同样是高等中学毕业，日本高中毕业的学生可以进入本科部，中国学生只能入专门学部，并且毕业后如果去日本当医生还必须重新接受日本的医师国家考试。以上除了考虑中国学生的日语水平及中学教育比日本国内要少一年之外，其实某种程度上也体现了日本的自我民族优越感，认为日本教育程度高于中国。

---

① 辅仁同窗会编：《满洲医科大学四十周年记念誌》，1952 年 7 月版，第 5 页。
② 熊田正春编：《柳絮地舞ふ：满洲医科大学史》，第 926 页。
③ 同上书，第 926—927 页。

第三节　药学专门部

1936 年，满洲医科大学设置了药学专门部，企图以此改善满洲医药学教育的不足。原来中国人的医疗都是以中医医疗为主，治病的主流是药治法。在城市里中医的形式一般都是药铺内卖药兼看病，医师独坐一角进行号脉，并据此开出药方，专门的药剂师几乎是没有的。所以处理新医疗药剂的药剂师非常少，这对新式医疗的实行是不便的。满洲腹地药用植物原料的产出很少，这方面的研究也成为满洲医科大学要进行的课题。为此，满洲医科大学把培养新型药剂师列入日程，预科的山下泰造教授是首任药专主事，谋求逐年充实设备，继任者石田义丰也将其贯彻到抗日战争结束之际。从 1940 年第一届毕业生到 1946 年的毕业生人数如表 5 - 1 所示。

表 5 - 1　　　　　　　　　1940—1946 年的毕业生数

1940 年	第一期生	27 名（日本人 18，其他 9）
1941 年	第二期生	27 名（日本人 14，其他 13）
1941 年 12 月	第三期生	37 名（日本人 22，其他 15）
1942 年	第四期生	31 名（日本人 19，其他 12）
1943 年 9 月	提前毕业第五期生	28 名（日本人 21，其他 7）
1944 年 9 月	提前毕业第六期生	36 名（日本人 28，其他 8）
1945 年 9 月	提前毕业第七期生	49 名（日本人 46，其他 3）
1946 年 4 月	三年级在学第八期生	43 名（日本人 41，其他 2）
	二年级在学第九期生	53 名（日本人 52，其他 1）

日本人包括朝鲜人，其他主要是包括台湾人在内的中国人

（笔者根据辅仁会满洲医科大学史编辑委员会：《柳絮地飞舞：满洲医科大学史》，1978 年 6 月，1234 页；辅仁会编《辅仁会名簿》，1974 年作成。）

满洲医科大学创立初期，宣传其入学选拔方针是不限于在满的日本子弟，日本国内各都道府县也广泛接受。另外，对于中国（包括台湾）以及朝鲜、蒙古的学生也不问性别，采取开放的政策。但是事实上，从表 29 可以看出，除了日本学生之外，中国等其他国别的学生是非常少的。满洲医科大学不能采取全日制的宿舍入住制，相对于预科生的寄宿制，药

专生要住在自己家里，相对集中居住的日本人子弟在这方面自然有优势，人数故而偏多。[①] 除此所谓客观因素之外，笔者认为更重要的一个原因是日本为了在满居住的日本人，培养日本学生的倾向是很强的。另外，随着日本战败投降，日本以外的学生很难招生，这也是战争结束前后日本学生之外的其他学生人数锐减的一个客观因素。

战后，满洲医科大学的药学部改称国立沈阳医学院专科，后来并入中国医科大学。据统计，药专毕业学生总数为333名，确认的生存者中有177名，也就是将近46%的人曾在国共内战时期被中国共产党所留用，1949年10月左右回到日本。[②]

第四节　毕业生的就职去向考察

据现有的资料统计，1915年南满医学堂送出第一届毕业生到1928年第10届为止，总数为421名。本科毕业生从1929年到1946年一共19届，总数为1181名。战后转入日本国内毕业的，以及在学中的，共有577名。药学专门部的毕业生从1940年到1945年为止，大约500名。在各部修学的满洲医科大学学生，毕业后成为医师的，日本及中国籍学生一共2680名，药剂师300多名。其中，中国医师1000名，药剂师70名以上。毕业生大部分都留在东北各地，或是大学任职，或成为保健行政的官吏，或自己开医院、诊所，或在公私立医院从事诊疗。[③]

但是，要统计所有毕业生的就职情况，根据现有资料尚有难度，以下则是根据1942年所编的《会员名簿——满洲医科大学辅仁同窗会》所列的1915—1942年间毕业生情况，下面以此来进行统计和分析。

一　本科部毕业生就职情况

1915年到1942年（其中1928年和1929年的资料缺失）的毕业生就业情况表如表5—2和表5—3所示。首先，来看一下1915年到1936年间南满医学堂和满洲医科大学本科部的毕业生人数和就职情况。毕业生一共

① 熊田正春编：《柳絮地舞ふ：满洲医科大学史》，第1234页。
② 同上书，第1243页。
③ 满史会编：《满洲开发四十年史》补卷，谦光社1965年版，第156页。

802 人，其中日本籍 629 人，中国籍 173 人（其中台湾籍 14 人）。

日本毕业生中，留在东北的有 319 人，其中开业的有 66 人，在医院工作的有 134 人，成为公署公务员的有 34 人，成为医学校教员的有 85 人。回日本的有 139 人，其中开业的有 86 人，在医院工作的有 30 人，成为公署公务人员的有 8 人，成为医学教员的有 12 人，进公司的有 3 人。另外，在中国关内医院工作的有 18 人，成为陆军和海军军人的有 19 人。除上述人数以外，死亡的有 82 人，不明 22 人，其他 19 人。

中国毕业生中，留在东北的有 103 人。其中，开业的有 49 人，在医院工作的有 26 人，成为公署职员的有 17 人，成为医学校教员或者继续升学的有 10 人，进入公司的有 1 人。去关内的有 21 人。另外，死亡 20 人，不明 20 人，其他 1 人。

从南满医学堂毕业，后来在伪满政府出任要职的，例如阮振铎、曲秉善等。阮振铎，1881 年生，铁岭县人。1913 年自南满医学堂毕业，曾在该学堂附属医院任医生。后又在日本京都帝国大学医学部研究医学化学，学习一年多后任奉天公立医院及长春吉长、吉敦铁路医院院长，一直与日本人有交往。"九一八"事变后，阮振铎通过满铁地方部卫生课长金井章次介绍，任辽宁省地方维持会顾问，后又任奉天省公署秘书长。1935 年伪满中央机构人员变动时，阮被日本人重用为伪满文教部大臣；1937 年又被任特命全权大使驻日本；1942 年所谓"大东亚战争"爆发之后，阮振铎被任命为伪满经济部大臣，后又转任为伪满外交部大臣。阮振铎长期接受日本教育，盲目崇拜日本，与日本上层有较深的关系，像他这样飞黄腾达，扶摇直上，在伪满中是少见的。① 曲秉善，1901 年生，辽宁省沈阳县人，南满医学堂毕业，曾任沈阳警官学校医学卫生学教授。伪满洲国成立后，曲曾任民政部文书科、理事官、资料课长、黑河省民政厅长等。② 由此可知，南满医学堂教育毕业，深受日本殖民教育思想影响，甘为日本殖民地事业做"贡献"的人并不鲜见。

1937 年到 1942 年之间的满洲医科大学本科部毕业生人数和他们的就职情况如下：

---

① 纪敏主编：《伪满皇帝群臣改造纪实》，辽宁人民出版社 1992 年版，第 93 页；《日本帝国主义侵华档案资料选编——伪满傀儡政权》，中华书局 1994 年版，第 729 页。

② 《日本帝国主义侵华档案资料选编——伪满傀儡政权》，中华书局 1994 年版，第 727 页。

毕业生一共465人，其中，日本籍393人，中国籍72人（其中台湾籍8人）。

日本毕业生，留在东北的有286人。其中，开业的有1人，在医院工作的有65人，成为公署职员的有6人，成为医学校教员的有214人。回日本的有29人，其中，在医院工作的有6人，成为公署职员的有1人，成为医学校教员的有22人，没有个人开业的。在中国关内工作的有3人，成为陆军或海军的有31人。除此之外，死亡8人，不明14人，其他23人。

中国毕业生留在东北的有58人。其中开业的有3人，在医院工作的有20人，成为公署职员的有1人，成为医学教员或继续升学的有34人。去关内的有4人，其中，有3人在医院工作。除此之外，成为军人的有1人，死亡1人，不明7人，其他1人。

表5－2　满洲医科大学本科部毕业生人数、国别和就职部门，1915—1927年

年别毕业生数	1915 11名		1916 12名		1917 21名		1918 35名		1919 39名		1920 40名		1921 31名		1922 33名		1923 32名		1924 34名		1925 33名		1926 41名		1927 43名	
国籍毕业生数	日11	中	日12	中	日17	中4	日24	中11	日25	中14	日25	中15	日18	中13	日21	中12	日16 其中应召中3	中16	日22 其中应召中1	中12	日24	中9	日30	中11 其中台1	日25 其中应召中2	中18 其中台2
就职部门	就职者数																									
东北地区 医院			2				2	2	1	5	2	1	4	2			1	2	3	3	2	5	2	3	2	
东北地区 开业	3		1		1	2	8	3	2	5	2	4	3	5	6	5	2	4	4	3	7	1	4	3		7
东北地区 官公署	1						2				1	2	3				1	1	2	2	3	2	2	1		2
东北地区 医学校				1						1		1				1		3					2	1	4	1
东北地区 公司												1														

续表

年别 / 毕业生数		1915 11名	1916 12名	1917 21名	1918 35名	1919 39名	1920 40名	1921 31名	1922 33名	1923 32名	1924 34名	1925 33名	1926 41名	1927 43名
日本国内	医院	1		2			1	1			4	5	1	2
	开业	3	5	3	9	9	10	4	5	6	2	3	9	1
	官公署							1				1		1
	医学校													
	公司								2					
中国关内	医院							1		1	2	1	1	2
	开业						1			1				1
	官公署					1						1		
	其他			1		1							1	
朝鲜中国台湾桦太										1		1		
陆海军人									2					2
留学														
死亡		2	2	8	1	4	2	8	2	7	3	5	2	2
不明		1	1	3	3	1	1	2	1	2	4	1	1	1
其他									1		1	出征中2	3	1

（笔者根据《会员名簿——满洲医科大学辅仁同窗会》1942年作成）

表5－3　　满洲医科大学毕业生的人数、国别和就职部门，1930—1942年

毕业时间		1930		1931		1932		1933		1934		1935		1936		1937		1938		1939		1940		1941		1941.12		1942	
毕业人数		41名		46名		54名		64名		72名		55名		65名		60名		72名		66名		70名		69名		61名		67名	
国籍 / 毕业生数		日35	中6	日44	中2	日51	中3其中台1	日55	中9	日69	中3	日51	中4其中台2	日54	中1其中台1	日53	中7	日65	中7其中台2	日62其中台1	中4其中台2朝1	日58	中12其中台2	日62	中7其中台7	日45	中16其中台1朝1	日47其中朝1	中20其中台1
就职部门											就 职 者 数																	
东北地区	医院	11	1	11		18		18	2	24	1	13		15	2	12	3	16	3	16		8	1	11	3	1	9	1	1
	开业	5	1	3		5	2	1		6	1	2	1	1				1	1		1				1				
	官公署	2	2	2	1	4			2	5		4		4		1	1		1		4								
	医学校	4	1	7		8		11	1	7		19		18	3	17	1	30	1	35	2	28	9	40	27	27	3	37	18
日本国内	医院			1		1		1		9				1		1		2				2		1					
	开业	4		3		2		1		5		1		1															
	官公署			1		3	1	1																	1				
	医学校	1				2		3		1		4		1		3		4		2		5		6		2			
	公司	1																											
中国关内	医院			3		1		1	1			1		1		1	2					3	1		1				
	开业			1				1	2					1															
	官公署			1	1			1	1			1	1																
	其他																												1

续表

毕业时间 毕业人数	1930 41名	1931 46名	1932 54名	1933 64名	1934 72名	1935 55名	1936 65名	1937 60名	1938 72名	1939 66名	1940 70名	1941 69名	1941.12 61名	1942 67名
朝鲜 中国 台湾 桦太				1	1					1				
陆海军人		3	2	2	3	1	4	4	8	1	4	2	9	4
留学														
死亡	1	5	3	4	1	4		2	4	1	2		1	1
不明		2	2	2	1	2	1	2	2	2	5	1	1	2
其他		1		6		2		2	2		7		1	2

（笔者根据《会员名簿——满洲医科大学辅仁同窗会》1942年作成）

由表5—2及表5—3可以看出从1915年到1936年的20年间和从1937年到1942年的6年间毕业生数量及就职去向，留在东北地区的毕业生的就职部门类别的比例可以总结如下：

表5－4　　1915—1942年的留满毕业生就职部门类别及入队者人数及比率表

年别	1915—1936				1937—1942			
人数 （人）	总802	日629 中173	留满319 留满102	留满总421 53%	总465	日393 中72	留满286 留满58	留满总344 74%
开业 （人）		日66 中49		总115 27%		日1 中3		总4 1%
医院 （人）		日134 中26		总160 40%		日65 中20		总85 25%
官公署 （人）		日34 中17		总51 12%		日6 中1		总7 2%
医学校 （人）		日85 中10		总95 23%		日214 中34		总248 72%

续表

年别	1915—1936				1937—1942			
人数（人）	总802	日629	留满319	留满总421 53%	总465	日393	留满286	留满总344 74%
		中173	留满102			中72	留满58	
军人（人）	日19		总19 5%		日31		总32 9%	
	中0				中1			

除了 1928 年和 1929 年之外，我们把 1915—1936 年 20 年间和全面抗日战争爆发之后 1937—1942 年 6 年间进行比较。可以看出，与 1915—1936 年 20 年 802 名毕业生相比，1937—1942 年仅仅 6 年就有 465 名毕业生。另外，还可从表中看出，1937—1942 年间的日本毕业生留在东北地区的人数明显增多。1915—1936 年间的日本毕业生人数是中国毕业生人数的约 3.6 倍，但 1937—1942 年间达到将近 5.5 倍。留在东北地区的人数也从 53% 上升到 74%。担任公署官职和进入官公立医院的人数比例从统计表上来看有所下降，可是从每年的实际人数来看，公署官职的人数变化不大，官公立医院的人数则有所增加，进入医学校的人数大幅上增，开业人数锐减。开业人数锐减和全面抗日战争爆发后，伪满政府对医疗人才统制强化而导致自由开业变得困难密切相关。统治者对医疗人才的统制导致就业去向的局限性，医疗人才也被纳入了为战争服务的轨道，这一现象反映了战时殖民地医疗的状态。官公立医院就职者增多，是因为与开业医相比，其待遇更能得到保证。

针对医疗人员不足的状况，医学校需培养更多医学人才，而且根据军队的要求，和战争领域相关的研究人员的需求量亦高度增加，所以进入医学院的人数剧增。另外，进入陆军或海军系统的毕业生，1915—1936 年间只有 19 人，1937—1942 年间则有 32 人。与此同时，应召的人数也增多起来。20 世纪 30 年代特别是 1939 年以后，应召中、出征中、入营中的人数明显增多。和 1915—1936 年间 19 人相比，1937—1942 年仅仅 6 年间就有 32 人。从《会员名簿》的记录里也可以看出，1939 年以后，标注"应召中""出征中""入营中"人数明显增多，这种状况亦可从毕业生的回忆得以证明。满洲医科大学毕业生裴鸿文[①]曾回忆道："太平洋战争

---

① 裴鸿文：男，1923 年出生于辽宁省沈阳市，伪满时代毕业于满洲医科大学，并在该大学附属医院的内科工作。

爆发后，年轻的教员逐渐减少。1943 年以后，高年级的日本学生也渐渐被招募进入军队，虽然还未毕业就提前成为军医。有一些人几个月后就阵亡了。"①　由此可以看出，毕业生或者还在学的学生也被卷入战争，被召集进入军队，直接为战争服务。

二　专门部毕业生的就职情况

专门部是为中国学生设立的。从下面的表 5—5 可以看出，从 1929 年到 1942 年的 14 年间培养了中国医学生 390 人。这其中包含 7 名台湾学生。390 人中留在东北的有 291 人，去关内的有 43 人，死亡 10 人，不明者 34 人。毕业生中 74% 留在了东北。其中，进入官公立医院的有 132 人，占 45%。进入医学校任职或继续升学的有 109 人，接近 27%。成为公务员的有 29 人，占 9%。开业人数非常少，仅 21 人，不超过 7%。

表 5－5　　　　　　　专门部毕业生人数和就职情况

年别 / 就职部门		1929 18	1930 16	1931 16	1932 13 台1	1933 30	1934 27 台1	1935 32 台2	1937 20 台2	1938 26	1939 28	1940 56	1941 57	1942 49 台1
东北地区	医院	4	7	8	4	6	6	13	12	7	12	17	10	26
	开业	4		1	1	5	2	2		2	4			
	官公署	1	3	2	2	5	9	1			1	3	1	1
	医学校		1		1	2		1	2	10	9	26	42	15
中国关内	医院		1	1	1		4	1	1	2	1	3	1	5
	开业	1	2	1			1	2	1	1				
	官公署	3			1		1	2		3				
	医学校											1	1	
死亡		1	1			3	3	1	1					
不明		4	1	3		1	5	3	4	2	2		5	3
其他					1		1	5				1		2

（笔者根据《会员名簿——满洲医科大学辅仁同窗会》1942 年作成）

---

①　齐红：《见证日军侵华殖民教育》，辽海出版社 2005 年版，第 257 页。

三　药学毕业生的就职情况

伪满洲国成立前，东北地区没有专门的药学。中医没有接受过现代药学原理教育。大部分的中药店在卖药的同时负责为患者诊疗，药学和医学并没有明确分开。满洲医科大学设置药学专门部，在 1940 年到 1942 年间一共有 122 名毕业生。这对东北地区的药学发展有一定贡献。122 名毕业生中，有包含台湾人在内的中国学生 49 人，包含朝鲜人在内的日本学生73 名。毕业生中入营的日本人有 34 名，其中 1941 年 15 人，1943 年 13人。进入官公署的有 11 人。进入药局、药店、药房、制药公司以及进入医学专科学校担任助手的毕业生有 29 人。在化学研究所、卫生、制药研究所工作的有 6 人，进入医学校的有 12 人。

第五节　满洲医科大学的研究特色

满洲医科大学在对满洲医学和卫生学的研究调查中担任着中心职能，并将满洲独特问题作为其重点研究方向。

一　各种传染病和地方病的研究

中国东北地方是急性传染病（例如鼠疫、霍乱）、慢性传染病（例如结核）、地方病（例如克山病、甲状腺肿）等多发地域。为了让日本人适应在东北定居，对这些疾病的研究和对策就成了日本殖民者的重要问题。满洲医科大学对这些传染病和地方病的研究非常注重。满洲医科大的微生物研究室的历任教授都把鼠疫、马鼻疽菌、斑疹伤寒等东北流行的传染病作为研究重点。此外，还有消化器官传染病、结核病等。

地方病则是主要对地方甲状腺肿、大骨节病、克山病等进行研究调查。[①]

1. 地方病性甲状腺肿

地方病性甲状腺肿是中国东北腹地的地方病，日本医疗队因治安等原因无法进行深入调查，然而随着 1933 年日本和伪满军队对热河的入侵和

---

① 熊田正春编：《柳絮地舞ふ：满洲医科大学史》，第 87 页。

占领，满洲医科大学对腹地甲状腺肿的调查也随之跟进。满洲医科大学的教授以热河为中心、对锦州以及河北省北部山岳地带50%以上的患者进行了调查，并且在临床上进行详细研究。① 该病在5岁以下的幼儿中发病率极低，儿童期人数稍稍增加，到了青春期人数激增，特别是女子比男子显著较多，但不论男女，于16—20岁罹患率最高，少数地方，罹患率最高的是30—50岁。因此该病发生的最大的条件应是在该蔓延区长期居住，与自然风土接触生活。但对于该病病因的观点多有分歧，没有一个统一准确的认识。1935年，久保久雄博士对热河747名在留日本人及朝鲜人展开了关于该病的调查。结果被确认为甲状腺肿的有男子8名、女子78名，合计86名，由此证实在该病发生地域，即使非土著人，长期居住的移民者也会发病。因此，殖民者考虑到越来越多的日本人将来这些地方进行所谓的开发和移居，故必须确立对该病适当的预防对策。②

满洲医科大学教授经过研究，确认该病的病因是这些地方的土壤及蔬菜中碘的含量太少，为该病源的缺碘说增添了又一新证据。因此作为该病的预防对策，提倡在食盐中追加碘、多食海藻以及在肥料中混入碘等方法。③

2. 卡斯钦·贝克病

大骨节病是由东部西伯利亚蔓延到"满洲"东半部、朝鲜东北部的地方病。从1854年到1861年间，俄罗斯军医Kaschin Beck在额尔古纳河的一支流发现了该病，且于1906年提出这是一个独立的疾病。但是，他此后没有继续相关调查，医学界对此也几乎没有关注。④

该病在东北地区的存在，最早是根据1935年满洲医科大学教授高森时雄博士研究的发表而被得知的，根据久保久雄博士、高森博士及其他人的调查，该病蔓延区域有奉天省东边道地方、京图铁道沿线的额穆以东到延吉地区、拉滨铁道沿线的拉法以北及拉法以南地区、四滨绥沿线的阿什河和一面城及穆棱附近地区、滨北铁道沿线地方、齐北铁道沿线地方。该

① 満史会编：《満洲開発四十年史》補巻，謙光社1965年版，第162页。
② 浅田順一：《満洲開発と風土病》，第3页。
③ 満史会编：《満洲開発四十年史》補巻，第162页。
④ 同上书，第162页。

病最显著的特征就是四肢的管状骨发生病变，也就是软骨内骨形成机能异常过速，致使骨头发育过早过快，从而引起发育障碍、骨头畸形而形成特殊疾患。骨系统之外内脏储脏器、内分泌脏器也发生了病变。因为骨头发育显著障碍，导致所谓矮小成人。关于该病，有水污染说、重金属中毒说、铁中毒说等。①

1943 年满洲医科大学的教员发现，该病在奉天省、安东省、通化省、吉林省、间岛省、滨江省、三江省、龙江省、黑河省等地蔓延，罹患率在百分之几到 60% 左右。满洲医科大学教员根据现地及医院收容患者的相关临床症状，一方面进行病理解剖，另一方面极力提倡维他命 A 对于该病的治疗及预防是有效的。②

3. 克山病（"满洲"心肌变性症）

1935 年晚秋初冬时期，龙江省出现了病因不明的疾病患者。该病女性患者比男性患者多，尤其是妙龄女性罹患率更高，这种极为奇怪的态势令各发生地一片哗然。例如龙江省 250 名患病者中，同样症状患者男子 54 名，女子 185 名，症状不明者 11 名。特别是该省克山县最为显著，患者仅仅一两天就急速死亡的奇病不断出现，一时被疑为鼠疫。伪满政府及各研究机关以克山县为中心开始展开调查研究，当时调查会议决定该病病因确定之前，暂以地名命名为"克山病"。③

根据伪满于 1936 年的调查，该病约于 25 年前就已存在，在从南满洲迁移此地，从事农地开垦的汉人村落里每年都会发生。特别是 1935 年，发病比往年多，所以引起日本卫生行政官和铁道职员的注意。1936 年以伪满洲国民政部为中心，满铁、满洲医科大学、日满军部一起结成了"克山地方病不明疾患病源调查委员会"，一直持续到抗日战争结束。在此期间，参加调查的满洲医科大学的教授及其学生，组成了临床班，一直作为调查主力。该病的实际情况及主要病变等相关情况，根据临床班的调查，判明骤然死掉的原因是特发性心脏衰竭。与此同时，临床班努力对一般住民进行健康诊断，最终弄清楚了除了突然死亡者以外，还有很多慢性的心肌障碍患者。所以，临床班通过解剖进行的病理

① 浅田顺一：《满洲开发と風土病》，第 4 页。
② 满史会编：《满洲开発四十年史》補卷，第 162—163 页。
③ 浅田顺一：《满洲开発と風土病》，第 5 页。

检查，认为急性死者是最新的心肌变性，但慢性死者是伴有高度瘢痕形成的陈旧性心肌变性。也就是说，临床班最后得出的结论是，该病主要的病变是特发性的心肌变性症，急性及经过慢性而导致的。另外，关于病源，经过临床、环境卫生两班的协同调查，认为主要原因是住民的暖炕结构不良，冬季屋内漏烟致使空气不良，又加上人们冬季有蛰居的习惯，这些因素导致一氧化碳慢性中毒。

作为一氧化碳中毒症的病例，在东北这样地域性密集多发的情况并不少见，完全是由于住民的特殊生活方式和环境所致，正因为如此，日本调查者认为应该被称为地方病。东北地区主要分布地有鸭绿江附近的东边道地域（通化、安东两省及接近奉天省的一部分）、西南地域（热河省）及北方地域（北安、龙江、滨江、三江、吉林诸省）三地域。①

由于调查认为东北住民的特殊生活方式和环境，导致一氧化碳中毒症的病例密集多发，因此建议日本移民在房子构造上应该进行通风等方面的改善。所以，满洲医科大学致力于弄清这些疾病产生原因的主要目的并不是为了中国人的健康着想，而是为日本人移居东北，适应在东北的生活做准备。

二　发汗作用以及对寒冷气候的生理驯化研究

满洲医科大学生理学研究室传统上一直是以发汗为研究对象。但是，绪方维弘教授于 1937 年突然对该研究室的研究方向和主题进行了 180 度的大变更。京都帝国大学教授正路伦之助实施了海拉尔耐寒研究。以参加该研究为契机，满洲医科大学生理学教室开始转向以寒冷环境下体温的调节为对象进行研究。我们可以看一下如下记述：

> 正值伴随北满开拓的必然要求，所以进行了对于冬季寒冷气候下的身体反应研究。加速这种机运的是昭和 12 年冬京大教授正路伦之助教授一行在海拉尔进行的耐寒研究。当时还是助教授的绪方被黑田教授命令参加正路教授一行，这就是满大生理学教室成为寒冷环境下

---

① 满史会编：《满洲开発四十年史》補卷，謙光社 1965 年版，第 156 页。

体温调节生理学组织的动机。①

从 1937 年开始，满洲医科大学的生理学研究室由过去高暑时的发汗研究进行了完全的变更，转换为对寒冷气候下人体的适应研究。②

三　中国人的衣食住行研究

伴随日本移民在东北地区的激增，为了探求适应东北风土气候的生活方法，满洲医科大学的教授及其学生对东北各城市及农村的各阶层民众进行了饮食调查。调查结果认为中国人的大众饮食最大的缺陷是对谷类极端偏食，由于饮食过于单一，所以营养不调，疾病多发，体质恶劣。其中极端的例证就是，土工苦力及煤矿工人，食用含有高达 7000 卡路里的谷类食物，多发生营养不调的疾病。为此，满洲医科大学进行了改善食物性质的实验，汲取原来一半数量的卡路里来增进健康，提高能率。另外，满洲医科大学还在奉天省多个地方对一般中国人的卫生实际状况进行了长期实地调查，弄清了出生、死亡、罹患率等问题。③

四　在满日本人的保健问题

卫生学的三浦运一教授及其学生对在满日本人的保健状态以及气候的影响进行了调查研究。结果显示在满日本人的健康状态很不好，结核病等各种传染病的罹患率较高，并确认冬季长期的屋内蛰居生活习惯是致病的主要原因。为此，三浦等在学校内建设了用于实验的居民住房，根据暖房、换气等实证实验，制定了移民居住方法的标准，作为适应气候的对策。另外，三浦等主张奖励实行屋外运动的移民和冬季运动，以此促进在满日本人的健康。④

---

① 绪方维弘、武内睦哉：《生理学教室》，《柳絮地舞ふ——满洲医科大学史》，辅仁会满洲医科大学史编辑委员会 1978 年版，第 33 页。

② 末永惠子：《戦時医学の実態——旧满洲医科大学の研究》，樹花舎 2005 年版，第 15—16 页。

③ 满史会编：《满洲開発四十年史》補巻，謙光社 1965 年版，第 156 页。

④ 同上。

五　开拓医学的研究和实地指导

　　伪满洲国建立以来，日本实施了将日本农民向北满大规模开拓移民的计划，但是寒冷的气候和贫困的经济原因，对开拓移民事业造成极大障碍，日本政府对开拓民的生活和保健卫生极为关注。1940 年 9 月，满洲医科大学内开设了开拓医学研究所，动员校长以下的教授和学员，整合关于农业开拓民的医学卫生学的调查研究和实际生活指导的统辖体制。满洲医科大学对于满铁所属的青少年义勇队开拓团派遣常驻医疗人员十几名，担任医疗和健康管理。另外，满洲医科大学还对从日本召集来的开拓医师，实施开拓地保健的实际教育，对于中国东北开拓事业寄予厚望。①

　　以上虽然不是满洲医科大学的全部内容，但是从满洲医科大学的重要研究内容来看，其研究内容具有殖民地医疗和战时殖民地医疗两方面的特征。各种传染病和地方病对在满日本人的健康和日本的殖民地统治有很大威胁。与此同时，日本通过对各种传染病和地方病的预防治疗，可以宣传其殖民统治的正当性和善政性，对于传染病和地方病的研究主观上是为了殖民者的健康和统治而进行的。对于中国人的衣食住行的调查研究以及对在满日本人保健状况的调查研究，其目的和出发点都是为了探求在满日本人如何适应东北的风土气候及居住和生活方法。就满洲医科大学卫生学研究室而言，自 1925 年设立后，对移民地"开拓团"进行了频繁地调查。该研究室的研究方针，首先，"弄清在满日本人卫生状态的真相以及满洲气候对其的影响，改正在满日本人的生活方式缺点，确立其适应满洲气候风土的生活方法"。其次，"调查在满的中国人和其他民族的人口生态，弄清其卫生状态的实际状况"，"其长处供日本人进行生活改善参考"。② 最后，满洲医科大学卫生学研究室一直把"满洲"的流行传染病、地方病作为研究重点。1936 年以伪满洲国民政部为中心，满铁、满洲医科大学、日满军部一起对克山地方病进行调查，在弄清病因的基础上对日本移民的房子构造进行了通风等方面的

---

① 満史会编：《満洲開発四十年史》補卷，謙光社 1965 年版，第 160 页。
② 熊田正春编：《柳絮地舞ふ：満洲医科大学史》，第 68 页。

改善。① 所以，满洲医科大学的选择性研究，最终目标是为日本人移居和适应"满洲"做准备及进行指导，出发点完全是为日本人服务。

随着战后移民的正式植入，满洲医科大学的调查和研究也以日本人在东北新环境下的适应为目的，进行大量基础研究。满洲医科大学开设了开拓医学研究所，指导开拓团的实际生活、派遣常驻医疗人员进行医疗和健康管理。

更甚者，满洲医科大学和臭名昭著的七三一部队之间有着千丝万缕的联系。在满洲医科大学地下室有细菌研究室主任北野政次用来进行细菌实验的动物饲养室，而北野正是在 1942 年 8 月至 1945 年 3 月间，代石井四郎担任了七三一部队第二任部队长。在日本统治该校的 34 年间，南满医学堂和满洲医科大学前后不仅培养了大批为其侵略战争服务的医务人员，还成为七三一部队进行细菌实验和活体解剖实验的基地。例如，1941 年日本特务机关先后将 18 名中国爱国人士押到满洲医科大学，交给该校的日本教授做活体解剖，并且还写出《中国人脑的组织学研究》等论文，发表在日本《仙台大学学报》上。②

小　结

满洲医科大学名义上是一所私立大学，但其设立和经营都是由满铁支持和控制的。而众所周知，满铁是日本侵华的一个重要决策和研究机构，满洲医科大学作为其所属机构，其职能和研究内容也摆脱不了为日本侵华以及为日本殖民者服务的目的和范围。殖民地医疗卫生是为了确保殖民者健康和统治所实施的。为了培养日系医疗人才，日本学生数大幅增加。由于本科部的毕业生绝大部分都是日本人，日本学者饭岛涉曾这样评价满洲医科大学："与其说满洲医科大学是殖民地大学，不如将其看作是日本的医科大学在殖民地的存在。"

满洲医科大学的本科部中，日本学生占绝对比例，并随时间推移，日本学生比例增加趋势明显。而且，日本籍和中国籍学生之间存在显著待遇

---

① 满史会编：《满洲开发四十年史》補卷，第 156 页。

② 孙邦主编：《伪满史料丛书——殖民政权》，吉林人民出版社 1993 年版，第 179—180 页。

差别，据满洲医科大学以及新京医科大学的毕业生回忆，不仅他们住宿条件不同，就连吃的也不一样，日本学生可以吃大米，而中国学生则要吃高粱面，并且有些课程也是禁止中国学生同日本学生一起上的。[①]

另外，包括满洲医科大学在内的东北地区的医学校，都是在很短时间内根据日本的大学令，由专科或其他类学校直接升格为大学的，并没有经过特殊的培训等，虽然名称变了，但是实际内容并没有大的变化。即使当时设备最完备、人员最多的满洲医科大学的水平，其实也只是相当于日本国内的专科医学校。这些医学校上至校长下至教员大部分都从日本国内招来，并且其职称几乎都比日本国内高了一级，比如在日本是副教授的，到了东北就可以直接升为教授。

满洲医科大学毕业的学生主要在东北就职。但是抗日战争全面爆发之后，开业医大幅减少，官公立医院和医学校的就职者增多。伴随对医师统制的强化，开业越来越困难，其中折射出殖民地医疗向战时殖民地医疗的转化。而且日本侵华战争全面爆发后，特别是1939年以后，年轻教员以及医科大学的毕业生或在校学生也都逐渐被召集去战场。例如，满洲医科大学的医局人员渐渐被应召，各医局人数减少，结果各研究室教授以下只剩下一两名医局人员，其他几乎都被召集了。由此一来，战争优先，医疗关系者卷入战争，为战时体制所服务，反映了战时殖民地医疗的状况。

满洲医科大学的重要研究内容之一，即与战争有密切关系的医学领域。例如，满洲医科大学的绪方维弘教授，突然改变研究题目，和自己原来的研究方向完全不同。当时，像绪方这样为了战争和殖民者的需要而改变研究题目的人并不是少数。那时的中坚医师已经不满足于原来的医学研究室，而是积极进入战争医学研究范围。这样的研究和教授的指导完全没有关系，而是在军部的教唆和援助下进入战争医学的领域。[②]也就是说，医学研究往往和自身的意志和兴趣无关，而是必须围绕战争医学领域展开。

满洲医科大学的研究重点紧紧围绕为日本殖民者服务的目的。满洲医科大学除了一般科室和研究外，还承担着对"满洲"医学和卫生学进行

---

① 《15年戦争と日本の医学医療研究会会誌》2005年第5卷第2号，第44页；许雪姬：《日治时期在"满洲"的台湾人》，台北中研院近代史所2002年版，第53页。

② 熊田正春编：《柳絮地舞ふ：满洲医科大学史》，第1108页。

研究调查的中心职能，特别是以具有"满洲"特色的问题作为重点研究对象，例如对东北各种传染病和地方病、寒冷气候的生理适应性、中国人的衣食住行、在东北的日本人保健问题、开拓地医学的研究和实地指导等方面的研究。这些研究是为了探求在满日本人适应东北风土气候的居住和生活方法。

满洲医科大学的研究，主观目的和出发点都是为了殖民者的健康和统治，为了日本的移民事业服务，并不是从被殖民者的健康角度出发进行的。在战争体制下，为战争服务，满洲医科大学甚至进行和战争关系密切的细菌实验和活体解剖。满洲医科大学在国家主义和战争至上的裹挟下，越走越远，完全偏离医学的本质和轨道。

第 六 章
开拓地的医疗卫生事业

上述几章关于医疗设施的改善及医疗人才的培养等，主要是围绕城市进行考察的，而关于伪满洲国农村的状况，因资料较为缺乏，和城市情况相比，有更多尚未弄清楚的地方。偏僻农村民众的医疗卫生状况和城市相比，其恶劣状况不难想象。但不能忽略的是，当时日本非常重视向伪满洲国进行开拓移民事业，开拓地多在偏远农村，农村的状况事关移民事业成败与否。若要将伪满洲国农村医疗卫生的整体情况弄清楚，根据现有资料难度很大，如果仅限定在开拓地农村的话，根据资料能够弄明白的部分将会增加。另外，日本人宣称开拓地医疗同时兼顾周边原住民，因此，开拓地医疗卫生情况一定程度上代表了日本及伪满在农村医疗卫生方面的最高水平和最大投入。因此，本章聚焦在东北农村的特殊地域，即开拓地，以此为代表来管窥农村的医疗卫生情况。另外，随着日本侵华战况的恶化，医疗人员不断被征召到前线去，作为殖民统治手段之一的开拓移民事业，其相关的医疗计划也受到顿挫。本章试图在弄清日本移民事业失败结果的基础上，揭示开拓地医疗卫生的战时和殖民地特征。

第一节　移民政策的策划和确立

1906 年日俄战争后，日本从俄国手里取得了旅顺、大连的租借权以及长春、旅顺间的铁道及其附属地。为了强化殖民地统治，进一步扩大侵略，日本统治集团内部开始不断提出"满洲移民论"。

对此问题，提倡最力的应属曾先后任桂太郎内阁内务、陆军和文部大臣的儿玉源太郎。在日俄《朴次茅斯条约》签订前夕，儿玉拟定了《经营满洲策略概要》，他认为："战略上经营满洲的惟一秘诀，就是表面上装作经营铁路，暗地里则要充实各种设施……经营铁路的机构必须装作除铁路之外与政治、军事全然无关。"① 儿玉和首任满铁总裁后藤新平还立足于将来沙俄必然复仇的设想，一致认为："满铁应是采取企业形式的政府别动队，它应带有显著的军事性质。"② 儿玉特别强调："战争不可能常胜不败，永久的胜利取决于人口的增减"，若将很多日本人移民到中国东北地区，那东北"自然而然会成为日本的强大势力范围"。③

1906 年 7 月 24 日，力主建立满铁和向中国东北移民的儿玉却因脑出血暴卒，"经营满洲"的"创见"重任自然落到后藤身上。同年 11 月 13 日，后藤新平被任命为第一任满铁总裁，并在《满铁总裁就职情由书》中提出如下见解：

> 日俄间的冲突，恐怕不会因满洲一战而结束。无论第二次战争何时到来，若胜券在握，则先发制人；若尚无把握，则持重以待。纵然再战不胜，我方亦尚留有善后的余地。总之，日本在满洲应始终处在以主制客、以逸待劳之地位。而经营满蒙的诀窍就是：第一，经营铁路；第二，开发煤矿；第三，移民；第四，发展畜牧诸农工业设施。其中尤以移民为最，（中略）目前，通过对铁路的经营，不出十年，将五十万日本移民移入满洲，届时俄国虽强，亦不敢轻易向我方挑起战端。和战缓急之主动权，安然握于我之手中。假如帝俄一战而将我击败，我国即使一度失败，亦仍将不失东山再起之基础。（中略）我们倘在满洲拥有 50 万移民和几百万畜产，一旦战机对我有利，则进而做好入侵敌国的准备；于我不利，则岿然不动持和以待时机；这便是经略满洲大局的主张。④

儿玉和后藤的移民主张深得日本部分政客的支持和拥护。1910 年 3 月，在日本召开的议会上，小村外务大臣明确提出"二十年向满洲移住大和民族百万户计划"⑤。日本帝国主义向中国东北移民的目的，就是要

---

① 满史会编：《满洲开发四十年史》（中译本），第 76、93 页。

② 同上。

③ 关东军统治部：《日本移民方案要纲说明书》，1934 年。

④ 鹤见祐辅：《正伝新藤後平》4，藤原书店 2005 年版，第 44—45 页。

⑤ 六嘉川细：《植民史》，東洋经济新報社 1941 年版，第 487 页；田辺敏行：《满洲移民大観》，第 7 页。

增加伪满洲国内的日本人口，使其永远居住在东北，成为大和民族发展的基础，造成日本人口在中国东北的优势，壮大日本在中国东北的实力。因此，1936 年日本将"二十年百万户移民计划"确立为广田内阁的"七大国策"之一，决定在 20 年内向中国东北移民 100 万户，500 万人。其计算方法是按照每户农业移民家庭人口为 5 人来计算，计 500 万人。5 口之家意味着夫妇 2 人及子女 3 人，而入植移民的男性户主要求年龄在 30 岁以下，特殊者要求在 35 岁以下。从年龄上看，入植者本人正是青壮年时期，他们仍有生育能力，而求人口发展，并不加以控制。同时，按照上述年龄要求，他们的长子应在 10 岁左右，10 年以后，最初移入的子女也将陆续成为人口繁衍者。从这个意义上讲，在满洲的日本人数量将以几何数字增长。如果再加上日本在中国东北的官吏、军人、职员、工人、教师、经商者和自由职业者，20 年后恐怕不止千万人，将会占伪满洲国人口的五分之一以上，将会大大改变伪满洲国的人口结构。①

"九一八"事变后，随着伪满洲国的成立，确立了所谓三大国策，即产业开发五年计划、北边振兴三年计划和百万户移民二十年计划。其中，制定"满洲"移民政策的原因，即维持"满洲"治安、创设对苏作战基地、救济日本内地农村移民三方面。

"九一八"事变后不久，为了镇压各种反满抗日势力，维持治安，关东军设想将日本在乡军人组织起来，形成治安维持队的计划。1932 年 1 月，关东军在奉天召开"移民会议"，7 月制定"开拓民农地选择及取得对策案"。根据该方案得出的结论是"农耕合适地均已被中国人占据，所以要想取得理想的移住地，除了向原住民的已耕地进行强制征用以外别无他法"②。日本殖民者为了向伪满移民提供耕地，采取了对中国民众强制征用耕地的办法。

日本移民的重点是苏联和中国东北接壤的边境地区，大多数移民都被分配在这些地域。因为日本认为，一旦日苏战争爆发，可将其作为对苏作战基地和日本军队辅助机关。③ 第一次世界大战后，以 1920 年 2 月股市暴跌为起点，全球经济不景气。在日本国内，农产品价格持续下滑的同

① 高乐才：《日本"满洲移民"研究》，人民出版社 2000 年版，第 4—5 页。
② 满史会编：《满洲开发四十年史》补卷，谦光社 1965 年版，第 180—184 页。
③ 同上书，第 180—184 页。

时，城市失业者不断回到农村，这对已经非常窘迫的农村经济形成了又一层的压迫。城市的劳动争议不断发生。另外，日本全国各地农村也都发生了关于租种的争议，而且已从最初单纯的经济要求向政治要求过渡，强烈要求"土地归农民"，日本政府为镇压骚乱及平定舆论，其中手段之一即实施移民政策，把这些人作为向中国东北移民的对象。对于没有土地的日本农民来说，可以无偿获得肥沃的土地，而且还可以取得去中国东北的费用，无疑是很有诱惑力的条件。这些条件和诱惑使得家里有两三个男孩的贫农内心澎湃，决定去一个新天地。①

第二节　移民计划和开拓机构的设置

一　移民阶段和计划

日本向中国东北的移民主要分为试验性武装移民和大规模移民两个阶段。

第一阶段是 1932—1936 年间。这个时期是日本国家组织的有计划的试验性移民阶段。该阶段针对原来普通民众的"普通移民"改为"特别农业移民"，特别移民是以退役军人为主体，警备上采取屯田兵制组织，拥有充分的自卫能力。② 其目的就是以武装的农业移民来维持治安，对关东军镇压东北地方的抗日势力起到辅助作用。由此，这个时期的试验移民也被称为武装移民。这个阶段一共进行了四次移民，共约 1800 户。③

这种屯田兵不仅是可兵农兼顾的军人，而且是具有生产基础的军队。他们一手拿枪，一手拿锹，作为兵的方面不是绝对的消费者，作为农的方面又可以得到补充，是从事武术军事的特殊军人。④ 从地理分布上看，这些武装移民大部分集中在北满的三江省和滨江省。这种分布除了因该地区具有大量的可耕地以外，其主要原因是军事意义上占有重要地位。关东军希望将日本农业移民培养成维持和确保治安的合作者，配合关东军镇压抗

---

① 満史会编：《満洲開発四十年史》補卷，第 180—184 页。
② 関東軍統治部：《日本移民方案要綱説明書》，1934 年。
③ 満史会编：《満洲開発四十年史》補卷，第 184 页。
④ 加藤次郎：《兵農殖民政策》，慶応書房 1941 年版，第 174 页。

日武装力量。①

　　第二阶段是 1937 年以后的大规模移民。到 1935 年为止，日本迁入北满各地的开拓团合计有 9 个。基于移民体验，关东军得出了日本向伪满进行大量移民是可能的，日本最终将送出大量开拓农民作为其重要国策之一。该计划从 1937 年开始，即 20 年内向中国东北地方送出 100 万户移民为目标，并打算将该计划分为如下四期实施。

表 6－1　　　　　　　　　　　　移民计划

第一期	1937—1941 年	十万户
第二期	1942—1946 年	二十万户
第三期	1947—1951 年	三十万户
第四期	1952—1956 年	四十万户

（《満洲開発四十年史》补卷，第 184 页）

　　日本为了消灭东北抗日联军及完善对苏攻势，将移民的绝大部分都分布在东北抗日联军的游击区和漫长的中苏边境的"北满"地区，并以重要程度划分为国防三线地带。从间岛、牡丹江、东安、三江、黑河、兴安北至兴安南为"国防第一线"，也称"开拓第一线"。分布在这一地带的开拓民作为对苏防御、作战上的军事辅助者，一旦有事即作为关东军的后备兵力充当牺牲品。这一地带的开拓民，占日本移民总数的五成。从长白山、哈尔巴岭、老爷岭及大兴安岭内侧至松辽平原外缘一线为"国防第二线"，也称"开拓第二线"。分布在这一地带的开拓民，占移民总数的四成，作为配合关东军镇压反满抗日武装部队和伪满洲国治安确立及维持的协力者。"国防第三线"也称"开拓第三线"，指政治、军事、经济、工业重镇及交通要地附近，分布在这一地带的开拓民，平时生产供给都市和大和民族的食品，如各类牛乳、黄油、蔬菜、水果等，有事之际起到对都市进行防卫的作用。②

　　第一期五年计划按照预定在 1941 年顺利完成，1942 年开始进入第二

---

① 高乐才：《日本"满洲移民"研究》，人民出版社 2000 年版，第 14—15 页。

② 同上书，第 16—17 页。

期五年计划。① 日本企图通过开拓民使日本在中国东北人口比率得以扩大，从而达到对伪满洲国控制占领的目标。但是，1942 年以后，日本移民事业开始衰落。太平洋战争爆发后，被军队征召的青年劳动者人数增加，日本国内军事工业也不断扩大，所以日本农村的劳动力大幅减少。实际上，这个时期日本农业移民团的定额数量和实际移入数量之间经常明显合不上。1942 年移民的移入率激减为 50.2%，1943 年一般开拓团计划户数是 19680 户，但实际上移入户数只有 2895 户，移入率更是激减为14.7%。随着关东军向南方战线的大转移，被军队征集的移民团员也急速增加。在日本战败前夕，某一 300 户的移民团除了孩子、老人和妇女以外，只有身体虚弱的青年 20—26 名。② 所以，日本的移民政策在事实上已经土崩瓦解了。

二　日本人开拓民的种类和特征

开拓民的种类，根据开拓团的移入形态和成员数的多少，其名称各异。例如由开拓青年义勇队编成的团、由从日本内地到转职者结成的团等，根据各自编成人员和送出条件等，其种类也不一样。最初一般开拓民中大体分为集团开拓民、集合开拓民和分散开拓民，但第二期计划中废除了集团和集合的区别，50 户以上均作为集团开拓民处理。③

1. 集团开拓民

"集团移入的目标是构成村，集合移入是构成部落，集团移入是以小面积的未耕地为主，集合及分散移入主要是以小面积的未耕地或者既耕地为目标。"④ 根据这样的明确规定，集团开拓民的目的是构成村，日本希望以村作为行政协同体进行运营，进行建设经营活动。因此，在形成开拓团时就必须考虑必要的人员数量和大面积的耕地，以此构成村，作为行政中心体。最初集团开拓团的建设，至少由 200—300 户来建设，但 1942 年后因移入人数大幅减少，规定 50 户以上都作为集团开拓，根据这些单位的集合，目标是建设千户、二千户的大集团。

---

① 满史会编：《满洲开発四十年史》補卷，第 184 页。

② 张志坤、关亚新：《中国残留日本人孤儿》，五洲传播出版社 2006 年版，第 372—373 页。

③ 满史会编：《满洲开発四十年史》補卷，第 208—209 页。

④ 同上书，第 209 页。

2. 分散开拓民

分散开拓民的移住形态是以开拓农村的自立自强为目标，50户以下进行移入，其移入地的前提是医疗设施和子弟的教育没有障碍，在已有的社会设施，例如医院、学校等可以利用的地区。集团开拓民是要建设开拓的据点，分散的开拓民则是在这些据点的附近移入，其特质和集合开拓民一样，小户数容易解决，不需要长期的团建设时间，具有进度迅速等特点。分散自由移民团员的构成，都是由相互了解的人自行组成，经过日本拓务省和伪满洲国政府同意批准的移民，因此容易组合，因人数较少，每个团体所需的土地面积容易选定和解决。自由分散移民，分布在东北各地、各行业，容易产生民族融合的效应，实现以"大和民族"为核心的战略目的。①

3. 义勇队开拓民

抗日战争全面爆发后，日本国内适龄人口陆续应征入伍，移民源几乎面临枯竭。为了确保移民计划的实施，日本政府决定从1938年开始推行"满蒙开拓青少年义勇军"移民。1939年关东军感到该名称的军事目的过于暴露，同年12月将其改为"满蒙开拓青少年义勇队"。招募对象是日本各县16—19岁的青少年。但实际上15—16岁青少年居多，占募集总数的77.2%，到1941年，年龄层更为降低，平均年龄仅在14—15岁。被召集的青少年移民，首先在日本国内设置的训练所内训练2—3个月，特殊情况也可以训练4—6个月，然后送往日本在中国东北设置的青少年训练所内进行为期3年的现地训练。东北训练所内以军事训练为主，教官一律由关东军的将校军官担任，按照陆军步兵操练，以适应军队和战争的需要，以备随时抽调。②

1941年以后，"义勇队开拓团"占日本移民的80%。义勇队的成员，大多数是没有继承权，没有希望成为农业经营者的日本佃农的次子或三子、四子。在日本侵略战争不断扩大，成年男子越来越多地被征入伍，农业劳动者急剧告缺的情势下，日本帝国主义像征兵一样征集义勇军，送到伪满洲国，企图一箭双雕，既推行移民侵略，又贯彻军事意图。义勇军绝大部分分布在中苏边界地区和军事要冲地带，作为军事侵略的后备力量，

---

① 高乐才：《日本"满洲移民"研究》，人民出版社2000年版，第71页。
② 同上书，第18—19页。

他们既是关东军的现地兵源，又是战时守备铁路、军事设施和镇压中国人民反抗斗争的别动队。①

经过四年的训练，1941年10月1日，日本政府创设了第一批"义勇队开拓团"。1942年和1943年又分别组织了第二批和第三批"义勇队开拓团"。其移入形态和集团开拓民虽然没有什么不同，但义勇队开拓民主要是14—18岁的青少年。正因为如此，大部分义勇队开拓民进入开拓团之后，有的很快被征召入营，必须暂时离开开拓团。在此情形下，土地耕作低下，开拓团建设较为迟缓。另外，义勇队成员还涉及将来配偶等问题，都是和其他一般集团开拓民不一样的地方，经常有特殊事情发生。所以，义勇队开拓团的建设时间比《开拓民法》规定的一般开拓民的建设时间要长一年，假定为六年。但是，政府补助金及接受满洲拓殖公社融资等和一般集团开拓民是一样的。②

日本青少年移民经过为期3—4年的训练，不仅掌握了基本军事常识和军事技术，而且正好到了入伍年龄。事实证明，青少年移民真正成为开拓民者寥寥无几，绝大多数被征兵入伍。所以，青少年义勇队的开拓只是一个招牌而已，其真实目的就是解决日本关东军的兵源问题。③

三 移民机关的设置

随着大量移民国策的确立，日本和伪满洲国扩大了如下移民机关。

1. "满洲拓殖公社"

关于中国东北农业移民的可能性，日本有着很大的争论，但经过第一次和第二次的试验移民，日本得出了伪满开拓民可以定居的结论。其结果就是，要求设立现地助成机关，由此于1935年12月设立了"满洲拓殖有限公司"，1937年8月，关东军将其改组扩大为"满洲拓殖公社"。原已存在的"满鲜拓殖有限公司"是对移住东北的朝鲜农民进行赞助的组织机构，1939年末被"满洲拓殖公社"吸收，企图实现开拓助成机关的一元化。1941年6月，两公司进行合并，最终达成了开拓事业的一元化。日本原来设想将"满洲拓殖公社"和"满鲜拓殖公社"合并，且把"满

---

① 解学诗：《伪满洲国史新编》，人民出版社2008年版，第568页。
② 满史会编：《满洲開発四十年史》補卷，第208—209页。
③ 高乐才：《日本"满洲移民"研究》，人民出版社2000年版，第20页。

洲拓殖公社"变为伪满洲国的"特殊法人"。但是，日本帝国主义一方面粉饰移民活动的侵略实质，让伪满洲国出头露面；另一方面却拒不交出移民的主导权，形成所谓"日满合办"的公社。①

"满洲拓殖公社"的业务是开拓地的建设及经营相关的助成辅导、开拓民必要资金的贷给、开拓民必要物资的配给、开拓地产物的贩卖斡旋、开拓用地的取得和管理及处分、为开拓民提供必要事业的费用及金融以及这些事业附带的业务等。为了实施这些事业，公社在新京设立本社，在东京和朝鲜京城设立支社，在哈尔滨、牡丹江、吉林、奉天、扎兰屯和延吉设立地方事务所。另外，地方事务所下面设立受其管辖的办事处、办事所、农事场。本社除了总裁室以外，由开拓部、土地部、需品部、工务部及检察职务构成，另外，还设置了需品事务所、农机具修理工厂等。②

2. "财团法人满洲移住协会"

日本认为有必要设置"满洲拓殖公社"的姊妹机关，因此在设立"满洲拓殖有限公司"的同时，于 1936 年 11 月在东京设立了"财团法人满洲移住协会"。该协会的目的是助成中国东北开拓事业的统一发展，并资助所谓的东北产业开发。其主要进行如下工作：开拓事业的促进及后援、开拓事业相关的调查宣传和介绍，移住者斡旋、移住者训练以及进行其他为了达成开拓民事业的必要事项。③

3. "满洲拓殖委员会"

"满洲拓殖公社"作为开拓国策的现地实行机关，是拥有日"满"两国籍的特殊法人。因此为了对"两国"监督机关进行联络协调，而且为了达成监督机关的一元化，根据《满洲拓殖公社设立相关协定》第十四条规定，"两国政府"分别任命 6 名委员和 7 名随行员，促成公社事务的常设性监督机关。1937 年 9 月，在新京设立了"满洲拓殖委员会"。④

4. 开拓总局和各省的开拓机关

随着二十年百万户移民计划的确立，1939 年 1 月 1 日，日本废除了产业部内的开拓司机构，新设了开拓总局，作为产业部的外局，企图将其

---

① 解学诗：《伪满洲国史新编》，人民出版社 2008 年版，第 570 页。
② 满史会编：《满洲开发四十年史》补卷，第 189—190 页。
③ 同上书，第 189 页。
④ 同上书，第 188 页。

作为对百万户计划进行调控的机关。开拓总局所管事项有：开拓民相关的移入计划的树立和认可、开拓民的指导助成、用地调查及开发地的取得和开发等。①

开拓总局是隶属于伪满洲国政府，执行"满洲开拓政策"的主管部门，是伪满洲国内"未开发地区和开拓民事业一元化的综合运营官厅"②。实际上，开拓总局是日本设在伪满洲国内监督东北移民的施行，具有移民实际权力的行政机构。③

开拓总局设立后，各省也设立对应的开拓机构。移民事业多的省份设立开拓厅，移民事务相对较少的省份在民生厅或实业厅下面设立农林科或者开拓科、地方科等，各县旗根据移民事务的繁简，设立开拓科或者开拓股。④ 各省、县、旗的移民机构直接受省、县、旗公署和开拓总局、开拓厅的双重领导，但实际权力还是由日本方面掌握。⑤

5. 开拓研究所

为了对开拓地农业经济、农业建设、土地利用开发、生产技术、农民生活、农村文化等相关事务进行研究，伪满洲国政府于 1940 年 6 月设立了兴农部大臣直属的开拓研究所。研究所为了实践研究成果，实施了开拓民指导员的培养训练，并于 1940 年在滨江省的哈尔滨、黑河省的黑河、三江省的佳木斯设置了分所，在滨江省的满沟、吉林省的磐石设置了支所。⑥

6. "满洲农地开发公社"

随着战争的长期化、白热化，日本制造大规模农地，特别是迅速开发开拓用地，以确保日满粮食自给自足体制的要求越来越强烈。因此，根据 1944 年 2 月 21 日公布的《满洲农地开发公社法》，同年 3 月 1 日，"满洲土地开发有限公司"改组扩充，设立了伪满洲国特殊法人机关，即"满洲农地开发公社"。该公社的设立即为了加速开发大规模农地。⑦

---

① 满史会编：《满洲开発四十年史》補卷，第 186—187 页。
② 石艳春：《日本"满洲移民"社会生活研究》，高等教育出版社 2011 年版，第 43 页。
③ 高乐才：《日本"满洲移民"研究》，人民出版社 2000 年版，第 255 页。
④ 同上。
⑤ 石艳春：《日本"满洲移民"社会生活研究》，第 43 页。
⑥ 满史会编：《满洲开発四十年史》補卷，第 189 页。
⑦ 同上书，第 186 页。

第三节　开拓地的疾患及医疗卫生措施

　　日本在中国东北成立伪满洲国傀儡政权后不久，便以在"满洲"全土扩大日本人势力为目标，在"日满不可分""民族协和"的名义下，向伪满洲国大量输送移民。但是，阻挡日本人"大陆雄飞"梦的不仅有当地中国人的抵抗，而且东北残酷的气候、风土病、传染病，也给他们的生活带来了巨大威胁。

　　不论从气候还是饮食和居住方面，中国东北地区都和日本完全不同。由于不适应气候和生活环境，日本移民到中国东北以后，患病情况多有发生，特别是移民早期更为严重。移民所患疾病中首先最常见的是气候不适所引发的感冒及支气管炎、肺炎等，其次是消化系统疾病，其中多数是因饮水与食物不洁引起的痢疾。再者，因为劳累过度而引起的肋膜炎及肺炎、结核病。另外，因冬季劳动或在湿地劳动及营养不良等导致的神经系统疾病患者和牙痛患者也不在少数。例如根据第六次先遣队记录，先遣队 14 个团，实际人数 693 名，患感冒者 475 名，咽喉炎患者 191 名，占全部患者的 36.8%，消化系统患者 382 名，占 21.5%。大体上 6—8 月主要是胃炎和肠炎，1—4 月及 8、9 月以后感冒及流感较多，但重症较少。①

　　除上述病症外，比较特殊的是青少年移民，除了对东北地区气候、水土不适应外，严格的军事训练更使他们的生活和身体雪上加霜。法西斯式的训练，使许多移民者思想动摇，思念家乡和亲人，对移民事业充满失望和不满情绪，于是出现了所谓的"屯垦病"，致使自杀、逃跑事件时有发生。"屯垦病"是一种因思念家乡而引起的神经官能症。患者分为消极型和疯狂型两种，消极型患者表现出整日沉默不语、流泪不止状况，又称"自闭症"；疯狂型患者多施行暴力，又称"攻击型"。虽然移民当局先后采取了"寮母"（即宿舍的女性管理员）制度和征招"大陆新娘"的办法，但并未产生太大作用。移民和青少年义勇队员的应募者不断减少，日

---

　　① 南满洲铁道株式会社总务室弘报课：《开拓地の保健卫生》，1941 年，第 13 页。

本拓务省不得不多次缩减募集计划。①

为了使移民政策顺利实施，移民当局就必须采取相应的卫生保健措施。实际上，早在1895年以后日本对台湾进行殖民地支配之际，以应对疟疾为中心，日本卫生当局展开了"热带医学"。日俄战争以后，日本接收了"关东州和满铁附属地势力"，日本卫生当局提出必须开展和台湾完全不同质的传染病对策以及寒冷地区的适应对策。随后，以"九一八"事变为契机，日本开始向整个中国东北地方扩大势力圈，更进一步确认了未知风土病的存在，在进行大量移民之际，就必须实施能够保全移民健康的对策。开拓事业能够顺利施行的原动力是人，即开拓民的活动力，为了确保开拓民的健康，强化其活动量，增强开拓民的质和量，成为开拓事业的根本政策。②

开拓地的保健卫生问题是事关开拓政策能否成功的重大问题。所以，日本对开拓地采取了非常慎重的卫生保健政策。原来，开拓地的保健指导政策是从营养建设角度来进行，属于比较消极的保健措施。随着战争长期化，特别是太平洋战争爆发后，日本政府深感增强日本人体质以及通过日满来维持和培养日本内地农村人口的重要性，并且再次确认开拓地营养建设的主体是健全的开拓民，开拓民的强化和人口的增加是具有最基本意义的。

一 医疗设施建设

关于开拓地保健卫生问题，日本政府有各种讨论，1941年12月制定了具体实行目标，1943年开始具体实行。首先，1943年1月，作为政府行政机构，在民生部保健司内新设了开拓卫生科，负责开拓地保健卫生相关的一元化统制及各种策略企划。其次，根据1943年3月28日公布施行的《开拓保健团法》，3月30日召开了"开拓保健团设立委员会"，4月1日，正式设置了作为伪满洲国法人的开拓保健团，作为开拓地保健卫生的实行机构。开拓保健团的设置"可谓为开拓卫生政策构

---

① 石艳春：《日本"满洲移民"社会生活研究》，高等教育出版社2011年版，第54—56页。

② 三浦運一：《開拓医学の方向》，满洲国通信社：《满洲开拓年鑑》，满洲国通信社1942年版，第330页。

筑了基石"。[1]

1. 开拓保健团

根据《开拓保健团法》第一条和第三条规定，开拓保健团顺应政府开拓地卫生相关政策，作为"满洲国特殊法人"，目的是"企图彻底实施开拓地相关保健指导、预防卫生及医疗，接受日满两国政府的补助，负责其运营"。作为伪满政府政策的忠实执行机构，"开拓保健团和政府具有一心同体关系，不以营利为目的，运营的重点是开拓地保健指导和设置预防卫生，遇有罹患疾病者应给予合理的医疗诊治"。保健开拓团根据法律成立，接受日本和伪满两国政府补助，所以，它不单单是社团法人或财团法人，而是独特的特殊法人。

开拓保健团作为伪满中央组织的代表，为总体负责团务而设置理事长1名（名誉职）、作为理事长的辅佐机构，设置副理事长2名（名誉职）、理事5名（其中4名为名誉职、1名专任理事）、作为监查机构设置监事2名、作为咨询机构设置评议员及顾问（若干名）。理事长、副理事长、理事一起构成理事会，决定重要团务。上述机构下面作为实务机构设置的有参事、副参事、主事、主事候补约25名，构成本部。本部处理保健团的对外事项及团职员的人事、经营及其他团务，试图对保健团运营进行统一调整。

作为地方组织，开拓民的移入，在各省设置支部、市县旗设置市县旗办事处。各支部设有各支部长、副支部长、常任干事、干事、委员等名誉职位，并在下面设专任职员作为主事者；各市、县、旗设办事处长、常任干事、干事、委员等名誉职位，并在下面设立事务员。专任职员和事务员实际上负责各自所管辖区域内事务的联络调整。综合医院作为现场机关，在各开拓团或开拓协同组合所在地设置诊疗所，在团内合适的地方设置结核病疗养所及保健妇、助产妇、护士培养所，配置作为参事、副参事、主事的医师，作为事务员的主事、主事候补、雇员以及配置保健妇、助产妇、护士等，开拓保健团的业务主要由上述人员从事。

开拓保健团根据《开拓保健法》规定，负责经营开拓地的保健指导及与预防卫生的实施；综合医院、诊疗医院、诊疗所、结核疗养所的设施经营；附属医疗关系者的培养训练以及保健妇、助产妇、护士的培养和以上附带相关事业。也就是说，为了彻底贯彻开拓民的风土适应和母性及婴幼

---

① 民生部保健司：《满洲国卫生概要》，第37页。

儿的保健及传染病的预防，在各开拓团或开拓协同组合内常置有医师、保健妇、助产妇、护士，对开拓民进行随访，并积极展开具体而直接的指导。①

2. 诊疗所、综合医院、结核疗养所的设施经营

确立针对开拓民罹病的对策，日本认为主要有地理上、时间上、手续上的问题，以及医疗费用负担等问题。所以，日本要尽量完善开拓地的医疗设施，最低限度为开拓民建立可以进行简易医疗的设施等，这是开拓事业中非常重要且必要的事项。因此，开拓保健团决定大体上在各开拓团及开拓协同组合所在地设置一个诊疗所，在后方设置综合医院，选择特定地点，新设适合于开拓民的结核疗养所，企图使与开拓民相关的疾病能够得到最基本的保障。

针对集团开拓团，日本采取一个诊疗所主义，设置125—500平方米的瓦房诊疗所，根据诊疗器材的完备情况，一般设置5—20张普通病床，作为特殊疾病则拥有5—20张传染病床，并设置隔离病房。一般而言，移民迁入的第二年，临时诊疗所大体上成形，大体到第三、四年度，建成木造的诊疗所，地点是和团本部相邻而建。另外，像龙江省甘南地区的集团开拓团，是同一地区有多数团同时入植，应在总部的位置建设综合医院，可使资金和器材的使用效率得以提高。特别远的团，则设置简单的临时诊疗所。对人数较少的集合开拓团，在接近城市或者已经移入的集团开拓团的邻接地进行植入的，则没有必要设置上述独立诊疗所，仅建设应急性临时诊疗所。开拓团的诊疗所基于《开拓团法》，在团建设5年后进行废除（义勇队开拓团为7年），经济层面移交给开拓协同组合，行政层面移交给街村，该开拓团地向所在县移交管理，作为县立医院的分院，建筑物和地基由开拓共同组合向县进行无偿转让，设备及药品等进行有偿转让。②

到1943年为止，包含建设中的开拓地诊疗所一共有405所。其中，已建好的开拓团所在地有39所，仍在建设中的开拓团所在地有197所，开拓协同组合地域有38所，已建好的义勇队开拓团所在地有35所，建设中的开拓义勇队开拓团所在地有96所。

伪满规定诊疗所的职员定员，每个诊疗所应有医师1名、保健妇1名、

---

① 民生部保健司：《满洲国衛生概要》，第38—40页。
② 满史会编：《满洲开発四十年史》補卷，第196—198页。

护士 1 名，总共有 405 名。但实际上，直到战争结束仍有没有医师的诊疗所。1943 年度中期，建设中的诊疗所共有 126 个，1943 年末，需要 145 名医师的状态。日本为了弥补开拓地医疗人员的不足，设置了佳木斯医科大学和开拓医学院。1944 年佳木斯医科大学毕业生约 60 名，开拓医学院毕业生约 40 名。另外，日本还召集委托医学生及限地医师，以图进行补充。[1]

为了补充开拓地诊疗的医疗设施不足，伪满洲国政府计划在适合的地方设置综合医院，其规模大小根据各地实情而定。综合医院作为伪满洲国公营医院机关，是为了东北开拓民及原住民的医疗需求所设置。该综合医院作为地方公立医院，原计划到 1940 年度设置 11 所，但因资材缺乏，要完成该计划非常难。[2] 结核病诊疗所到 1943 年仍未建设，1943 年以后是否建设，因笔者资料缺乏，未能确认。

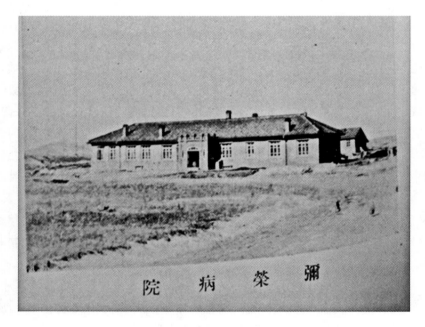

图 6-1   开拓团弥荣医院

图片源自：满洲拓殖公社经营部编：《開拓地福祉施設の概況》，满洲拓殖公社发行 1940 年。

---

① 民生部保健司：《满洲国衛生概要》，第 42—43 页。
② 小坂隆雄：《满洲开拓衛生の基礎》，金原书店 1941 年版，第 17—18 页。

　　由于开拓地诊疗所设施及医疗能力等有限，单纯依赖开拓地诊疗所，难以治疗不同疾病，特别是疑难杂症。所以，日本允许开拓民在一定条件下，可以利用国立、省立或市立医院及满铁医院。另外，根据各地情况，受关东军特别关照的开拓团，可以请日本军守备队的军医给予诊疗上的方便。①

3. 医师的配置和供给方案

　　开拓地医师不仅仅担任对开拓民的疾病诊疗，而且要对开拓民的生活实行全面保健指导。开拓地医师身份为团干部，待遇与其他指导员相同。每一个集团开拓团单独配属医师 1 名，集合开拓团地每六个团配属医师 1 名，担任巡回诊疗及巡回保健。根据开拓民的患病情况，开拓地保健员以内科为主，兼任对其他诸科的应急治疗。但像甘南地区有多数开拓团同时植入，故建设有综合医院，拥有相当于十个团的保健指导员数，设有内科、齿科、外科等专门医生。②

　　1941 年开拓地医师被赋予伪满洲国公医的身份，由开拓总局支付每年 600 日元的补助金，同时担任对附近原住民的诊疗。1940 年度第八次、第九次移民数量急剧增加，导致医师大量不足，民生部保健司和开拓总局密切联络，树立了三大政策，即由开拓医学院短期培养、从日本内地招募以及由佳木斯医科大学正规培养。

表 6 – 2　　　　　　　　　　　1941 年度末开拓团医师配置数

	集团开拓团	集合开拓团	义勇队开拓团	计
预定数目（人）	190	106	63	290
当前数目（人）	148	85	60	223
不足（人）	42	21	3	67

（《满洲开拓年鑑》1942 年，第 121 页）

（1）开拓医学院（短期培养）

　　作为开拓地医师的应急培养方案，日本在哈尔滨、齐齐哈尔和龙井三

---

　　①　满洲国通信社编：《满洲开拓年鑑》，满洲国通信社 1942 年版，第 120 页。
　　②　满史会编：《满洲开発四十年史》補卷，第 196—198 页。

个地方设置了开拓医学院，招收修完基础医学者及有医学经验者入学，在两年内完成临床医学及实地实习。开拓医学院的设立，原则上是一种临时措施，是正规培养的医师在满足开拓地供给之前的一种过渡。开拓医学院每年培养医师 150 人。[1]

（2）佳木斯医科大学（正规培养）

佳木斯医科大学是在三江省佳木斯新开设的学校，最初从义勇队训练生中选拔 80 名，培育内容专门以开拓地的保健医疗为对象，修业年限为 4 年。1940 年开校，计划每年培养人员 150 名。[2]

（3）日本内地招募

补充开拓地医师不足的另一对策，即从日本招募开业医生、制定委托学生制度，积极从事开拓医的培养。日本拓务省从日本内地招募医院助手、卫生兵等有医疗业务及看护经验者，合格者正式采用，送往开拓地开业，其待遇与团干部相同。[3] 1940 年 8 月，在日本内地举行招募，有 252 名具有代诊程度的医疗经验者应征，经考试后采用了 51 名，在新京医科大学经过两个半月的训练后，在当地入职。[4] 实际上，从 1940 年 8 月在日本内地招募第一期，到 1941 年末为止，前后举行了三次招募，采用了一些在医院长期从事待诊工作的人，在奉天满洲医科大学为中心的市立医院以及满洲赤十字医院等对其实施两个月的教育。这些医师的数量，第一回 46 名、第二回 36 名、第三回 31 名，总计 113 名。[5]

另外，为了培养开拓地医师，日本从全国官私立大学、医学专门学校在校学生中招募公费生。1941 年度招募了 100 多名接受公费的学生，大学月额 50 日元，专门学校为 40 日元。学生接受公费补助时间合计一年，须毕业后在开拓地进行服务，身份为拓务省嘱托或义勇队训练本部职员，待遇为大学毕业者每月薪水为 250 日元，专门学校毕业者为 200 日元以上，住宅是免费居住。[6]

---

① 满洲国通信社编：《满洲開拓年鑑》，满洲国通信社 1941 年版，第 23 页。

② 同上书，第 238 页。

③ 南满州铁道株式会社：《開拓地の保健衛生》，南满州铁道株式会社 1941 年版，第 40—43 页。

④ 满洲国通信社编：《满洲開拓年鑑》，满洲国通信社 1941 年版，第 238 页。

⑤ 同上书，第 121 页。

⑥ 《開拓地の保健衛生》，南满州铁道株式会社 1941 年版，第 40—43 页。

4. 保健妇、助产妇及护士的培养

日本认为开拓地的保健指导及生活指导单靠一个保健指导员是难以尽善尽美的，在实际指导工作中，有些方面女性会做得比男性效果更好，例如孕妇指导、育儿知识指导等。所以，为了生活的合理化，特别是普及育儿知识、贯彻抚育思想以及提高一般卫生，开拓地需要培养有能力进行生活指导的保健妇。① 最初，开拓诊疗所从各开拓团员或开拓协同组合员中挑出适当人选临时充当保健妇，在保健指导员下面从事简单医疗。这些临时保健妇没有经过医学培养，没有正规医师资格，所以开拓地诊疗所仍处于落后状态。开拓保健团计划性地让医疗关系者在一定时间内到医科大学进修，或者让其出席讲习会，实施再训练。与此同时，伪满设置完善的培养所，企图培养保健妇、助产妇及护士。② 自 1942 年 4 月上旬开始，以"满洲拓殖公司"为中心，委托哈尔滨医科医学、卫生学研究室及哈尔滨市婴幼儿健康相谈所实施培养。培养期从 4 月下旬到 11 月下旬为止，实施四个月的基础教育，一个月进行实习及都市健康相谈和家庭访问，接着一个月时间进入开拓团，实施现地健康相谈及家庭访问的实习，最后一个月时间内在哈尔滨市实习完毕后进行再教育。保健妇的采用资格，为拥有助产士及护士资格证，或者拥有其一的高等女学校毕业程度者以及特别优秀者。无论上述哪种情况，年龄须在 25 岁以上 35 岁以下，定员为 10 名，毕业后作为保健妇，有在开拓地服务一年的义务，培养期间的费用由"满洲拓殖公司"全额负担以外，还支付其一定的补助费。③

5. 研究机构

开拓科学的研究机关，原来有附属于满铁保健课的开拓研究所、满洲医科大学、伪满洲国卫生技术厂、开拓科学研究所、大陆科学院④、佳木斯医科大学等。1939 年秋，伪满在滨绥线横道河子创设了开拓科学研究所，大陆科学院的开拓科学研究机构也从 1940 年开始正式以开拓地的衣食住问题为对象，推进研究。⑤ 到 1942 年为止，作为开拓地保健指导相关的实态调查及研究机关，有开拓研究所、开拓科学研究所、满洲医科大

---

① 满洲国通信社编：《满洲开拓年鑑》，满洲国通信社 1942 年版，第 121 页。
② 民生部保健司：《满洲国衞生概要》，第 40—42 页。
③ 满洲国通信社编：《满洲开拓年鑑》，满洲国通信社 1942 年版，第 120 页。
④ 作为伪满洲国国务总理大臣的直属机关，于 1935 年设置。
⑤ 满洲国通信社编：《满洲开拓年鑑》，满洲国通信社 1940 年版，第 405 页。

学开拓医学研究所、佳木斯医科大学等。开拓研究所对数个开拓团的卫生实态进行调查，同时通过开拓农谈会进行指导。开拓科学研究所于 1942 年 4 月大体完成初步研究，从劳动科学层面对原住民的中国农民和白俄农民生产样式和生活样式进行了对比研究。相关满洲医科大学教授进行了婴幼儿体力调查及体质调查、环境卫生调查等，并在这些方面进行了学理性研究。另外，伪满民生部保健司于 1942 年重新动员各医科大学、开拓医学院等的学生，对开拓民的人口、出生、婴幼儿死亡、早死、流产等方面进行了调查。①

6. 指导机关

作为伪满洲国保健行政的中央机构，民生部有保健司；作为地方行政，各省设置有保健科。作为开拓民的全面助成机构，在"满洲拓殖公司"的开拓部经营课内设置有厚生系，除了对开拓地家庭主妇的生活及营养进行指导外，建设课还从"居住方法"的观点，努力指导开拓民的健康生活，各地方事务所均以开拓科为中心进行指导。②

7. 政府补助

到 1939 年为止，集团开拓民的医疗设备补助金全部都由日本政府支出，金额少，不足以应付开支。集合开拓团则完全没有医疗补助，只能利用附近医疗机构。

1939 年为止日本政府的补助金情况如下：

诊疗所建筑费二百户团为 3500 日元、三百户团为 5000 日元。医疗费每个团三年分期支出 6400 日元（其中医疗器具药品购入费 3400 日元，经常费每年 1000 日元，三年 3000 日元）。医师及其他的旅费三年为 17700 日元（但限于医师 1 名、兽医 1 名、护士 1 名、杂役 1 名）。

除此之外，伪满洲国每月对公医补助津贴 50 日元、施疗费每月 50 日元。

1940 年后，日本政府为了进一步改善移民的医疗条件，对开拓团的资助有所增加，变为由日本政府和伪满洲国政府均等分担，补助时间延长为 5 年。1942 年日本和伪满政府对医疗设施的补助金额如表 6 - 3 所示，二者均等分担，分五年交付。

---

① 满洲国通信社编：《满洲开拓年鉴》，满洲国通信社 1942 年版，第 121 页。
② 同上书，第 118 页。

表 6 - 3　　　　　　　1940 年医疗设施补助金额　　　　（费用：日元）

	集团		集合
	300 户	200 户	50 户
建筑物费	7600	7000	130
器具费	3400	3400	700
佣人费	3100	3100	—
医疗费	3400	2900	624
光热费	800	600	—
计	18300	17020	1450
一人平均	61101	8520	2900

（《满洲开拓年鉴》1942 年，第 118 页）

　　总体而言，日本深知开拓民是开拓事业的原动力，为了确保开拓民的健康，日本政府对开拓地的保健卫生采取了慎重的施政措施。为了对开拓地保健卫生实施一元化统制，伪满民生部保健司内新设了开拓卫生科，并于 1943 年 4 月正式设置了开拓保健团作为施行机关，开拓保健团对开拓地的保健指导、预备卫生等事务进行一元化管理。针对开拓民罹患疾病的对策，日本在各开拓团及开拓协同组合所在地设置诊疗所一个，另外，为了补充诊疗所医疗设施的不足，在其后方设置一定规模的综合医院，选择特定地点设立结核诊疗休养所。但是，因物资和医疗人才的不足，实际上要达成这些目标非常困难。因医师不足，日本确立了开拓医学院的短期培养、佳木斯医科大学的正规培养和从日本内地进行招募的三大政策。作为医疗附属人员的保健妇、助产妇和护士，却没有相关正规培养机关，因此只能让相关人员在一定期间内在医科大学进修、出席讲习会等，日本企图通过这些方法快速培养医疗附属人员，弥补其没有正规培养人员之不足。除此以外，开拓地的医疗设施建设费和医疗费，医师等人的旅费等最初均由日本政府负担，从 1940 年开始增加额度，并由日本和伪政府共同均等分担。

　　为了提高开拓地区的移民保健意识，伪满洲国民生部及"满洲拓殖公司"每年夏季和冬季，均会派遣生活指导班和医疗咨询班到移民地区进行巡回指导。仅 1939 年，夏季就派了 4 个班、冬季派了 5 个班到开拓团，在每个开拓民地区停留 2—6 天，回答移民有关健康方面的询问。与此同时，"满洲拓殖公司"举办各种卫生指导讲习所，编辑出版生活指导用书，开设以保护婴幼儿为目标的农村共同保育所，完善移民生活指导部门，对移民的生活和农业经营进行指导。①

二 医疗经营合理化方案

随着全面抗日战争特别是太平洋战争的爆发，日本财政变得更加困难。伪满开拓地医疗卫生费用也受到影响。日本在伪满开拓地医疗经营的理想就是最大限度地节约医疗费用，同时又期望医疗内容的完备。但是，这两者之间互相矛盾，再加上种种实情的制约，使得日本和伪满洲国政府开始不得不考虑如何能够整体运营，从而制订接近理想的合理化医疗方案。

1. 医疗设施的改善及其综合性运营

日本基于开拓地医疗要求量及实际状况，对开拓地医疗设施规模以及构造样式进行改善，最大限度地减少经费，企图降低医疗费负担，与此同时，各设施的综合性运营有如下计划：

开拓地诊疗所是在各集团开拓地以及类似集团开拓地标准的地方设置的简易型诊疗所。经费由日本和伪满政府共同补助（设立费为一次性全额支出，维持费为五年间全额支出），最初即采取公营或者便于将来移交给公营管理。日本考虑到开拓地及附近一般城市的情况，在适当的地方设置了作为公营机关的综合医院和结核疗养所，以补充开拓地医疗设施的不足，期待经过综合运行可确保各种疾病的治疗，可以满足各种混住开拓民和一般住民的医疗。各种医疗设施的规模、内容及样式都是根据开拓地医疗要求量、医师及其他要员的患者负担能力、农村经济、地理关系、开拓民的特殊性等设置的，是综合性考虑的运营计划。

2. 医疗费负担的问题

医疗费是民众生计中的主要构成部分，特别是如果一时发生意外，要支出巨额医疗费用很可能使一个家庭陷入贫困。从日本贫困原因调查也可以看出这一点，因生病或受伤害造成贫困的有30%—40%，甚至有说达到65%者。②

开拓地医疗费由日本和伪满政府同额均等负担，最初建设费的全额以

---

① 石艳春：《日本"满洲移民"社会生活研究》，高等教育出版社2011年版，第56页。
② 小坂隆雄：《满洲开拓卫生の基础》，金原商店1941年版，第46页。

及建设后五年间的维持费全额（包含开拓民的治疗费），由双方的共同补助金支付，医疗费是由开拓团共同负担，但五年后就变为开拓民个人各自负担。因此，开拓民的经济状况最初是一模一样的，但之后根据实际情况，就会因大笔医疗费的不同而产生经济状态的差异，开拓民会因医疗费依次出现经济方面的重大压力问题。

针对上述预设情况，日本认为开拓地的医疗负担方法，要针对意外灾难，从平时开始就要从搭扣主义和相互扶助的精神基调出发，实施医疗费共同负担，从而达到防止危险的必要。也就是说，关于医疗费的支出应该作为共同负担。共同负担的方法即采用社会保险制度，各开拓团或者数个团联合在一起，组织成保险组合，企图防止因医疗保健问题和疾病而导致的贫困。与此同时，日本考虑到为了防止伴随共同负担制度而出现泛滥医疗问题，应该设置部分医疗费为负担制，这样才是恰当的。日本认为虽然诊疗所的经营主体是开拓团，但要尽快或者从一开始就实施公营。

尽管日本尽力将医疗费负担进行合理化，但开拓民医疗费负担能力问题仍无法被忽视，且是未能解决的根本性问题。医疗费负担额度，各团有一定限度。日本根据统计研究认为，国民生活程度不同，虽有所差异，但总体上各国医疗费一般占到生计费的5%以下。所以为了保持健全的农村经济，开拓团各户的医疗费负担额度，最多不超过生计费的5%是比较合适的，这是日本决定保险费金额时所依据的资料。每户医疗费负担如果构成其生活威胁的话，那将是不可避免的特殊事情，日本政府基于这样的考虑，认为必须对此进行积极的国家资助，进行解决。①

3. 人之要员供给

根据当时开拓地医师分布状况来看，开拓地及训练所算在一起，一个医师大体上要负责400名的开拓民。这和各国相比，也是比率较高的，即使在日本国内，全国平均1297名人口中有1个医师，市区部分为734名、镇上为1295名、村上为2780名有1个医师（1936年的统计数字）。日本国内医师配比率虽然较低，但与中国东北开拓民的分布相比，人口却相对集中得多。开拓团最初由约300户的团构成，分布在数个部落，地域非常广，人口数即使再少，各团一个医师无论如何也是非常必要的。青年义

① 小坂隆雄：《满洲开拓卫生の基础》，金原商店1941年版，第47—48页。

勇队也是作为部队编组，散于各地，所以医师的比率数也不多。另一方面，伪满洲国整体上到 1941 年为止，医师对人口的比率还非常低下，约为日本的一半，其中约有八成为中医，西医（其中医学专门学校以上毕业者为 20%）的分布极少。而且，因医疗机关不足，自愿到开拓地就职的医师极少。日本国内对于医师不足和医师向城市集中的弊病亦是苦恼不已。

在这样的情况下，开拓地要根据具备规定资格和条件去获得大量医师，几乎是不可能的。开拓地医师供给的适当方法，除了通过特别的医师培养方式获取外，别无他法可以考虑。从技术上来说，伪满洲国独特的开拓地医疗有必要实施特殊教育，使医疗人员熟悉诊疗实际情况的同时，注意培养预防医学，从而培养令日本政府满意的开拓团医师。为了贯彻这个方针，日本政府认为最理想的培养方法是提供助学金，迫不得已情况下可提供贷款，毕业后给予毕业生一定俸禄，让其在指定年限和指定地点进行服务。[1]

4. 医疗物资的配给统制

医疗药品、器具、器械及卫生材料的好坏，与疾病的预防和治疗有着莫大关系。日本认为如果任由各团自由购买，就会出现买入品质不良物品，或者进行不必要的购买和高价购买等情况。因此，日本政府为了满足优良的品质、低廉的价格及需求配给的圆满，规定了诊疗所应必备的机械器具、药品和卫生材料等规格，指定制造商，从而对这些购买、配给形成一元化的统制。

另外，日本认为市场上所卖的家庭急救用类的药物，开拓民可以根据其功能说明书进行自我治疗，例如解热药（感冒）、镇痛药（头疼）、眼药、肠胃药等必要药剂。政府应该制造此类药物、并对开拓民进行散发，以图达到治疗的简易化。[2]

5. 通过保健指导减少患者

如果对开拓民彻底贯彻预防医学的保健指导，对于疾病负伤，能防患于未然，则可以大幅减少患者。另外，根据保健事业可以早日发现患者，治疗能简易化的话，可从结果上减轻医疗费负担。"关东局"移民调查委

---

① 　小坂隆雄：《满洲开拓卫生の基础》，金原商店 1941 年版，第 48—51 页。

② 　同上书，第 48—51 页。

员会干事、医学博士小坂隆雄认为，必须振兴基于预防医学的保健事业，这对于作为医疗经营合理化方案有着重要的作用，两者不能剥离开来考虑，不论从制度上还是机构上，预防性保健都是会带来综合效果的必要措施。①

　　总体而言，太平洋战争爆发后，日本财政变得更加困难，开拓地的医疗建设和运营等就必须考虑最大限度地节约和合理化运营。医疗设施根据医疗要求量及开拓地实情进行规模和构造样式的改善，可最大限度地节约经费，最终建成简易诊疗所。在减少个人医疗费负担的同时，为了防止开拓民钻共同负担的漏洞而导致泛滥医疗，日本决定采用社会保险制度，数个团联合组织保险组合。因医疗人员不足和开拓地医师的配给，医师培养方法最理想的模式是给予奖学金补助，毕业后给予一定的薪水，让其在一定的年限内，在指定地点服务。医疗物资购买和配给也实施一元化统制。另外，为了节约医疗费和医疗物资，与治疗相比，日本政府更加重视疾病的预防指导。

第四节　从开拓团的实例来看开拓地的医疗状况

　　上文论述了日本制定的所谓开拓地合理化医疗政策，随着战争状况的推移，要弄清开拓地的医疗卫生事业的进展和实施情况如何，以现有资料仍非常困难。笔者试图通过 1942 年宇留野胜弥对各开拓团的医师调查报告资料，从而管窥当时开拓地的医疗卫生情况。

一　医疗设备的状况
汤原东海村开拓团（三江省鹤立县）

　　1937 年，先遣队移入，到 1941 年为止，一共分为 15 部分居住，团员 244 名，主妇 231 名，子女 284 名，其他关系者 40 名，合计人口达 799 名。1940 年 10 月已竣工的团医院，于 1941 年遭受火灾，化为乌有，1941 年 10 月末，经过即刻再建才又成功。有砖造的诊察室、药房、病房（床 10 张）、浴室和仓库，此外还有我个人的住房 2

----

① 　小坂隆雄：《满洲开拓衛生の基礎》，金原商店 1941 年版，第 52 页。

间，1943 年医师住宅建成的话，这两间住房就改造为手术室和值班
室。将来应该有 1 万元的预算可以新建诊疗室、药房、护士室、检查
室、手术室等，到那时候现在的建筑物全部充当病房。现在除了我这
个保健指导员以外，只有 1 个实习护士，团内虽还有 2 名助产妇，但
只是个人开业程度的水平。（中略）诊疗上必要的妇产科器械已经预
订，预计近期应该可以到手。遗憾的是每年通过满洲拓殖公司预订的
药品、器械类都难到手，经常在预订后仍需三个月或五个月才到。例
如，4 月预订的伤寒预防药直到 9 月末才到。[1]

笔架山开拓团（三江省富锦县）

我于 1941 年赴任。开拓团分为三个部落，约有 80 户，总人口
250 名。（中略）我的住宅及诊疗所都是最近才完成的，此前是将团
长宿舍的一间房屋用作诊疗，一日平均出诊两回左右。我想医疗器械
等通过满洲拓殖公司也不能弄到，应付当时之需的器械、药品等都是
通过现地调剂办理而稍稍齐备的。

罗圈河开拓团（东安省勃利县）

我于 1941 年 5 月赴任，1940 年开拓团移入初年，团员包含 52 名
从日本国内移入者及 140 名原来渡满者，现约有将近 1000 名，1942
年预定有 80 户移入。1941 年 12 月开拓团结束原来部落分散的状态，
分为 6 个部落，每个部落由 20—22 户编成。（中略）临时诊疗所由
满洲人的房屋改造而成，有 4 个房间，分为诊疗室、药室兼居室和 2
个病房。新设医院预定在 7、8 月份竣工。现在医疗附属人员有实习
护士 1 名，助产妇由具有资格的团干部的妻子担任。我是在医疗设备
完全没有的情况下赴任的，所以我在渡满时带来的物品真的是发挥了
很大作用。[2]

---

① 宇留野胜彌编：《開拓地の保健状況》，滿洲移住協会 1942 年版，第 5—9 页。
② 同上书，第 221—224 页。

漂河开拓团（三江省通河县）

我于 1941 年 5 月赴任，现在团员有 70 名，外加家族人口共计 250 人。房屋已经完成 25 栋。（中略）我在临时诊疗所从事工作，医院设施还没有建设，目前仅仅定了地基。没有医疗附属人员，助产妇由具有资格的指导员的妻子担任。我擅长外科，目前为止已经做了 3 个开腹手术，如果有手术患者的话，我也可以接受附近其他团的出诊委托。现在使用的医疗器械是我从日本内地带过来的，关于器械、药品等，虽然已委托满洲拓殖公司进行采购，但 6 月份预订的东西已经到了 11 月还没有到，仅有一小部分药品可以弄到手。①

浩良大岛开拓团（三江省汤原县）

我于 1941 年 5 月赴任，本团先遣队于 3 月移入。现在包含干部在内有 30 名，且有勤劳奉仕队 5 名。除了共同宿舍之外，有二户一栋的个人房屋 18 栋、厨房、浴室等正在相继建设。（中略）临时诊疗所暂且利用团本部的一部分，预定 1942 年建设正式诊疗所。因为还没有招揽家属过来，所以没有生育问题，当然也就没有助产妇了，因人口少，且移入的都是一般健康者，所以几乎没有什么患者，诊疗工作闲得让人发慌。我只接受过一次团外的治疗委托，是奉仕队院的一名肋膜炎患者，该患者后来到佳木斯满洲赤十字医院住院了。②

从上述调查情况可以看出，总体而言，到 1941 年为止，根据开拓团的人数和移入时间，医疗设备的完备状况亦有不同。相对人数多、移入早的开拓团，诊疗所或者临时诊疗所的建筑物大体已经完成。一般情况是医师 1 名、护士 1 名、助产士 1 名，但多数护士都是实习生，助产士几乎都是团员或者团干部的妻子兼任。刚移入不久的开拓团，虽然分配有医师，开拓团员很少，医师几乎处于悠闲无事可做状态。有些开拓团因团员的家族未到，所以还没有护士和助产士。但是不管什么样的团都面临着共同的

---

① 宇留野勝彌编：《開拓地の保健状況》，满洲移住協会 1942 年版，第 225—226 页。
② 同上书，第 229—230 页。

医疗困难，即必要的医疗器械和药品等很难采购。即使通过满洲拓殖公司预订，经过数月也仅有一小部分到手，或者是完全没有弄到。从 1941 年这个时间点来考虑的话，因医疗物资不足，日本和伪满洲国政府对有限的物资进行强化统制。日本和伪满在确保统治者上层利益的同时，将战争和战场作为医疗优先配置对象，因此导致其他地方缺医少药亦是自然。开拓民的健康和开拓事业的成功与否有着密切关系，但和战争上的医药品及医疗器械的紧急需要相比的话，后者显然更迫在眉睫。但是，开拓民是国防和兵力的供给源，所以政府对开拓地的医疗和保健也很重视。大体上，开拓团的本部设有诊疗所，分配有医师，正体现了这一点。但是殖民地的维持和战争遂行，二者只能选择其一的条件下，后者自然受到政策优先，这些显示了战时殖民地医疗的特征。

二 诊疗费状况

根据开拓地医师的记录，医师诊疗费方面有如下相关规定：

诊疗券：团内者免费，团外者 50 钱（一个月有效）；

处置费：团外者 10 钱乃至 1 元，团内者减去三成；

手术费：甲（5—20 元）、乙（50 钱乃至 5 元）、团内者减去三成；

分娩费：一回 10 元，团内者减去三成；

入院费：一日 2 元 50 钱，团内者减去三成；

药水：各一日的分量团内者大人 20 钱，儿童 15 钱；

出诊费：团内者免费，团外者 1 元，但工作时间以外出诊，团内者征收额为团外者减去三成，深夜出诊费为医师个人所得，周日及节假日休诊。

汤原东海村开拓团（三江省鹤立县）

　　日常工作相当多，我自己的工作也非常有意义和愉快。我一个月平均出诊 10 次左右，不算比较多的。去年 5 月末赴任以来，只有一名痢疾病患者被送往县立医院住院，上面规定除了我特别指定的患者以外，县医院不能接受诊疗。①

---

① 宇留野勝彌编：《開拓地の保健状況》，満洲移住協会 1942 年版，第 5—9 页。

笔架山开拓团（三江省富锦县）

我所在的开拓团，满洲拓殖公司正在建设大水坝工程，所以招了1500 名苦力，另外开拓团的腹地在建造蓄水池，征集了 600 名苦力，其中满、鲜人非常多，诊疗患者满、鲜人占了一半。团内患者的诊疗免费，从苦力征收的治疗费作为团的收入。作为医疗附属人员，有满洲籍的护士，今年一月从日本内地找来了助产妇，非常有帮助。[①]

罗圈河开拓团（东安省勃利县）

团内诊疗采取非现金收费形式，患者的诊疗传票上记录上金额，交给患者所属的部落长。现金费用为药水一日的量为 15 钱、切开处置 1 元、注射费 80 钱到 1 元不等，另外，出诊及住院费为免费。根据团长规定的方针，不同意所外诊疗，所以现在还没有一个人到外面入院。附近住有 3000 多名中国人和朝鲜人，对其进行诊疗有少量收费，其收入可以用作购买入院患者的营养食品或诊疗所所需的器具。[②]

浩良大岛开拓团（三江省汤原县）

诊疗费为团员免费，原住民患者偶尔也有来的，也都免费实施诊疗。诈病者也不是没有，但只有很少一部分。[③]

总体而言，从以上四个开拓团的医疗费用的实际例子可以看出，大多数开拓团，团内诊疗为免费。也有征收诊疗费的开拓团，但并非采取现金支付形式，而是在患者的诊疗传票上记入金额，然后发送给患者所属的部落长。出诊诊疗、手术、分娩、处置等情况几乎都要征收费用，但是团内

---

① 宇留野勝彌编：《開拓地の保健状况》，满洲移住协会 1942 年版，第 214—215 页。
② 同上书，第 221—224 页。
③ 同上书，第 229—230 页。

比团外普遍便宜三成。不征收出诊费和入院费的团也是有的。在开拓团诊疗所以外的地方接受诊疗是不被认可的，团内患者必须得到医师的同意，否则不能接受外面的诊疗，特别是上面的大医院。笔者估计是为了最大限度地发挥开拓地医疗机构的作用，开拓民不能因小病而跨越开拓地医师直接去大医院，这也是为了保证让资源有限的大型医院能够为重大疾病患者及其他地域患者服务。对团外患者进行诊疗的例子虽然不多，但其所得收入并非医师个人所有，而是作为团的公共资金，只有深夜出诊收入可以归医师个人所有。上述情况也可以反映出战时体制下配给制度和集体主义体制的实情，显示出了战时殖民地医疗的特征。

三　医疗人员的薪水及生活状况

汤原东海村开拓团（三江省鹤立县）

日本政府一方发给的薪水于第二个月的 5 日左右到手，伪满洲国发的薪水于当月 25 日左右如期到手，并不会延后。对满人和朝鲜人实施诊疗的收入为我个人所得，所以夏季我每月有百元左右的收入。另外，我还被嘱托兼任生命保险诊查医，每月也有 40 元左右的收入。因为我单身生活每个月只需 50 元左右，所以在经济上还是非常充裕的。[1]

五福堂开拓团（北安省通北县）

本团现在人口约有 700 人，从 1941 年开始转为街村制，作为团的经营，从整体来说不算良好。每个人耕作三至五町步的土地，但现金收入最高也就是 1200 元，最低的只有 300 元左右。井水非常浑浊，燃料是烧柴火，燃料预备林木非常少，一立方米的木柴要以七八十元的高价才能购入，因此单冬季的燃料费就超过百元。

一般物价也非常贵，以我现在的薪水，生活并不轻松。（中略）幸运的是我作为保健指导员正好被分配到自己出身县的所在团，所以各种事情都比较方便，如果被分到不同的乡里，也就是到其他府县所

---

① 宇留野勝彌编：《開拓地の保健状況》，満洲移住協会 1942 年版，第 5—9 页。

在团赴任的话，我想应该有种种困难吧。相邻的东火犁、西火犁没有医师，所以我经常接到其出诊的邀约。现在西火犁已经配属了医师，但他是尚不成熟的妇产科医师，所以不时还是要我帮忙去出诊。①

罗圈河开拓团（东安省勃利县）

说说我的生活的话，一个月生活费约50元，米、酱油、大酱料、蔬菜等食物都是团本部操心的事，大概多少钱我也不知道。作为副食的蔬菜，向团委托也没有，我只好买罐头，价格非常高，让我吓了一跳。我工作忙碌的程度可谓一言难尽，连诊疗之外的畜产指导员工作也要做。赴任当时发现当地的衣食住生活全都太过于原始了，一时处于精神恍惚状态。

漂河开拓团（三江省通河县）

团内的诊疗全部免费，我赴任后没有团员接受本所之外的诊疗。满人诊疗的收入虽少，但其中一半归我个人所有。作为单身的我生活费一个月30元就可以解决。②

浩良大岛开拓团（三江省汤原县）

关于我的生活费，因为是团内共同做饭，所以比较便宜，一天平均1元50钱左右。但外面的物价相当高。我赴任初期，曾为每月薪水犯愁，但最近大体已经变得顺利，没有什么不满。我6月份接受了公医委托，充当现在地方以外原住民的诊疗和防疫，另外，我还担当了非医师的义勇队训练所的健康指导。③

总体而言，不同开拓团，医师的薪水和工作内容虽有不同之处，但大

---

① 宇留野胜弥编：《開拓地の保健状況》，滿洲移住協会1942年版，第15页。
② 同上书，第225—226页。
③ 同上书，第229—230页。

体上团内生活采取配给制度，所以食物等不用担心。团内物资虽然便宜，但团外物价因物资不足，价格都非常高。对中国人、朝鲜人等团外者进行诊疗所得收入，各团处理方式不同。有的是全部作为团的收入，有的是团和医师各半，有的是全部为医师个人所有。医师的工作不仅仅限于所属团，还要到尚无医师的临近开拓团出诊或承担义勇军训练所的保健指导。而且开拓团医师不仅仅以人类为诊疗对象，还要担任牲畜指导员的工作，负责的内容可以说非常庞杂。上述医师的采访调查，虽然考虑到是日本为了招募开拓地医师，有进行宣传的性质，但即使如此，上述配给制度再加上集体主义体制的实情，团外人的诊查治疗费用也作为支撑团或医师财政收入，前往无医的邻团出诊、担任义勇军训练员的保健指导，甚至还有兼任兽医工作进行牲畜产业的指导员，这些都反映出开拓地医疗人才不足的实情，以及战时殖民地医疗的实态。

　　从以上实例可以看出，至少在1940—1941年这个时间节点上，各开拓地的医疗设备和医疗人才，特别是护士和助产士还处于非常缺乏的状态。根据开拓团的人数和移入时间不同，医疗设备状况虽然稍有差异，但大体上诊疗所或者临时诊疗所已初具雏形。但必要的医疗器械和药品等仍采购困难，诊疗所的设施和诊疗内容尚止于简单疾病的治疗和单纯的保健指导。不少开拓团并未实现在各开拓团本部配置医师、护士及助产士各1名的医疗人员配置计划。即使有护士和助产士，实际上也多为实习护士或者由团员的妻子充任助产士。因为物资和医疗人员的不足，战时体制下实施配给制度，开拓民的健康和开拓事业及国防事业虽有着密切的关系，但战场上医疗药品和医疗器械的需要更为优先。开拓民作为后备兵力资源，其保健和医疗备受重视，但战场需要优先的政策，可谓正是昭示了战时殖民地医疗的特征。

　　开拓团内诊疗免费或仅收取少量费用，对于少量外来患者，不同的团施行免费或廉价诊疗。① 团外的物价一般都很高，但团内因为实施配给制度，医师的薪水再加上对外面团员诊疗所得的收入，要维持单身生活几乎没有什么问题。但必须注意的是，这些证言登载在1942年的杂志上，有

---

　　① 例如，罗圈河开拓团的医师有如下记载：外来患者最多的时候有一日20名左右，出诊为一日2—3次左右，仅限于新部落的紧急患者进行两日左右的巡回诊疗。去距离本团四里半的安城县的集合开拓团出诊的时候也是有的，这时就骑马过去。

可能是为了招募开拓地医师而进行的调查证言，具有一定的宣传和煽动性质。医师的工作不限于本团的诊疗，还要接受没有医师团的诊疗邀请，甚至担任义勇军训练所的指导员。与此同时，医师不仅仅以开拓团民众为诊疗对象，还不得不兼任畜产指导员的工作。这些配给制、向开拓地医师的宣传和煽动以及开拓地医师的业务范围，都可以反映出战时的某些特征。

小　结

由日本向中国东北进行移民，首先，可以缓解日本国内的人口压力和就业问题；其次，可以维持伪满治安，镇压反满抗日势力；再次，可以巩固日本和伪满洲国的国防，对抗苏联；最后，从长远的人口比例和计划来看，可以改变中国东北人口结构，将中国东北完全置于日本人手中。对于日本政府来说，向中国东北进行移民事业，可谓十分重要。日本开拓政策能够达成与否的一个重要因素就是开拓地的保健问题，即开拓民的健康问题是开拓事业成败与否的决定性要素之一。所以，日本政府对于开拓地的医疗设施的完善、医师及护士和助产妇等的配置和供给方法、增置方案都采取了慎重计划。

随着日本侵略战争的持久化、泥沼化，日本财政也日益捉襟见肘，从1940年开始，日本要求对开拓团的资助，由伪满洲国分担一半。另外，日本政府极力对开拓地医疗卫生实施合理化运营方案。即使如此，日本也无法改善因大环境恶化带来的命运和结局。特别是太平洋战争爆发后，因战争前线医疗人员和医疗物资的需求不断增大，日本国内医疗人员亦变得不足。因此，从日本内地招募派往开拓地的医疗人员工作变得越来越难。而且，开拓地几乎都分布在伪满边远地区，医疗设施不足，生活条件艰苦，导致招募医师更加困难。

随着战争的激化和前线的需要，开拓地的青壮年也都被军队征集到战场。因为战场医疗从事者的需求激增，开拓地的医师也被召集到战争前线，开拓地医疗从事者变得更为缺乏。开拓地医疗卫生相关的机械器具和药品等采购也越来越困难。根据笔者目前所能找到的有限资料可以看出，到1942年为止，大部分开拓地诊疗所的医疗设备都是不足的。日本和伪满政府对有限的物资进行强化统制，使其为战争和战场服务为优先。开拓民作为国防和兵力的供给源，日本政府对于开拓团的医疗和保健也决不是完全无视。只是，如果必须要在维持殖民地与进行战争之间进行二选一的话，后者当然是政策的优先考虑对象。

　　本章为了弄清楚开拓地医疗卫生的实际状况，使用了1942年由"满洲移住协会"出版的《开拓地的健康状况》一书的调查资料，但是，1943年到战争结束这段时间关于开拓地医疗卫生的相关资料，笔者尚未发现。因此，上面所展示的考察结果，未能反映日本战败前的全部状况。本章虽然对于日本战败前的开拓地医疗卫生的详细情况未能全部弄清楚，但从战况和移民事业的整体情势来推测的话，开拓地的医疗和保健应该不会有飞跃性的充实和突破，相反，应该是更趋恶化。殖民地医疗体制随着战争爆发，在向战时殖民地医疗体制转换和过渡过程中，战况的进一步恶化必然导致殖民地医疗的崩坏。

第 七 章
从采访调查来看伪满时期医疗卫生状况

以上几章，均基于现存文献资料进行分析和考察。通过文献资料一般可以了解到日本和伪满官方的政策和计划等，而该政策和计划事实上多大程度上能够得以实现，对民众的影响如何，民众的反应如何等问题则难以完全呈现出来。宇留野胜弥于 1941 年底针对开拓地医师所作的调查报告，对于开拓地医疗卫生和保健等状况有较为生动的反映。但是，一方面该调查的时间是 1941 年底，因时间所限，不能了解此后的相关状况；另一方面，该调查的地域仅限于开拓地，对象主要针对开拓地医师，所以有一定局限性。此外，考虑到该报告书的背景和目的等方面的局限，有些材料和观点未必完全客观真实。总体上，都市的实际状况以及从时人特别是中国人的观察角度来看，伪满洲国的医疗卫生实际情况如何，尚未能阐明。所以，本章主要采用笔者所进行的采访调查资料，从另外一个视角来试图窥探伪满洲国的医疗卫生状况。因采访调查人员数目及地域所限，以及经过时间的流逝、人们后来所受教育的影响等原因，受访者们的回忆也许未必完全客观、全面和真实，但是这些鲜活的采访材料毕竟能为我们提供一幅可以直接了解伪满时期医疗卫生情况的生动图像，可以为我们搭建一座通过口述资料去构想过去镜像的想象桥梁。从而使这些采访调查资料和文献资料相互比证、相互补充，为我们探索历史真相提供另外一个重要视角。

第一节　调查的概要

本章调查者成员主要是笔者和三好礼子女士，三好女士当时是日本岛根县立大学东北亚地域研究中心的市民研究员，笔者在该校攻读博士期间，三好女士作为市民研究员与笔者组成了研究合作伙伴。三好女士作为日本人，擅长中文，是广岛中日友好会员，热心于广岛残留孤儿和残留妇女生活自立指导工作，因此对我的研究非常感兴趣，并愿意提供调查采访的各种人脉和帮助。

　　该调查是笔者攻读博士时期申请岛根县立大学《东北亚地域研究中心——市民研究员和研究生间的共同研究》项目的资助课题，即在完成其子课题《围绕满蒙开拓移民的研究——以广岛县开拓移民为例》时所作的实地采访调查。这两个课题也是 2006 年岛根县立大学所申请日本文部省《"魅力研究生教育"创新项目》中的子项目。

　　2007 年 2 月 6—16 日间，笔者和三好在广岛县对 20 名日本人进行了调查。广岛县是仅次于长野县向伪满洲国输送满蒙开拓团成员最多的县，因此目前有较多的残留孤儿、残留妇女居住在此。这 20 人的信息如表 37 所示。另外，我们于 2008 年 6 月 20 日和 7 月 30 日分别对松江和冈山的日本人各 1 名进行了调查，这 2 人的信息如表 38 所示。除此之外，我们于 2007 年 2 月 24 日—3 月 1 日间在长春市、哈尔滨市、大连市对 9 名中国人进行了调查，这 9 人的信息如表 39 所示。

　　中国东北地区的日本移民，在日本国内受到国家政权的控制，属于被统治的对象，移入中国东北以后，则成为日本政府实现其政治、经济和军事目的的手段，他们被安置在中苏边境线上和中国反满抗日武装部队的游击区。当战争即将结束时，他们充当了日本政府"维持治安"的工具，成为"大东亚战争"的牺牲品。[1] 1945 年 8 月 10 日，即日苏开战后的第二天，县公署所在地附近或是铁路沿线的移民团在县或军队的指挥命令下开始了避难行动。有些移民团没有得到消息，成为残留移民团，这些移民团大多数是远离铁路，分布于第二线地带，没有来得及撤退的移民团。他们中的大部分或到附近的市街等地避难，或成为当地中国农民的被雇佣者，或成为中国军队的被使役人员。在残留移民中，日本妇女和儿童占有很大一部分，被称为残留妇女和残留孤儿。[2] 当日本宣布战败后，日本关东军、日本宪兵、日本官吏、日本商人、日本教师、日本开拓团、日本眷属等从陆路的四面八方向海路会聚。连日昼夜不停的急行军，连壮汉与烈马都已筋疲力尽，更何况是脆弱的妇孺。日本当局采取了非常时期的非常手段，实际上也是战争时期的军令，即下令日本军中凡是随军哺乳的几个月大的婴儿，或临产孕妇，必须一律抛弃或处死。但出于母性的本能，凡

---

① 石艳春：《日本"满洲移民"社会生活研究》，高等教育出版社 2011 年版，第 124 页。
② 同上书，第 131 页。

是有婴儿的母亲闻令都纷纷逃逸，冒着生命危险四处安送孩子。[①] 所以，残留孤儿就是指日本战败后，在撤退和遣返期间，遗弃在中国并由中国人抚养长大的日本孤儿。[②] 而那些因各种原因无法回日本，残留在中国的妇女，则被称为残留妇女。很多残留日本妇女为了活路，与当地的中国人结婚，命运也各有不同。这些残留妇女和残留孤儿的故事与经历带有浓厚的时代色彩，复杂而凝重。

我们调查采访的目的，虽然主要是听取关于当时医疗卫生的情况，但很多人喜欢将他们完整的人生故事全盘倾诉，所以能够记录下他们不一样的人生故事，从其他意义上来说也是一个很大的收获。特别是能够通过本人的声音记录下来曾经残留在中国的经过和内情，考虑到调查对象年龄基本上都已超过 80 岁，这可能就是最后的机会了。对于当时居住在东北地区有伪满生活经验的中国人来说，也是同样情况，因此及时作相关采访调查，更显得紧迫而重要。

表 7-1　　　　　　　广岛的调查对象（年龄为 2007 年调查时）

名字	性别	年龄	渡满时间	渡满年龄	渡满理由	渡满所在地	回国时间
樋口荣	男	79	1940	12	从金州国民学校毕业后在丹东汽车制造所就职	旅顺、金州、丹东	1958
田村启造	男	87	1937	17	满铁职员	大连、锦州、沈阳、四平	1947
清水贞子	女	83	1944	18	银行职员	齐齐哈尔、哈尔滨、海拉尔、佳木斯、丹东	1975
石田寿美惠	女	86	1943	23	陆军从军护士	锦州市	1953
初柴千鹤子	女	82	1943	18	作为少女歌剧团团员到大连慰问演出	大连市	1999
门田菊枝	女	79	1944	19	父亲为警察官	通化市	1946

---

① 过客：《我在伪满洲国读书的日子》，中国文史出版社 2013 年版，第 207—208 页。

② 关亚新、张志坤：《日本遗孤调查研究》，社会科学文献出版社 2005 年版，第 1 页。

续表

名字	性别	年龄	渡满时间	渡满年龄	渡满理由	渡满所在地	回国时间
松叶澄枝	女	73	1943	10	父亲为警察官	哈尔滨市内	1999
安谷裕惠	女	77	1943	13	军属	奉天	1996
藤田武	男	73	1943	9	父亲为电工	吉林省珲春市	1996
杉本隆之	男	78	1943	14	义勇军	牡丹江勃利县训练所	1958
角本贯次	男	78	1944	14	义勇军	一面坡	1959
增井勇吉	男	71	1944	8	父亲为商人	黑龙江省武昌县	1998
重山厚	男	72	1941	6	开拓民家眷	黑龙江省桦南闫家区二道沟村	1993
守下美雪	女	71	1945.5	8	开拓民家眷	吉林省德惠县前坨村佐伯开拓团	1955
樋口和子	女	79	1945	17	开拓民家眷	辽宁省海城县苇原开拓团	1958
富樫睦子	女	73	1945	11	开拓民家眷	东安省阳岗村	1980
和手英子	女	72	1945	10	开拓民家眷	吉林省德惠县前坨村佐伯开拓团	1988
篠崎鸠美	女	77	1945	16	开拓民家眷	吉林省德惠县五台公社狼洞大队	1988
坂本照好	男	71	1944	6	开拓民家眷	黑龙江省通河县大通河开拓团	1976
中祖文枝	女	81	1944	17	开拓民家眷	吉林省桦甸县柳树河子屯子	1979

表 7-2　　　　松江和冈山的调查对象（年龄为 2008 年调查时）

名字	性别	年龄	渡满时间	渡满年龄	渡满理由	渡满所在地	回国时间
三宅寻	女	87	1939	18	军队厨房助手	虎林	败战前
栗本末子	女	81	1943	18	医院护士	本溪	1953

表7-3　　　　　　中国东北地方调查对象（年龄为2007年调查时）

名字	性别	年龄	当时职业	当时居住地	解放后职业
王国章	男	76	学生	吉林省榆树市五棵树镇	小学教师
陈国栋	男	68	学生	吉林省榆树市五棵树镇	农民
徐文芳	男	68	学生	哈尔滨市林口县	林口县史志研究员
赵福田	男	80	学生	哈尔滨市	技术职员
殷德明	男	73	学生	哈尔滨市双城县	文物考古员
张福	男	78	农民	哈尔滨阿城市双丰镇新民村	农民
李树申	男	88	农民	哈尔滨阿城市双丰镇新民村	农民
徐亚东	男	84	农民	哈尔滨阿城市双丰镇新民村	农民
隋永新	男	92	日本管理下的职员	大连	政府秘书

　　对上述调查对象进行采访的内容，笔者将其大致分为八个方面：一是饮用水及上下水道的状况；二是卫生状况；三是医疗状况；四是学校的卫生教育；五是传染病情况；六是开拓民和义勇军的生活；七是日本人和中国人之间的交往情况；八是被留用护士的记忆。

　　以下，根据调查采访内容分为几个方面进行分析。除此之外，也有关于当时"关东州"状况的采访，严格地说，"关东州"不隶属于伪满洲国，而且日本更早就已经开始对其进行管理，所以情况特殊，对其将另行分析。

第二节　调查的内容及分析

一　饮用水和上下水道的状况

　　在第一章中，笔者通过文献资料对伪满洲国建立后上下水道建设情况进行了分析，因饮用水的改善问题和在满日本人的健康有着密切关系，所以伪满洲国成立后即着手改良水井、监察水质以及建设上水道，并收到不错效果。当时的民众的相关记忆和认识又是如何呢？

　　哈尔滨林口县出身的徐文芳有如下叙述：

　　　　农村是没有上水道的，都市里有。林口县是日本第五战区司令部所在地，那里有上下水道。和政府有关系的地方有上下水道，普通民众居住的地方是没有的，一般都是井水。下水道一般都是水沟，在地下铺设水管的那种真正的下水道是非常少的。日本开拓团的农村部落大部分也都是井水，车站附近和供水点附近以及军队附近的开拓民也有就近使用上水道的。中国人使用辘轳井的井水，经济条件好一点的家庭会在自己院子里造一个自家用的小井。

关于哈尔滨双城县城内的情况殷德明有如下叙述：

> 双城县是一个规模较大的县，但当时县城还没有上下水道。饮用水为井水。虽然没有去过日本人的居住区，但上下水道确实也没有。污水就随便泼到门外完事。县城内的下水道也就是道路两边的水沟，大体宽度为不满一米，两边立有柱子，上边的盖子是木板。水就是通过这样的水沟排出去的。日本人来之后也还是那样用。

赵福田称："当时的哈尔滨市已经开始使用上水道了，但并不普及，大部分仍是井水。日本人居住区几乎都是上水道，中国人居住区则很少。"

日本人田村启造因工作关系曾经在沈阳居住之外，还去过大连、锦州、四平和皇姑屯，田村回忆称，这些大都市都有上水道。日本人不习惯中国的硬水水质，所以造有上水道或水塔等。

安谷裕惠回忆称："最初，在奉天铁西区宫田制作所的公司住宅入住，公司住宅内全部有上下水道，也有燃气。铁西区都是工厂，没有中国人居住区。铁西区全是上下水道。铁西区是关东军532部队所在地，驻在地的建筑物非常大，里面是很漂亮很干净的。"

门田菊枝称："通化市全部有上下水道，但是去长白县的时候，那里是井水，没有下水道，污水直接泼到外面。"

曾在银行任职的清水贞子有如下回忆：

> 我在海拉尔兴业银行的宿舍时用的是井水。红色铁锈成分较多，所以有人告诉我要用布进行过滤，烧开后进行饮用是没有关系的。因为不喜欢，所以没有入住宿舍，而是住到朋友家里。朋友家里是自来

水。银行宿舍在山上那边，但朋友家是在下面的市中心地方。中国人饮用什么水，因接触不多，所以不知道。一起工作的中国人非常多，在工作的地方大家都喝一样的茶。日本人居住区和中国人居住区是分开的。中国人的居住区在郊外。哈尔滨和齐齐哈尔都很干净，但海拉尔很一般，不知道是否有下水道。伪满洲国时代，齐齐哈尔和哈尔滨的厕所也不是冲水式的那种。哈尔滨苏联人经营的电影院、饭店里的厕所是冲水式的。

石田寿美惠回忆道："锦州市的陆军医院宿舍有上下水道，但和日本水质成分不一样，不能直接饮用生水，要烧开之后才能饮用。锦州城外的新市街有日本人街，中国人街主要在城内。城内的情况不是很清楚。城外日本人街的宿舍也有上下水道，所以一般日本人也当然是上下水道，陆军医院的厕所不是冲水式的。当时有下水道。"

松叶澄枝称："周围都是日本人，饮用水是上水道，也有下水道。宿舍还有燃气。和中国的民众没有接触，不记得他们饮用什么样的水。"

藤田武称："我们在公司的宿舍住，周围都是日本人。饮用水是自来水，不记得下水道的情况。"

三宅寻称："我哥哥从井里打上来的水都是泥水。大人告诉我们不能饮用生水。水烧开后放入砂糖再喝，如果喝生水就会拉肚子。但满人不管生水还是什么水都可以喝，喝了生水也完全没关系。"

作为原义勇军的角本贯次有如下叙述："1943年，我当时14岁，在一面坡的义勇军训练所进行训练，直到1945年8月为止。训练所是将原来居住在那里的中国人驱逐出去建造的，是在农村，宿舍是井水。远处还有中国人的村落，也饮用井水。我到满洲的时候是6月份，虽说是小孩子适应的快，但是最让人头疼的就是水的问题，因为没有将水煮开再饮用，所以当时经常痢疾拉肚子。有人患变形虫痢疾，因此而死去的也有。没有下水道，污水直接泼到外面。"

原义勇军的杉本隆之也有大致相同的回忆："义勇军训练所在农村，没有上下水道，在河边居住的就饮用河水，离河远的就使用井水。"

关于开拓团的情况，几个调查对象所回忆的情况大体相似。

中祖文枝称："饮用水是压井水泵的井水，夏天可以饮用井水，但到了冬天上冻，水就出不来，只好饮用河水。"

　　开拓民家眷的富樫睦子称："水是井水，和日本水质不一样，担心生病，所以不让饮用生水。没有下水道，随便泼到外面。"

　　守下美雪称："水是井水，但不是压井水泵式样的那种，是轳辘井，非常有趣，所以经常弄着玩。冬天井水的出口上冻，水没有上冻。哪里都没有下水道，污水就泼在家门外，夏天干掉，冬天就结冰上冻。"

　　从上面的采访调查来看，总体而言，城市里日本人居住区和中国人居住区基本上都是明确分开的。哈尔滨、奉天等这样的大城市，日本人的生活区基本上都有上下水道。中国人居住区有的地方有上下水道，但并不普及。在锦州、双城这样的中小城市或县城，日本人集中居住的地方虽然有上下水道，但并不像大城市那么普及，中国人居住的地方几乎是没有的。在城市里，和政府相关的机关、医院、公司以及和满铁相关的单位等都是日本人集中的重要机关，这些地方大体上都有上下水道。

　　在农村，不同地方的中国民众有的饮用井水，有的饮用河水，完全没有上下水道。日本开拓民和青年义勇军训练所，如果在车站、军队或者给水所附近就可以用自来水。总体上开拓民都在农村居住，基本上都是用井水，没有下水道，污水随意泼在门外完事，夏天干掉，冬天冻上。上下水道、道路和污水处理等方面的状况，日本开拓民和当地中国民众基本上是同样情况。可以说农村完全没有上下水道。

　　从上下水道的分布状况可以看出，城市里政府相关的机关、医院、公司和满铁相关的机关或公司等重要机关，因日本人集中，大体上都有上下水道，中国人居住区几乎没有。与此相对，农村完全没有上下水道。优先确保殖民者，特别是统治者上层的健康和利益，昭示了伪满洲国医疗卫生的殖民地性特征。

二　卫生状况

1. "卫生"一词的使用及其概念

　　正如本书在绪论中所述，近代意义上的"卫生"在东亚首先是在日本出现的。日本明治初年将 hygiene 一词用"卫生"一语翻译而对应使用。中国清政府首先以日本为对象，然后参考各国卫生行政，于 1905 年在新设的巡警部警察司下面设立了"卫生科"。"卫生"一词首次成为中国国家正式行政机关的名称。"卫生"成为表达守护最终健康和预防疾病这样内容的社会标准性用语。"卫生"不仅可以用作"讲卫生"这样的抽象名词，来表达"预防疾病、益于健康"，还可以作为形容词"不卫生""卫生习惯"来表达同样特征。① 但根据采访调查，东北地区普通民众对于"卫生"一语的使用比国家层面的使用晚得多，东北地方民众对于"卫生"的印象和近代标准的概念也不完全一致。

徐文芳对于林口县民众所持的卫生概念和印象有如下叙述：

当时林口县是 731 部队和 162 部队所在地，东安省医院拥有卫生部队。鼠疫和霍乱等传染病流行时，162 部队和省医院来的穿着白大褂的人来进行消毒、打预防针。因此，当时人们知道卫生关系者或者从事卫生相关杂役的人都穿着白大褂。只是，二者白大褂的设计款式不一样。大致从那时候开始使用卫生一词，一听到卫生一词就会联想到穿着白大褂的人。

王国章和陈国栋回忆称："东北地方在 1949 年解放以前，基本都是用方言'埋汰不埋汰'或'干净不干净'来表达卫生状况。"王国章回忆："1950 年以后，开始有卫生这个说法，一般民众都不太理解是什么意思，只是从上过学的那些人那里听说过。"据陈国栋讲，解放后东北地方建立了"卫生所"或"卫生院"，后来改名为医院。大家是从"卫生所""卫生院"这样的机构名字里才第一次听说"卫生"一词。

根据以上采访调查内容可以大体看出，"卫生"一词虽然在清朝末年已经在国家正式机关的名称中开始使用，但是在民间，普通民众对其知之甚少或者是处于完全不知道的状态。住在大城市的人也许对该词有所接触或知道得较早，但是居住在农村或中小城市的民众因教育程度比大城市落后，不如大城市眼界那么开阔，一般民众对"卫生"这样的新事物接触和了解比较少。日本侵占东北以后，为了维护殖民统治，对医疗卫生事业非常关注，因此，在大城市甚至中小城市也设立了穿着白衣服的所谓卫生队，负责专门清扫工作。另外，伪满为了发展近代意义的西洋医学、扩张医院，医师们都穿着白大褂，这和传统中医的打扮是完全不一样的，这样的新气象也给东北普通民众留下了深刻印象。人们对于"卫生"的理解

———————

① 余新忠著、石野一晴訳：《清末にける「衛生」概念の展開》，《東洋史研究》2005 年第 64 卷第 3 号，第 109—110 页。

就是穿着白大褂进行清扫的人或者穿着白大褂的医师这样的双重印象和认知。但是，西医医疗或者卫生清扫等未能延伸到农村，农村里的民众几乎都是到新中国成立后，随着卫生所、卫生院在农村的普及，才第一次知道"卫生"一词。

由以上回忆可知，伪满时期东北地区的卫生事业在城市和农村之间是有着显著的优劣差异的，作为被殖民者一方对于"卫生"为何物，处于并不十分了解的状态。伪满洲国卫生事业主要是在殖民者日本人集中居住的城市或地区进行实施，也可以看出其强烈的殖民性特征。

2. 垃圾的种类和处理方法

随着社会的发展，现代的垃圾变得种类多且复杂，但伪满时期民众生活中产生的垃圾则相对少而简单。

根据王国章和殷德明基本相似的说辞，当时的垃圾主要是家畜粪便、食物和蔬菜等，将它们埋入粪坑内，经过自然转化，就变成田间肥料。

开拓民家眷的回忆，基本也是相同情况。富樫睦子称："屋子里都是自己用扫帚扫一扫，垃圾扔在外面作为肥料，没有特别进行清扫。没有正规的厕所，就是地上挖一个坑，用玉米秆围起来，在房屋后面随便大小便。"角本贯次说："士兵宿舍不远处有一个厕所。只有一个水井，有浴室。没有垃圾，厨房垃圾都喂猪、牛了，斑疹伤寒、虱子很多。"

田村启造回忆："大连、奉天非常干净，但其他城市并不是很干净，当时的垃圾主要是粪便。例如当时马车很多，所以街上的马都要求必须在马屁股那里包个布，防止马粪落到大街上。"

由以上回忆可以了解，当时的垃圾主要是家畜的粪便及食物、蔬菜等。在殖民者日本人集中的大连、奉天等大城市有清扫队，大街上的马必须在马屁股上包上布，防止马粪落在大街上，以维持大街的清洁，并减轻清扫人员的工作量和清理难度。这些回忆也印证了第一章中文献资料所记载的关于清扫队的设置及在马屁股上安装接便器的记录，说明伪满洲国这一卫生措施在一些地方，特别是大城市内是有认真贯彻的。与此相对，农村的厨房垃圾变成了家畜的食物，作为主要垃圾来源的是家畜的粪便，经过自然分化处理，又被有效地用作土地的肥料。尽管如此，农村的斑疹伤寒和虱子还是非常多，这说明整体环境和个人卫生还是比较落后的。城市与农村的差异，也可以体现出伪满洲国卫生事业的殖民地性。

3. 个人卫生状况

关于当时中国人的卫生状况，我们试从中国人自身的认识，以及日本人对中国人的卫生印象两方面的视角来比对观察和分析。

（1）中国人自身的认识

关于当时的卫生状况，殷德明有如下代表性叙述：

> 基本上都是各自打扫自家的屋子、院子和门店等。没有专门的卫生清扫队。自然界的水不缺，但是要用劳动力，所以舍不得。再比如洗衣服，总得用肥皂、碱面类，都得用钱，因为穷，所以用的很节约，不舍得用。当时人们身上几乎都有虱子。但没有听说谁家弄个大木盆，烧一大盆水，往里边一坐，好好洗洗的。大家都是弄个小盆子来洗澡。要么去澡堂子，但大都是老人，而且得是家里有钱的。

虽然当时民众会对和自己生活相关的地方进行清扫，但因为用水困难，不能肆意用水，再加上洗涤材料昂贵，因而疏于洗涤和洗澡。当时水道设施和卫生用材均尚未普及，一方面因为当时社会整体尚不发达；另一方面就是因为人们生活总体上比较贫穷，没有多余的钱顾及个人卫生。再者，长期下来，人们已经形成一定的习惯，并且周围人基本上都是一样的状态，自己并不会有不卫生的特别认识和感觉。

（2）日本人对中国人卫生状况的印象

富樫睦子关于周边中国人的卫生情况有这样的描述："中国人住的地方什么都没有，炕上面连席子都没有。中国人完全不洗澡，那些上年纪的男人们长时间不洗身体，浑身都黑得发亮。"

作为原医院护士的石田寿美惠对于所见到的中国人卫生状况有如下回忆：

> 在锦州陆军医院时，在离医院2公里左右的地方设有日本赤十字社救护班的宿舍，我每天步行上下班。途中遇到赶马车的中国人，心里估计中国人一生只能买一次衣服，永远都穿这一件，所以才这么脏，衣服黑不溜秋的，很不卫生。有一个满洲兴农合作社的青年穿着很暖和的大衣，吸着烟在前面走，中国马车夫想向他借个火抽烟，但那个日本人完全不理他。车夫拿着烟袋的手感觉完全没有洗过澡，手

非常脏。即使接受昔日教育的我，当时也在想：仅仅就是借个火而已，为什么不肯呢？

1945 年 8 月，日本战败后，安东的日本人街上，原来由日本人经营的浴池，改为由中国人经营的公众浴池。中国人也一起进去洗，可能是中国人以前没有进过浴池，所以穿着内裤也不先把身体洗一洗就直接进浴池了①，很不卫生的印象。1946 年我们被留用后，我看到八路军战士没有卫生纸，直接用手擤鼻涕，擤过鼻涕直接把手在鞋子上一抹，就算擦手了，还直接吐痰，很不卫生。1947 年的时候，虱子、跳蚤还非常多，很不卫生，也许是由于这个原因，伤寒、热性病等很多。当时，一般中国人都处于不洗浴的状态，衣服也非常脏。他们过着无可奈何的非常不卫生的生活，每天都过得非常贫苦。

从日本人角度来看，中国人是很不卫生，特别是从不洗涤和不洗澡的角度来认为中国人是不卫生的。而且由此推测，正是这种不卫生的状态可能导致了伤寒和疾病的发生。从这些回忆可以较为容易地窥探出，作为殖民者的日本人与被殖民者的中国人之间卫生意识的巨大差异。但是，除了长期的卫生习惯之外，我们不能忽视的是，中国普通民众普遍贫穷，每天挣扎在生活线上，无暇顾及卫生问题。另外，因为缺乏相应卫生设备，在当时状况下，中国人要想和日本保持同样的卫生，获取手段其实是非常困难的，这也是中国普通民众卫生状况并没有什么改善的一个重要原因。

总体而言，以城市为中心居住的殖民者日本人和多居住在农村的被殖民者中国人之间，双方有着对"卫生"认知和卫生习惯的显著差异。从垃圾的种类和清扫状况也可以看出城市和农村之间的明显落差。伪满洲国卫生事业主要在殖民者所在城市实施，被殖民者或居住在边远农村的开拓民几乎都无法享受那样的"恩惠"。这样的背景和政策，是造成城市和农村显著差异的原因之一。另外，不论是中国人还是日本人都认为，中国人的不卫生状况，其中原因之一就是水道设施的不完善，卫生用材未能便宜而普及。伪满洲国卫生事业中，例如水道设施基本上都是在日本人集中的城市或地区施行，所以中国人并不是"受惠"的对象。因此，

---

① 日本人一般先把身体洗干净，再进入浴池泡澡，所以公共浴池会比较干净。而中国人是直接进入公共浴池搓澡，所以水很快就脏了，日本人认为这不卫生也不文明。

从中日双方关于卫生状态的表述，亦可看出伪满洲国卫生事业强烈的殖民地性特征。

三　医疗状况

本书第三章中已经叙述，随着伪满洲国的建立，进行了医院建设，设置了公医和福民诊疗所。另外，如第四章所述，伪满洲国建立后，通过发展医学校等各种措施，东北地方的西洋医学有了一定发展，医疗条件比以前有了较大改善。而当时普通民众是否有从中受惠呢？我们从若干采访内容可以一探究竟。

1. 关于中国人医疗状况的证言

关于中国人的医疗状况，我们也从中国人自身的体验和日本人的印象和评价两个方面参照来看。

（1）中国人自身的体验

陈国栋有如下相关叙述：

> 当时的中国人没有钱接受治疗，患病的话，就向神祈祷，或者向佛像、去世的祖先进行跪拜，这样的情况和人很多。还有进行"跳大神"① 等迷信活动的也很多。相信神或幽灵，烧香、烧纸钱的人很多。思想不保守的人会看中医，但是没有西医。西医是到解放后才有的。过去信息和交通都很不方便，大城市是去不了的。要去长春的话，得花上两三天时间，而普通人是没有这样的钱的。只有非常有钱的人才能去大城市。所以，一般人即使患了大病也不去大城市。在我们居住的五棵树镇没有西医也没有医院。县及县以上城市有西医和医院，农村完全没有。当时榆树市有一个很大的中药铺。民众多用鸦片当药用，很多生病的人，例如患痢疾的话，鸦片就很有效，但是如果服用量过大的话，可能会中毒而死。

---

① 中国北方盛行的一种迷信活动。是一种活着的人和死去的人的"交流"方式。一般来说，跳大神要有两个人共同完成，一个是一神（一说大神），一个是二神。他们认为一神是灵魂附体的对象，二神是助手。在跳大神过程中，一神多是在"旋转"，二神耍鼓。有固定的曲调和请神词，神请来之后，由二神负责与神（灵）"沟通"回答人们的问题。"请"来的有的时候是所谓的仙，有的时候是死去人的"灵魂"。

哈尔滨双城县的殷德明有如下陈述：

> 双城县的西医医院里没有中医，就得去中药铺。专门的中医医院也是没有的，都是既卖药又号脉诊断。没钱的人经常使用拔罐疗法，一般人也都会弄。罐子就是口小肚大的那种杯子，用火柴点燃后放到罐子里，然后将罐子口对准生病的部位，把体内的毒排出来。拔罐的手法是一种很常见的民间疗法。除此之外，就是经常使用的针灸疗法，还有就是放血疗法，即用三棱针刺破表层皮肤，放出一些血。真的到了最后没法子了，人们只好跪拜神、佛之类。当时最严重最难治疗的疾病就是肺结核，但肺结核的病人不是很多。我姐姐得了肺结核，没有医疗条件，只好忍耐，去世的时候只有十五六岁，当时即使有钱也治不好。

张福有如下说法：

> 当时人们生病的话，就去找中医，喝中药，几个村有一个中医。中药的疗效比较慢，所以治不好的人没有法子，向神或者佛像跪拜求助的人很多。我孩童时经常看到所谓"跳大神"迷信活动，人们是很相信这个的。当时，小孩子很多感染天花，因为治疗的设备和技术都很落后，所以山上有很多被丢弃的小孩子尸体，尸体用绳子捆住扔到山上，任由狗或狼吃掉。当时小孩子死掉的很多，因为医疗落后，医生看了也不知道是什么病因。

中国人常持有宿命观，在无助时常常挂在口头的话就是"没法子"。另外，当时中国流行各种迷信说法和活动，例如当时中国人迷信地认为，一个小孩特别是 5 岁以下幼儿的早亡，是恶狗魂灵勾引的结果，而满足这些魂灵的唯一办法，是把小孩的尸体丢弃给现实中的野狗。如果不这样做，同样可怕的灾难将把家中的孩子一个接一个地夺走。因此，出于对生者的爱，父母只好忍痛献出死者的尸体。[1] 对于这样的行为，如果不了解

---

[1] ［英］杜格尔德·克里斯蒂：《奉天三十年》，张士尊等译，湖北人民出版社 2007 年版，第 34 页。

中国人对邪恶魂灵普遍信仰状况内情的话，是难以理解的。

哈尔滨阿城市双丰镇新民村的李树申也有大致类似描述：

> 杨树乡的人如果生大病的话，就去阿城的医院进行诊疗。在阿城有日本人经营的医院。中国人经营的医院也是有的，中国人自然是要去中国人经营的医院。但是能去医院的一般都是官僚之类的，一般民众因为没有钱，是去不起的。离我们村子有一点距离的一个地方，有一个上年纪的中医，他经常背着药箱去各个地方，为一般患病的老百姓看病。

（2）日本人关于中国人医疗状况的印象

曾在牡丹江勃利训练所当义勇军的杉本隆之对于中国人的医疗状况有如下印象：

> 中国人发烧的话就用中医的拔罐子疗法等进行治疗退烧。没有中国人的医疗机关，日本人完全不治疗中国人。城市的大医院非常花钱，一般都是去不了的。和日本人认识的或有关系的，医师的朋友等是可以去的。医院的门上贴着类似"狗和中国人不能入内"这样的标语，具体怎么写我不记得，但大致意思如此。日本人在国内三四岁的时候，都有种痘接种义务，而中国人完全没有。中国人没有钱，连埋葬的土地也没有，尸体就扔在外面。1943 年，我去东北的时候，哈尔滨、牡丹江、沈阳的车站那里扔着很多尸体，饿死的居多，也没有人收拾处理，夏天就腐烂发臭，容易发生传染病，多为霍乱和伤寒。个体开业医生很少，农村更少。

樋口荣和樋口和子夫妇有如下叙述："中国人不是快要不行了是不会去医院的。中国人一般比较知道中医治疗方法，特别是偏方，尤其是上年纪的人。采取一些植物，根据它们的功效煎服治病。我以前也没有去过日本的医院，我的奶奶也一样没去过。"

作为开拓民家眷的和手英子，关于种痘情况，回忆称："中国人得痢疾的很多，没有什么医疗条件。有麻子的人很多，那就是因为没有种痘而得了天花的后果。解放后，小孩子都要求种痘，解放前，种痘的人很少。

基本上是由中医来种痘的，但是因为价格很高，所以很少有人种痘。"

曾任锦州陆军从军护士的石田寿美惠关于中国人的医疗状况有如下叙述：

> 一般中国人因为没有接受医疗的经验，所以想要对那些青少年进行注射时，他们甚至光着身子，就逃跑了。接受医疗的人几乎没有，医疗未能深入。地方上的普通民众接受医疗的就更是没有什么人。伪满洲国时代最恐怖的疾病就是伤寒和肺结核。慢性传染病肺结核占一半以上，半数热性病、急性传染病为伤寒和痢疾。当时老鼠很多。安东有市民医院等，中国也有去看病的。当时在陆军医院工作的中国人生病的话，当然可以获得诊察，但是那时候中国人忍着，不去医院的很多。

以上，从中国人自身体验和从日本人角度观察，相互参照，可以看出，中国东北地区的普通民众总体上医疗条件仍很恶劣。县以上的城市里虽有西医和西医医院，但并不多，中医和中药铺是主要的医疗手段。农村既没有西医也没有西医医院。中药铺是在卖药的同时为病人号脉诊疗。另外，背着药箱在农村为患者看病的中医被称为"游医"，他们是农村中国民众可以依赖的主要医疗手段。但是，生活贫困的民众因为没有钱，且交通不便，所以即使生病也很难去大城市进行治疗。连中药也买不起或者没有药效时，就只好采取民间疗法，例如使用拔罐法等。到最后走投无路时，人们只有依赖迷信活动，例如，神灵鬼怪成了他们最后的希望和寄托，所谓"跳大神"的迷信活动在东北非常流行。除了民众受教育程度低以外，医疗设备和手段不足以及贫困都是迷信活动流行的原因。

2. 关于日本人的医疗情况

在满日本人的医疗状况，我们根据下面采访来窥探一二。

栗本末子有如下叙述：

> 在奉天，日本人建的医院很多，例如奉天医科大学、满铁医院等。富裕的中国人付钱也可以去。日本人虽然不论去哪个医院也是要花钱的，但因为是社会上层，所以很有钱，不会为钱所困。医院的药是从日本运过来的，什么药都有，医疗条件和日本国内一样。

田村启造关于满铁医院的状况和满铁关系者的医疗条件回忆称："和铁道相关的人有满铁医院，免费的。而一般人包含日本人在内是不给看的。"

安谷裕惠关于关东军及其家属的医疗情况有如下描述："军队中有医院，军人和家属都是不要钱的。关东军是伪满洲国最大的部队，早中晚三餐都可以得到很好的配给，和一般人的待遇是不一样的。"

门田菊枝关于通化的医疗条件有如下叙述："虽然有日本人经营的医院，但并不是免费。医疗费挺高的，只要有钱，不论中国人还是日本人都是可以看的。但是没钱是不行的。日本人经营的医院也不多，日本人也有和中国人一样喝中药的。"

杉本隆之关于勃利义勇军训练所的医疗状况有如下描述："训练所五个大队，每个大队下面有五个小队，一个小队有300人。训练所里有一个大医院，约有50张床，医师和护士加起来有100人左右。护士是满铁护士。当时护士根据所属机关不同，分为日赤护士、满铁护士和陆军护士。"

作为关东军及其家属以及满铁职员拥有独自的免费医院，对医疗完全不用发愁，与此相对，开拓民的医疗状况如何呢？

坂本照好有如下描述：

> 开拓本部有医院，医师是从长崎县派来的。有一个医师，医师的妻子帮忙给他打下手，充当看护助手。本部管理几个班，离本部远的开拓民如果患普通的疾病，就不去本部的医院。当时交通非常不便，也没有什么交通手段，只有步行，虽然有马，都是让周围的中国人代为饲养，我们都不怎么会用。开拓团的医院是不对中国人开放的。

和手英子回忆开拓团的恶劣医疗条件时称："医院、医生、护士和药等医疗条件完全没有。在日本的时候买过感冒药，去中国后什么药也没有。"

增井勇吉回忆称："开拓团中有一个日本人经营的医院，但规模并不大，而且医疗设备和人手都不足。不对中国人开放。中国人和日本人的医疗条件果然还是有差别的，因病死掉的中国人一直很多。但是，在农村中国人和日本开拓民的医疗条件都差，和城市的差距还是很大的。"

重山厚叙述："所在开拓团虽然有一个日本人经营的医药店，但只有一个医师和一个护士，药也不全。我小时候，脚受伤了，连麻药都没有。"

由以上采访内容可窥知，日本人之间医疗条件的差异也是很大的。满铁作为半官半民的特殊会社，和单纯营利的公司不同，完全是法人化，是日本政府实质上的代行机关。满铁相关职员待遇比普通的公司好得多。满铁有自己所属的满铁医院，满铁关系者可以接受免费治疗。作为伪满洲国另外一个特殊机关，关东军是伪满最大的部队，拥有特别的权力。关东军及其家属有免费医疗条件。作为统治者，社会上层的日本人因有钱可以去医院，但是对于普通日本人来说，医疗费还是很高，不能去医院的人很多。特别是在农村居住的开拓民和青年义勇军，虽然大体上在开拓团本部有医院，但因交通和费用问题，不能去医院的人也不少。

日本人根据阶层分化，医疗条件落差也很大。日本人作为殖民统治者虽然宣传"五族协和"，但日本人和中国人、朝鲜人之间显然在各方面有着差异，医疗条件方面同样如此。栗本末子所述内容也印证了这一方面的内容。

中国人之间的差异非常大，有钱人有田地耕种，栽种卷心菜、其他很多食物等。有的人则是什么都没有。在城市里，有中国人经营的医院，有日本籍的医生也有中国籍的医生。因为医院比较远，所以只能乘车去，只有有钱人才能去，普通人是不去医院的，手边有的药吃一吃就算了。日本人大多是去医院的，中国人和朝鲜人没有钱是没办法去医院的。

总体而言，根据上述采访可窥知，中国人和日本人之间，中国人之间、日本人之间、城市和农村之间的医疗条件都存在很大差异。满铁和关东军等特别权力机关拥有自身所属医院，相关人员可以进行免费诊疗，健康相对可以得到确保。为了确保国防和兵力资源，全面抗日战争爆发后，日本向伪满洲国进行了大规模移民。为了确保开拓民和青年义勇军的健康，派遣公医，每个开拓团本部大体上建一个医院。但是随着战争长期化，特别是太平洋战争爆发以后，战况更加严酷，人力和物力不足的状况逐渐变得显著起来。医生、医校学生和护士等被军队召集，药品也变得不足。笔者调查采访日本对象基本上都是 1940 年以后到伪满洲国去的，很多开拓民甚至是在日本战败前夕被送往开拓地，当时开拓地缺医少药，几乎谈不上有什么医疗条件。与此相对，军属和满铁相关人员却可以接受免费治疗。大城市，例如奉天医院较多，日本人官僚和有钱人作为社会上层，完全不用为医疗所困，药从日本运送过来，状况基本上与日本国内一样。调查对象的证言基本上都是 1940 年以后的情况，这个时期因战争所需，医疗相关人员和药物等优先被输送到军队或前线。在这样的战争体制下，医疗器械和药品等医疗物资变得不足的情况下，政府实施强化统制，战时殖民地医疗特征和色彩越来越浓。与中国人及农村的开拓民医疗不足的状况相比，军属及满铁相关人员可以接受免费诊疗，大城市社会上层的日本人没有医疗问题，和日本国内一样。即使在战时体制下，也要确保殖民地统治者的利益，从这一点也可以看出殖民地医疗的特征。由此可知，伪满洲国战时殖民地医疗和殖民地医疗，其基于阶层性有着并存的状况。

四　学校卫生教育

正如在第一章所述，伪满洲国为了确保人力资源，非常重视对青少年的体力管理。伪满洲国政府企图对学生强化卫生教育，通过学生向其家庭及民众传达卫生习惯和卫生理念，从而提高国民整体素质。伪满在学校设置卫生妇，并对学生进行定期身体检查。

调查采访中，关于这方面的内容信息较少。

王国章回忆称："在学校必须学习日语和日本人的习惯。学校会检查头是不是干净、指甲有没有剪等。我上小学的时候，没有校医。1958 年以后，中学里设有校医，但只有简单的酒精、碘酒。运动会的时候，受伤的多，是校医最忙的时候。"

松叶澄枝回忆道："去满洲的时候，我是小学三年级学生。学校里的卫生教育，就是要穿清洁的衣服、要洗澡、要刷牙，和日本是一样的教育。附近有中国人的居住区，也有小学校，但语言不通，没有交流。双方之间的关系很不好。我记得 8 月 15 日我们去学校后，从老师那里知道日本战败了，大家都哭了，之后就回家了。在回家的路上，中国小孩子们就拿小石头扔我们。"

总体而言，城市的学校卫生教育、学校的卫生设备等虽然没有得到相关证言，但是从有限的中国人学校和开拓民的日本人学校的情况，可以看出在农村学校没有卫生官、卫生妇，但有卫生教育和卫生检查。总体上，学校比较注意培养学生在日常生活中的卫生习惯，日本学生的教育和日本国内是一样的。中国学生也必须学习日语和日本的习惯，和日本学生一样要接受卫生检查。将殖民一方的文化、习惯等向殖民地进行移植，也是殖民统治和殖民地医疗的一个特征。

五　传染病

已如第一章所述，中国东北地方自古以来就饱受传染病之苦，为了日本人的健康和殖民统治，伪满洲国政府建立后，对于传染病的预防和治疗非常重视，逐渐筹建防疫体系。根据相关调查采访内容，可以比照一下当时传染病的流行及预防和治疗情况。

1. 中国人的经验和观察

陈国栋有如下回忆：

> 伪满洲国时代，霍乱只要一流行，警察就会封锁道路，禁止人们移动。但是，患者必须自己进行治疗。没有什么免费治疗，当时鼠疫和天花也有流行，鼠疫患者如果从嘴巴里吐出黑血，大家就知道没救了。大家根据症状，虽然知道是传染病，但是因为没有钱也无法得到治疗。我有一个叔叔感染了麻疹死掉了。当时没有听说过西医，只有一个中医，被称为"种花先生"①。但是种痘成功的几率并不是百分之百，也有失败的。

赵福田的回忆也提到类似情况：

> 当时，传染病被称为"瘟灾"，道路被封锁后，不能随意通行。当时霍乱曾经流行，但没有人给予治疗。在哈尔滨有日本人开的"哈尔滨第一医院"，但是因为穷，没有去过。普通民众得了传染病就只有等死的份儿。霍乱流行的时候，每家的门都关闭起来，封锁道路，禁止随意往来，所以局部流行，没有大范围扩大。当时，死个人

---

① 即负责种痘，打疫苗的医生。

也不是什么大事，患者的家被围起来就完事了，传染病死亡的尸体就由邻居等帮忙埋了。中国民众基本上都使用民间疗法，例如吃一些洋葱或大蒜进行解毒，不知道是否有效。

2. 日本人的经验和观察

从日本人的相关回忆里也可以反映出东北当时传染病较多的状况。

杉本隆之称："1943 年，我去东北地方时，去过哈尔滨、牡丹江和沈阳，车站有很多尸体，很多人饿死，没有人收拾，夏天腐烂后，容易发生传染病，霍乱和伤寒很多。"

石田寿美惠关于日本人的传染病感染情况有如下回忆：

> 到锦州以后，大家很快就得了痢疾，大概一个月左右，一天拉好几次，不知道是不是水的影响。陆军医院的宿舍虽然有自来水，但是水的成分不一样，生水不能喝，必须煮开再用。锦州陆军医院患者约有 20% 为外科，80% 为内科疾病患者。内科主要是肺结核等胸部疾病患者和急性传染病，例如伤寒、副伤寒、斑疹伤寒、猩红热、细菌性痢疾、变形虫痢疾等。中国人的情况不太清楚，我想流行的疾病应该都一样。

除了上述关于伪满洲国时代的传染病记忆以外，调查对象们对抗日战争结束后被称为"光复时期"的 1945—1949 年传染病流行的状况印象特别深。日本战败以后，日本士兵和难民的移动多且频繁。与此同时，日本战败后，国共忙着接收日本所占的地盘，并且随着国共内战爆发，人口的移动变得更为频繁，所以感染的几率增大。在此基础上，政局的混乱和不安定，导致东北地区卫生事业混乱，传染病流行变得更加严重。有好几位被采访者都曾回忆到这种类似状况，即"1945 年抗日战争结束前后，因处于混乱状态，所以传染病很厉害。鼠疫感染者很多。卫生管理处于放任自流状态，有的一家人全部感染都死了，连埋葬的人都没有"。

总体而言，从中国人和日本人两方的调查都可以看出，中国人感染传染病的很多。传染病发生时，道路被封锁，发现患者的家庭及周围的房屋都要一户一户地封锁起来，不能自由通行，然后主要是撒石灰消毒。虽然采取不让疫势蔓延的措施，但是患者仅仅就地被隔离，并没有给予相关治疗。采取牺牲一部分人的利益和健康，而保护殖民者的健康和统治，显示出殖民地医疗的特征。

另外，正如第一章所述，伪满洲国建立初期，虽然设立了公墓和火化制度，但使用者多是日本人。伪满虽然规定染疫尸体必须火化，但从上述调查可知，特别是在伪满后期，这个规定并未被严格执行，染疫尸体仍多是由亲属、邻居等帮助埋葬，甚至无人管理。

六 开拓民和义勇军的生活及医疗卫生状况

关于日本人开拓民和义勇军当时的实际生活，可以从以下证言来窥探一二。

1. 开拓民的生活及医疗卫生状况

坂本照好有如下描述：

> 当时东西全部实行配给制度，粮食和衣服都是从开拓团领取的，自己种的大米自己不能吃，都必须上交。种一些大豆等，可以作为主食的补充品，不用上交。因为采取配给制，种田和不种田都一样。但是配给的粮食太少了，食物不足。在团本部的地方有一个学校，要进行军事训练。学校里有简单的卫生室，可以治疗感冒等小疾病。开拓团内 18—45 岁的男性都被征兵征走了，但开拓团的医生没有去。开拓团的医院有 4 个房间，有住院部，内有五六张病床。

富樫睦子有如下回忆：

> 我是广岛县人，去满洲的时候是 1945 年 3 月。到了当地之后，借住在先到的开拓团团员家里，还有一家中国人，三个家族一起生活。开拓团称为"广岛村"，有一个砖瓦房医院，一个医生，一两名护士。在开拓团本部的边上有一个小学校，因为离家远，所以很多学生都在学校住宿生活，学生都是日本人，卫生教育和卫生指导之类的都没有。学校的饭菜都是用大锅做的米饭，没有鱼和肉之类的，我们经常吃的是菠菜等当地产蔬菜。为了节约大米，经常把大豆放进去一起煮，营养等是没有什么问题的。

和手英子回忆称：

　　1944 年 12 月，我 10 岁的时候，和父母以及两个弟弟一起去了满洲，家里就剩下爷爷奶奶两个人。而且，当时我母亲正怀着身孕，马上快要生了，所以我们完全没有去满洲的打算。但是受日本政府强制而必须去。那时候，日本国内用电影等宣传中国的玉米、土豆等都长得非常大，满洲是一个非常好的地方，这样的宣传简直是铺天盖地。我们被动员"去满洲进行开拓吧"。我们所在的开拓团有一百多人，一起住，一起做饭一起吃，没有单独自己做饭。我得了痢疾，身体很不好，没有医院也没有药，非常痛苦难受。父亲想给我买一个鸡蛋吃，但是哪里都没有卖的。因为不习惯当地的风土气候，得痢疾的人很多，如果患上这个病，死的很快，三天左右就死了，这是最恐怖的疾病。如果听说哪家患了这种病，大家就都逃得远远的，在地里用玉米秆和稻草搭个临时帐篷，不敢回家。医院、医生、护士和药品等医疗条件都没有。

2. 原义勇军的生活及医疗卫生状况

杉本隆之有如下回忆：

　　1943 年，我 14 岁时被作为义勇军征集，从出生地岛根县进入满洲勃利训练所，目的是接受 3 年的训练，保护开拓团。我们每日以训练为主，没有什么其他工作。关东军来进行指导训练，我们和军人接受的是一样的训练。当时目的是侵略满洲、进攻苏联。训练所设在农村，买东西的话要去东安市里。东安市是日本军队驻扎的城市，日本军人非常多。粮食都是关东军用枪威胁民众交上来的，中国民众的生活是很苦的，不上交就会被枪毙掉，中国民众什么权利也没有。当时有各种各样的疾病流行，传染病也很多。患了麻疹、伤寒等疾病的话，会烧到近 40 度，有很多人死掉。训练所有一个很大的医院，病床有 50 多张，医师、护士等有 100 多名，治疗是免费，能够接受治疗的只有日本人。

　　总体而言，以上调查采访对象均是 1943 年以后和日本战败前夕才去中国东北。这个时候日本的战况开始恶化，从开拓民和义勇军的证言中都可以明显地看出物资的不足。粮食由政府进行统制，实施配给制度。战时殖民地医疗体制下，医疗人才和医疗药品等以战场或和战争密切相关的地方为优先配给，开拓地医疗人员和药品的不足的情况由以上证言也可以得以证实，有的开拓团配备有医疗设施及医生、护士等，但有的开拓团则什么医疗条件都没有。但是，开拓地和开拓民在国防上有重大意义，所以开拓地的医疗人才并非全部召集到战场，日本要考虑保持战时体制下医疗受益的平衡性。和一般开拓团相比，14—18 岁青年义勇军开拓团成员每天都要接受军事训练，作为后备兵力，他们和军事及战争有着更密切的关系。训练所有着大医院，医疗设施和医疗相关人员也比较充足，义勇军可以接受免费医疗。这显示了战争优先的战时殖民地医疗的特征。

七　日本人和中国人的交往情况

伪满作为日本的傀儡政权，上层统治人物之间的交流接触是必然的，但笔者更关注畸形统治下的社会，东北地区中、日双方最下层普通民众之间的交流与接触情况。

在与樋口荣和樋口和子夫妇的谈话中，有如下内容：

> 我印象非常深刻的就是食物分为三个等级配给，分为日本人、中国人、朝鲜人三个等级配给，量和质都不一样。当时想为什么不配给一样的东西呢。我们在日本人经营的公司里上班，宿舍的配给在日本人、中国人和朝鲜人之间也是不一样的。分点心的时候也有落差，只分给日本人。

大多数情况下，日本人和中国人的居住区都是分开的，相互接触和交往是非常少的。

在银行工作的清水贞子关于中国人居住区和日本人居住区有如下回忆：

> 我去过哈尔滨、齐齐哈尔和海拉尔，这些地方都是日本人居住区和中国人居住区分开的，有一定的距离。中国人的居住区在郊外，我在日本人的居住区生活，所以我不会讲中国话。

石田寿美惠也讲到了大致类似的情况："锦州城外的新市区有日本街，中国人街主要在城内。我不太清楚城内的情况，当时常被同僚警告进城会被杀死的。"

总体上，一般中国民众和在满日本住民之间居住区都是分开的，日本人被教育如果去中国人居住区会被杀死，所以不能随便自由行动。但是，在日本人和中国人杂居地或在一定工作场合，双方也有一定的交流情况。

守下美雪回忆称："附近住着三户中国人家，我们有时换饭吃，我们从中国人那里吃到了饺子，我们把米饭送给他们。当然这也不是经常发生的，因为中国人很穷，平时也吃不上饺子，主要吃些野菜，日本人也不是每天都能吃上白米饭的。"

门田菊枝的父亲在吉林省当警察官，关于和中国人之间的交往有如下叙述：

> 1944年，我19岁的时候去了满洲。我的家人非常喜欢中国，交流很多。我们周围很多中国人，我经常到中国人的家里去玩，有时还会住上两三天。警察署中的职员中，中国人和日本人大概各半。除了职场同仁以外，还有其他商人、一般的穷人等。我父亲和中国人的关系非常好，所以关东军怕有麻烦，一起聚餐时，关东军趁我父亲去厕所之际，给我父亲酒杯内下了毒，我父亲是被日本人毒死的。负责道路清扫的有中国人、也有日本人和朝鲜人，我们家里经常把水果和点心分给他们吃，一起打扫、一起吃饭等。父亲去世之后，我们很快就变得穷困潦倒，但我们得到了很多中国人的帮助。

按照伪满洲国法令规定，大米属于禁品，凡是私自买卖大米和偷吃大米的人，都属于经济犯，须判刑或罚款。日本人可以吃大米，伪满的官吏按照配给量也可以吃大米，但伪满洲国普通老百姓不能吃大米。[1] 从大家的回忆中基本也可以看出食物分配等方面的巨大差异。总体而言，中国人和日本人的居住区几乎都是分开的，语言不通，日本人担心到中国人居住

① 过客：《心殇：我在伪满洲国读书的日子》，中国文史出版社2013年版，第162—163页。

区会被杀害，平时日本人和中国人之间的交流并不多。食物分为日本人、中国人、朝鲜人三个等级分配，量不一样，东西也不一样。在日本人经营的公司里，宿舍分配在日本人、中国人、朝鲜人之间也有差异，连日常点心的分配也有落差，只分给日本人。日本人将双方居住区进行区别和隔离，除了治安安全因素之外，也有出于对日本人卫生设施的建设和管理比较容易，以及害怕被中国人传染疾病的考量。

八　在东北工作的日本医疗人员

作为战后被留用的护士，栗本末子关于自己服务过的医院有如下描述：

> 奉天铁西的濑广井医院的医生，曾经问我要不要一起去。1943年10月，我带着护士资格证去了满洲。濑广井医院是个人开业性质的医院，是一位在大阪医科大学取得博士学位的日本医生经营的。中国人患者最多，周围有700多个工厂，工厂给出医疗费，我想与此相对他们能拿到的工资也很少。每天都有很多人来看病，大部分都是在工厂受伤来的。有1个医生，4个护士。一天一般都看个100多人，非常多。医生不在的情况下，我也负责治疗，因为基本上都是外伤处理。工人常夸我比较好，因为医生给上的药可能比较少吧。对我来说，反正是别人的钱，所以就多给上一些药，好得比较快。
>
> 在去中国以前，我曾经在冈山的某个大医院工作过。我到了满洲之后，工资是在日本国内时候的好几倍还多，条件非常好。虽说在日本国内的时候工资比较少，但是去满洲之前，我也不知道待遇情况，只是认识的人来拜托，不好推辞而已。在日本战败前夕，我调到了本溪的官野原医院，那是一个很大的医院，我负责日本人的看护。很多日本人住院，单小儿科就有200多人住院。医生是新泻大学的博士毕业生，一个很有名的医生，就连八路军对他都很尊重。直到最后，官野原医院也是八路军中最好的医院。战败前，这个医院只给日本人诊疗，护士等工作人员也都是日本人，不仅诊治军人，也负责诊治住在附近的日本人。我们坐船回了日本，是日本出钱来欢迎我们回去的。回去的时候，根据每个人工作的月数，中国共产党付给我们处理金，我们拿的是美元，换成日币也有10万日元，简直是巨款。当时，日

本人每个月的工资 7000 日元左右，所以能拿到这么多钱，是非常开心的。

总体而言，从栗本末子的证言内容可以看出，其最初去满洲工作的个人医院周围都是工厂，所以患者都是在工厂工作的中国劳工，其主要业务是处理工人在工厂所受的外伤。护士的工资是日本国内的好几倍，医药品不足的状况也没有发生。为了确保和战争有着密切关系的生产以及工厂劳动力资源，劳动者的健康得以确保，护士的收入和医药品也得以确保，这也体现出战时殖民地医疗的特征。

九　"关东州"的特殊情况

分析伪满洲国卫生事业时，"关东州"的卫生事业也不能轻视。大连作为"关东州"的租借地，于 1899 年起就已由日本人开始经营。与伪满洲国相比，日本在大连的经营时间更长，而且，大连在抗日战争爆发前有较为和平的环境，因此和其他城市的情况稍有不同。大连的卫生检查非常严格，对中国人也实施卫生检查。而且，人们对大连的印象基本上都是街道干净，没有什么传染病，大连的医疗条件比其他城市要优越。我们从相关人员的采访内容中也得到了该方面的印证。

大连人隋永新，曾在伪满民政部门管理税务所工作过，他有如下回忆：

大连过去叫作"青泥洼"。当时日本人和中国人是分开居住的，在西岗子这个地方中国人比较多。日本人居住的地方有上下水道，中国人居住的地方一般没有上下水道，但西岗子有上下水道。大连市区有负责清扫道路的人，卫生管理很好，很少发现传染病，经常进行卫生检查。当时，如果要在日本人家工作就必须接受检查，必须有身份证和健康证明。日本人重视卫生，一年检查数十回，由所在地派出所的日本警察挨家挨户进行卫生检查，不合格就要求再打扫，再收拾，再不行就罚款，没钱就做劳工，对于卫生要求是相当严格的。当时大连有两个大医院，医生多是日本人，男女都有，中国医生也有，但比较少，护士大多是中国人，还配有翻译。日本人医生会定期进行种痘接种，有时候不要钱，农村孩子种痘是不要钱的。城市分街道，以前是叫町，按照户口种痘，医生直接到家里去，不种不行，必须种痘。

初柴千鹤子作为少女歌舞剧团团员曾于 1943 年到大连进行慰问演出，关于大连的情况，她有如下描述：

> 1943 年我们去了大连，我以前对大连就很憧憬。我住在大连车站的西侧，铃木公寓 13 号，是满铁的宿舍。大连车站西侧的小岗子那里有中国人经营的中央旅馆，是一个很大的旅馆。那里的饮用水也是自来水，水道没有故障，还有电，但是吃的东西不太充分。铃木公寓是满铁宿舍，所以轮流打扫，我每周负责一次，很卫生的。宿舍设有公共的垃圾放置场所，从三楼包着盖子的垃圾箱里扔下去，就直接滑到一楼的垃圾场了，大连卫生课的人用车来取走。大街是很干净的，疾病或传染病等是没有的。大连有满铁医院，要自费。向西边走，有中国人的居住区，因为我在日本人居住区住，所以对中国人的状况不是太清楚。身体如有什么不舒服的话，大连日本桥那里有药局，可以自己买药来吃。西边小岗子那里有中国人经营的中医医院，生急病时也有日本人去看。我在大连时，中国人喜欢吃大蒜，工作的时候，管理者要求身上散发大蒜味道的中国人到后面去，日本人到前面来，有这样的歧视。种痘是强制性，有种痘的通知。警察派出所设有卫生局，会负责联络什么时间在哪里预防注射，不接受注射就要罚款，所以大家都会去，没有听说过生病的。派出所有什么事情，会联络通知我们，满铁发来很大的告示纸张，送到组长这里。有一个宣传板，上面贴有各种各样卫生上要注意的事情。战争变得严峻紧张时，宣传板会贴防空洞避难相关联络信息。夏天市政府会用消毒液给我们的厨房进行免费消毒，卫生局的人都是日本人。没有苍蝇和蚊子，也没有纱窗。厕所是大家每天轮流打扫，是冲水式的。没有老鼠，也可能是没有爬到三楼来，在大连我没有听说周围有谁患传染病。

樋口荣从金州国民学校毕业，后在丹东汽车制造所工作，据他的相关回忆称：

我于1940年到1958年之间在满洲居住，是我12岁到31岁之间的事情。我住在日本人街、日本人居住区，所以很快就适应和习惯了。旅顺、大连的金州，还有丹东的日本人街都有上下水道。金州的三道湾在山上，有水泵，是净水，日本人居住区附近的中国人居住区是水井。没有人专门负责道路清扫，是沥青柏油路，路上没有什么垃圾，也没有人扔垃圾。但是丹东不是这样子，旅顺和金州都是日本的租借地，和日本是同样的设备，周围人也都和日本是同样的习惯。关东州和日本几乎是完全一样的状况，和日本城市一样是最新设备整饬过的街道。日本人街虽然是上下水道，但中国人街是没有的。金州市内的日本人街是上下水道，1940年上下水道都已建设齐全，中国人街一半左右有上下水道。垃圾是由卡车收集拉走统一处理，居住区的街道居民委员会，由市政府委托相关从业者进行收集处理。旅顺、金州、丹东都没有听说疾病流行情况。虽然并不是到处都有医院或诊疗所，但旅顺有医科大学，还有少数日本人的开业医院。所谓外国人开业医生就是中国人的中药铺子。金州有日本个人开业医两三个。安东是一个很大的城市，有市民医院、满铁医院和个人开业医。日本人一般由所在的公司出医疗费，到公司指定的医院看病是免费的。有内科、小儿科、产科、耳鼻科等各科的开业医。我在安东的时候，公司会对我们进行定期的身体检查。中国人几乎没有去过医院的，更不要说到日本人医院去看病了，这既有金钱缺乏的问题，也有对日本人医生看病的抵抗心理。从感情来说，他们不知道日本医生会不会给好好看，有很大不安。

总体而言，大连、旅顺和金州都属于"关东州"所辖范围，作为日本的租借地，经营时间较长。为了日本人的健康和殖民统治，卫生设施和医疗设施均较为齐备。"关东州"整体上比伪满洲国其他城市干净，医疗条件比其他城市要好。不限于日本人居住区，中国人居住区有的地方也有近代意义的上下水道等条件。不仅针对日本人，还对中国人进行医疗检查，这有可能和"关东州"经营时间相对较长、当时统治环境相对平和有关系。所以，"关东州"的城市整体上比较干净。与伪满洲国相比，"关东州"更加能体现出后藤新平的"文装的武备"论的殖民地统治理念。

小 结

正如第一章所述，伴随伪满洲国的成立，各种各样的医疗卫生政策和措施得以实施。随着时间推移，伪满洲国政府的医疗卫生重点发生了变化。伪满洲国成立初期，医疗卫生的重点是公共卫生建设。抗日战争全面爆发后，为了确保人力资源，"健兵健民"的保健卫生成为重中之重。关于上下水道，文献资料记载主要是城市中的上下水道整修情况，对农村的状况几乎没有涉及。另外，即使在城市里上下水道是否完备也很难完全从文献资料中判断出来。采访调查资料可以对此进行补充，结合两方面的资料，几乎可以推断农村是没有实施上下水道建设的，饮用水仍然是一成不变的井水或者河水、湖水等，更没有下水道，脏水随意泼在门外风干完事。城市里日本人集中居住区，特别是政府机关和关东军等相关的重要单位或工厂、部队等所在地方，上下水道一般都很齐备，设备和日本国内同样。普通日本人生活的地方，有的有上下水道，有的没有。在农村生活的开拓民和义勇军，几乎和中国周边的农民一样使用井水等。由此可以看出，城市和农村、日本人居住区和中国人居住区、日本人和中国人、日本人自身之间的差异都是存在的。

关于卫生清扫方面，从文献资料可以了解当时城市设立了卫生清扫队，每天清扫垃圾，而采访调查可以弄清当时垃圾的内容主要是人畜的粪便和生活厨房垃圾等一些具体细节问题。另外，对于文献资料中经常使用的所谓"卫生"一词，大多数民众并不熟悉，对于相关内容则使用方言"埋汰"或"不埋汰"来表达。伪满洲国成立后，连中小城市也有穿着白大褂的防疫医疗人员或者清扫队工作者，"卫生"一词、卫生思想和卫生印象等向民众进行了自然而然地直接传播。人们对"卫生"一语的使用和理解比较滞后的情况，从某种程度上说明殖民地医疗对于农村的影响是非常薄弱的。当时，普通民众的个人卫生习惯并不乐观。因自然条件、经济状况及生活卫生习惯等原因，东北普通民众很少洗衣服和洗澡，衣服和身体都脏兮兮的，但是周围人们都一样，处于同样环境中，并不会觉察或意识到自己的不卫生。而从在满日本人眼中来看，中国人有诸多不卫生的习惯和对医疗的漠视。中国人和日本人的卫生习惯和卫生意识的差异，也显示出殖民地之间医疗的落差，以及日本人作为殖民者的一种优越性。

　　日本人很早就对中国的卫生情况非常关注，或者说非常在意中国的卫生情况。甲午战争前，日本民众心目中的中国形象大多停留在《论语》等所刻画的理想状态，甲午战争使日本士兵第一次大规模地亲身体验到了真实的中国。对于大多数出征士兵而言，朝鲜和中国都是他们首次看到的异国。因此，他们将自己认为有价值的事物记述下来，邮寄给自己的家人及亲朋好友。然而，他们与大部分从军记者一样，关注的是"不洁""不文明"的中国，他们看到的也是充满污垢的澡堂、街上横流的粪便、沾满污垢的小孩指甲等，这些"不洁"的问题成为日本民众笑话中国"野蛮"的话柄。① 甲午战争后，大多以中国为背景的小说、记事等都极为详细地刻画了中国的"不洁"问题。

　　日本人的感受和记录并不是特例，西方人的相关记录中亦有很多对当时中国卫生习惯、不洁、不文明的详细描写。例如伪满洲国成立后，德国记者恩斯特·柯德士就到哈尔滨、新京、奉天等地进行游历、采访，并于1936年在德国出版了《最后的帝国——沉睡的与惊醒的伪满洲国》，书中有很多作者的亲身经历和所见所闻，其中不乏作者对中国的不卫生现象之嫌恶和不习惯。例如，我们可随手拈来作者多处提到的关于中国人痰多及随地吐痰的坏习惯。在豪华卧铺车厢里，作者希望"自己身体里没有肺叶，不用费力呼吸，因为车厢里的空气实在污浊得令人难以呼吸！差不多人人都在厉声咳痰，并且还毫无顾忌地将痰吐到车厢的地板上。"在柯德士乘坐马车时，车夫"不时一左一右喷吐着口中的痰"，并随风吹到柯德士身上，当柯德士试图劝阻的时候，车夫不仅要继续吐，还幸灾乐祸地嘲笑、嘟嘟囔囔地责骂柯德士"真是怪人！竟然不让人吐痰！以后干脆不让人吃饭好了"②。可见在中国人看来，吐痰就像家常便饭一样，大家都习以为常，然而在外国人眼中却是难以接受，非常不卫生的。由此可以看出，当时中国人和西方人、日本人之间在卫生习惯和文明认识等方面的举止差异和认识差异。

　　关于医疗状况，从文献资料可以了解当时医疗设备的扩充以及医师的

---

① 杨国栋主编：《近代以来日本的中国观》（第四卷 1895—1945），江苏人民出版社 2012年版，第 22—23 页。

② ［德］柯德士：《最后的帝国：沉睡的与惊醒的伪满洲国》，王迎宾译，辽宁人民出版社2013 年版，第 200—201 页。

培养等情况，但是日本人和中国人的不同医疗状况，或者不同职业之间的医疗状况差异等则很难从中得以了解。从采访调查可以了解不同场所、不同人们之间医疗条件的差异问题。伪满洲国时期，着重发展西医，在县以上的城市，特别是大城市，相继设立了医院。但县一级的中小城市里西医医院并不多，主要医疗机关仍由中药店铺承担，"游医"则是一般农村民众可以依赖的主要医疗手段。囿于医疗条件和经济条件的限制以及交通不便等原因，民众无法去医院，甚至连中医都看不起。在这样的情况下，民众只好采用传统的方法，例如拔罐、针灸等。除此之外，还通过吃大蒜消毒或通过煎煮鸦片、中药植物等来止痛或医病。在医疗条件和自然科学落后的情况下，人们在走投无路时，就会依赖迷信活动，拜神求佛，或者向祖先祈祷。

和中国人的社会阶层性一样，日本人根据阶层不同，医疗条件也存在天壤之别。和满铁、关东军相关的强权部门，人们可以接受免费医疗诊断。作为城市社会上层的日本人，在金钱方面也非常富裕，完全不用为医疗犯愁。大城市的医院很多，设备和药品也都非常齐备，这一点和日本国内一样。但总体上，当时的医院和药品等还是相对比较稀缺，所以诊疗费和药费都很高，对于普通的日本人来说也是非常大的数目，能不去医院则不去。另外，在农村居住的日本人，特别是开拓民和青年义勇军，根据移民的种类，生活条件和医疗条件虽然稍有差异，但总体上而言，一般都在开拓团本部有一个医院，配置一个公医。但是很多开拓民距离本部较远，交通不便，又没有钱，也有很多人去不了医院。

鼠疫、霍乱等传染病发生时，没有日本人和中国人的区别，均有感染的可能。传染病不仅危害日本住民健康，而且对日本的殖民统治大有影响，因此伪满洲国政府非常重视传染病的预防和治疗。伪满在行政机构中设有专门的传染病隔离所，在医院里设置隔离所或隔离室。但在实际执行过程中，伪满常将有传染病嫌疑者和患传染病者不加区分，一起加以隔离，导致传染的可能性变得更高。所以，大家想方设法逃跑隐匿，从隔离所逃走的例子很多。伪满在发现传染病的地方进行道路封锁，将一家一户的房屋关起来，实行现地隔离，但隔离而不治疗的情况很多。而且，传染病发生的地方，伪满采取将相关物品和房屋焚毁的强制措施也不少。这些严厉的措施不能治愈传染病患者，而且对于周围人们可能也造成一定损害，但是将传染的范围加以控制的可能性比较高。

伪满洲国政府对于学校的卫生教育，特别是对日常生活相关的卫生习惯之培养非常留意。日本学生的卫生教育和卫生检查和日本国内一样。中国学生必须学习日语和日本的习惯，非常注意日常卫生的检查和卫生习惯的培养。将殖民者一方的文化和习惯等向殖民地进行移植，这也是殖民地统治和殖民地医疗的一个特征。

日本人和中国人之间的居住区大体是分开的，双方语言不通，所以交流很少。日本人官僚中和中国人关系比较好，交往较多，而被关东军毒害的极端例子也是有的，所谓的"五族协和"仅仅是表面上宣传的幌子而已。但是，中国人和日本人民众之间并非完全没有往来。长达14年的抗日战争，改变了人们的生存环境，改变了人们的生存状态，甚至改变了人们的性格——不仅是中国人的，也包括日本人的。在战争的大背景下滋生出形形色色的人物，其中有被战争扭曲了人性的杀人机器，也有在战争中依然散发着人性光辉的普通人。[1]

另外，作为"关东州"所辖的城市，大连、金州和旅顺的状况，从采访调查也可以看出，与伪满洲国城市是有所差异的。"关东州"作为日本的租借地，经营时间较长，卫生设施和医疗设备整体上较为先进和完备。"关东州"和伪满洲国相比，中日双方民众之间的关系整体上较为缓和。"关东州"更体现出后藤新平"文装的武备"的殖民统治理念，显示出殖民地医疗的价值和特征。

---

① 范倩倩：《典型环境中的典型人物——论〈伪满洲国〉中的日本人形象》，《东京文学》2008年12月。

第八章
结　语

　　众所周知，伪满洲国是日本在中国东北所扶植的傀儡政权，在各个权力部门虽然正职名誉上都由中国人担任，但实际权力都掌握在作为副职的日本人手里。各个部门中，日本人都有着重要决策权，在医疗卫生相关的部门，亦是如此。因此，伪满洲国的医疗卫生活动，基本上都是在日本的主导下进行的。

第一节　本书整体内容的回顾与总结

　　第一章主要追溯了日本对满蒙地区的野心及对满蒙地位的历史认识、侵占满蒙地区的原因和日本在殖民地重视殖民医疗卫生事业的因由。日本通过日俄战争获得对南满的支配权，通过对"满蒙的经营"，日本特别是陆军方面认为，从日本发展和未来战争的理论出发，满蒙是日本的"生命线"。因此，在面对国民政府统一中国的威胁时，日本悍然发动"九一八"事变，侵占中国东三省，并建立傀儡政权，企图蒙蔽世界舆论。日本一方面以武力镇压反满抗日势力，通过关东军及日系官吏牢牢把控、操纵着伪满一切大权；另一方面，日本又追随当时世界殖民潮流以及根据自身在台湾的成功殖民统治经验，认为有必要通过医疗卫生等"善政"来收服人心，缓和民族矛盾，实现"王道乐土"的理想，以利于长久的殖民统治。日本重视殖民地医疗卫生事业，与西方传教士成功的医疗传教经验亦有密切关系，日本人认为日本没有基督教这样的教义，但应该学习其以医疗事业收服人心的做法。再者，在满日本人不断增加，却因风土、气候的巨大差异而难以适应，势必影响其健康和殖民统治。所以，不论是从长远谋略还是现实危机来看，日本对于殖民地医疗卫生事业均有重视的必要。

　　第二章对抗日战争全面爆发前后，有代表性的伪满洲国医疗卫生事业进行分析，着重关注其重心的变化，从而对伪满医疗卫生事业政策的整体情况进行把握。伪满洲国成立后，现实存在的各种各样疾病成为日本殖民统治的巨大威胁。伪满洲国既有宣传其作为"新国家"正当性的一面，也有确保不断增加的在满日本人健康的目的，因而对于公共卫生和医疗卫生非常重视。伪满着手实施上下水道的新设和充实、道路的清扫、家畜交易市场和屠宰场的新设、火葬的实施和共同墓地的建设等公共卫生事业。伪满通过对水、垃圾、牲畜、人的尸体等进行适当处理，试图一扫威胁人们健康的因素。这一时期重视并积极推进公共卫生及医疗事业，表现出殖民地医疗卫生的显著特征。但是，随着全面抗日战争特别是太平洋战争的爆发，日本更加重视作为劳动力和兵力的"人力资源"价值，表现出为充实后备兵力开始重视体力强化的倾向。因此，伪满实施了充实学校卫生、强化体育运动、实施《国民体力法》和《优生断种法》、预防和治疗结核病等以"健身健民"为核心的保健卫生事业。上述措施均是在战时体制下，以国家管理的性质进行强制实施的。也就是说，抗日战争全面爆发后，医疗卫生被卷入战争，且有为战争服务的显著战时特征。

第三章探讨的主要问题是针对医疗技术者、医疗设施和医疗行政权，这三大医疗支柱，伪满洲国到底采取了哪些具体措施，从而企图达到对医疗的强力统制。伪满洲国在反省日本国内开业医制度弊端的基础上，推进医疗公营制度，通过培养西医，试图改变原来中国东北地区中医占主流的医疗现状，将近代意义上的医疗尽可能普及和推广，甚至覆盖到偏远农村地区。抗日战争全面爆发后，伪满鉴于对西医需要急增的实情，不仅仅对原有医疗教育机关进行扩充，而且缩短学制，主要着眼于培养具有实际实践能力的医师，使其发挥实地诊疗的作用和特长。与此同时，伪满洲国政府试图对现有的医师、中医、药剂师、产婆等进行改造和利用，通过整顿相关法规和导入考试制度，对其强化统制。由此，伪满洲国医疗技术者被纳入到战时体制的强力统制之下。另外，随着抗日战争全面展开，医疗物资需求不断增大，通过整顿相关法规和改组相关团体，伪满洲国政府企图对医疗药品、中药及医疗器械器具的生产、进出口、配给等实施一元化的管理，强化对医疗物资的统制。再者，伪满洲国根据战时需要，或新增设医疗机关，或将原来机关废除。医疗机关的增置和改废，都是伪满洲国企图对医疗行政权加强统制的表现。伪满洲国对医疗统制强化的目的就是，可以将医疗人才和医疗物资等有限的医疗资源，置于非常时期国家的控制之下，根据战况，可以将医疗资源配置在和战场或和战争密切相关的地方。这也正体现了战时殖民地医疗的特征。

第四章主要探讨了伪满时期医疗人才培养状况以及与日本国内的互动情况。中国东北地方长期以来都是中医占压倒性多数，接受过近代西洋医学教育的医师非常少。为了培养西医人才，伪满洲国政府对原来的医学校进行接收，并重新进行整顿和扩充，与此同时还创设新的医学校，着手培养药学人才和作为医疗附属人员的护士和助产士等。与此同时，伪满试图加强对这些教育机关的支配和统制。例如，被接收的医学校一方面不断增加从日本国内调来的职员；另一方面减少外籍和中国职员，有的医学校几乎全变成日本教职员。为了培养开拓地医师，1940 年新设了佳木斯医科大学以及哈尔滨、龙井和齐齐哈尔 3 所开拓医学院，还有护士的培养机关。日本对这些学校学生不但不征收学费，还给予其一定的生活费，作为交换条件，学生在毕业后在一定时间内、在指定场所有服务的义务。这种人才培养方法是在战时体制下，对医疗技术者有效掌控的一种手段。在对医疗机关进行整顿、扩充的同时，为了适应医疗人员不足的现状，日本比照国内学制将伪满洲国的医科大学学制时间普遍缩短，不再把基础理论教育作为重点，而将实地业务或在医院实习的时间增长，通过学习实用的实践技术，着力于快速及大量培养实地医师。这样的教育方针，可以说与伪满洲国的战时环境以及医疗关系者的需要激增有着密切关系。最后，作为殖民地的伪满洲国，其医学教育深受宗主国日本的影响，但日本和伪满洲国之间的医学教育上的联动性，不仅是宗主国对殖民地的单方面输入和影响。同时，殖民地根据自身的实际情况，也会实行不同于宗主国本身的政策或制度，而反过来也同样会影响宗主国。

第五章以满洲医科大学为例，着重分析满洲医科大学的学科设置及招生情况，了解毕业生的就业情况以及满洲医科大学的研究内容等。满洲医科大学的重要研究调查内容之一，即探究在伪满合适的居住方法和生活方法，企图使在满日本人可以更好地适应中国东北的气候和风土。另外，满洲医科大学接受关东军的资助，进行活体解剖及细菌实验等，这些都和战争有着密切关系。满洲医科大学的毕业生主要在东北就职。但是全面抗日战争爆发后，和伪满洲国初期相比，开业医减少，在官公立医院和医学校就职者增多。这和伪满对医师统制不断强化，开业变得越来越困难有关系，反映出殖民地医疗向战时殖民地医疗的转化。而且，全面抗日战争爆发后，特别是 1939 年以后，不仅年轻教职员，就连医科大学毕业生或在校学生也逐渐被召集到战场。由此，伪满洲国的医学教育被卷入战争，根据战争优先的人才配置原则，伪满医学教育走上了为战争体制提供人才的道路。

第六章主要探讨开拓地的医疗卫生状况。开拓地保健卫生问题是关系到日本移民政策能否成功的重大问题，日本政府及其傀儡政权伪满洲国采取了特别慎重的政策。但是，太平洋战争爆发后，战争前线对医疗人员的需要急剧增大，日本国内医疗人员亦变得不足，从日本国内招募开拓地的医疗人员变得越来越难。而且，开拓团所在地基本上都地处偏远，医疗设施不足，生活条件非常艰苦。随着战争发展，根据前线的需要，开拓地的青壮年被军队征集。开拓地医师也有被召集到战争前线的，开拓地医疗从事者更显不足。开拓地医疗卫生相关的器械、器具和药品等供给也越来越难。根据现有资料，至少可了解到 1942 年为止，很多开拓地诊疗所的医疗设备仍不足。开拓地医疗卫生事业作为达成日本开拓政策的重大问题被日本加以重视，但伴随全面抗日战争的爆发，开拓地医疗相继被卷入战争，随着日本的战败，开拓事业也中途而废。伪满洲国政府对有限的资源和物资进行统制强化，以战争和战场为优先。开拓民的健康虽然和开拓事业有着密切关系，但是和战争相比，显然后者是日本要保障的首选对象。

第七章主要通过对具有伪满洲国生活经验的中、日两国民众进行采访调查，从当事人的经验和视角，来了解当时的医疗卫生状况。以上下水道为代表的近代公共卫生等设施，在城市和农村、日本人居住区和中国人居住区、日本人和中国人之间都有差异。伪满确保殖民者一方特别是统治上层的健康，以其利益为优先考量。中国人和日本人之间的卫生习惯和卫生意识也有差异，例如就"卫生"一语的使用和理解而言，中国方面更为迟缓和落后。伪满洲国时期，西医一方面相对有较大发展，特别是大城市内近代西式医院相继设立；但另一方面，县城等中小级别的城市里西医和医院并不多，医疗的主角仍是中药铺。富裕的中国人，去医院或买药吃药都是可能的，但是大部分农村均处于几个村才有一个"游医"的医疗状态，仅有的中医或郎中是他们可以依赖的主要医疗手段。除此之外，民众只能依赖民间疗法，或者无奈而求助于拜佛求神的迷信活动。总体而言，伪满洲国不论中国人内部还是日本人内部，根据其所在社会阶层不同，内部落差也非常大。因年代问题和受访者的年龄所限，笔者所能找到的调查采访对象，所叙述的内容基本上都是 1940 年以后的状况，这个时期因战时体制下医疗资源的不足，致使伪满政府对医疗物资和医疗人员统制不断强化，正是战时殖民地医疗特征更加显著时期。相对于中国人和农村日本开拓民的医疗不足，与军队和满铁有关系的部门工作人员却可以接受免费诊疗，大城市的社会上层日本人亦可以享受和日本国内一样的医疗。

鼠疫、霍乱等传染病流行不分中国人和日本人，所有人都有被传染的可能。因此，传染病不仅危害在满日本人的健康，而且对日本的殖民统治也有很大影响，所以伪满洲国政府非常重视对传染病的预防和治疗。传染病发生的时候，伪满洲国政府将发现传染病的地方进行交通隔绝，房屋封锁或烧毁，采取了彻底强制性对策。为了殖民统治，作为殖民者一方的日本及其傀儡政权伪满洲国政府不可能对传染病放任不管，但多数情况下，却以牺牲部分民众的生命和财产为代价隔离传染区域。另外，伪满注意对学生进行日常生活的卫生教育，通过日常性卫生检查试图培养学生们的卫生习惯和卫生意识，并企图通过对学生的卫生教育，带动和影响家人的卫生教育，从而改善整体社会卫生教育。日本人和中国人之间的居住区是分开的，几乎没有什么相互往来。对于居住区的区别与隔离，日本除了考虑治安安全外，亦有卫生建设和卫生管理的便利性考虑，避免在满日本人受到中国人疾病传染的可能性。总体而言，殖民地医疗卫生就是"厚此薄彼"，"此"自然是殖民者一方，"彼"是被殖民者一方，这也是殖民地医疗的特征。像卫生教育这样将殖民者的文化和习惯等向殖民地进行移植的情况，也可以反映殖民地统治和殖民地医疗的特征。全面抗日战争特别是太平洋战争爆发以后，即使在战时殖民地医疗色彩变得更浓的情况下，仍尽量确保殖民者一方特别是统治者的利益，表现了殖民地医疗的特征。城市和农村、殖民者日本人和被殖民者中国人，根据社会阶层的状况，存在着战时殖民地医疗和殖民地医疗的复杂性交叉。城市上层日本人和农村下层中国人之间可谓处于医疗条件的两极。在这两者中间又存在着开拓地的日本移民，他们虽然作为殖民者阵营的一员，有的地方沐浴了殖民地医疗的"恩惠"，但是在战时殖民地医疗体制下逐渐被置于比较贫弱的医疗条件之下。

另外，作为租借地的"关东州"，其管辖的大连和旅顺、金州等地，因为日本殖民经营时间较长，这些城市的状况和伪满洲国还是有一定差异，为了日本人的健康和殖民统治，这些地方的医疗卫生设施都比较齐全。中国人居住区有的地方亦有近代意义上的上下水道等条件，政府对中国人进行医疗检查，城市整体上比较干净。中国人和日本人之间的关系不似伪满洲国那样紧张。可以说"关东州"更体现出后藤新平"文装的武备"论的殖民地统治理念和殖民地的医疗价值及特征。

第二节 伪满洲国殖民地医疗卫生事业的特征

19世纪后半期以后，近代医学和卫生学的发展给殖民地统治和殖民地医疗卫生事业带来了很大变化。医学和卫生学的发展一方面为确保殖民者一方的健康以及更好地适应殖民地的风土气候和疾病提供了可能性；另一方面，殖民统治者对被殖民者一方所实施的卫生建设和疾病医疗被看作侵略政策中的"善政"，成为对被殖民者进行感情安抚和缓和双方矛盾的一个有效工具。作为殖民地统治的一个有效手段，近代医疗卫生事业被强制性地向殖民地社会推进。从19世纪末到20世纪初期，医疗卫生事业成为一个全球化的事业。在医疗卫生的全球化中，日本从19世纪后半期开始，其原本以中国医学为中心的医疗体系开始转换，在荷兰医学的基础上，开始导入英国医学和德国医学，推动其医疗卫生事业的进程。在日本最初占领的殖民地台湾，医疗卫生事业在其殖民统治政策中占有重要位置。后藤新平的"文装的武备"论，成为日本在台湾进行殖民地统治政策中的核心理念。日本在台湾的殖民统治经验，随后又一步步输出至"关东州"、朝鲜和伪满洲国等日本的殖民地或半殖民地统治区。因此，日本在伪满洲国也沿袭了其殖民统治的理念和方法，非常重视医疗卫生事业，并在该地区积极推进和开展相关医疗卫生事业的建设。

伪满洲国的统治时间与日本其他殖民地如朝鲜相比比较短。但是，在这较短的时间内几乎都具有战争准备期和战争时期的特征。原因在于日本对朝鲜进行直接占领和殖民地统治，而伪满洲国表面上还是一个独立的政权。作为傀儡政权的伪满洲国，其医疗卫生事业几乎都是在战争的氛围和环境中实施和开展的。台湾的医疗卫生事业如果贴上"殖民地医疗卫生"标签特征的话，正如本书上面总结所说，伪满洲国医疗卫生事业应该可以贴上"战时殖民地医疗卫生"这样的标签特征。

本书将伪满洲国实施的、为了殖民者健康和统治的医疗卫生称为"殖民地医疗卫生"，将为战争服务的医疗卫生政策及相关措施等称为

"战时殖民地医疗卫生"。正如本书前面所总结的那样，伪满洲国医疗卫生并非全部为"战时殖民地医疗卫生"。一方面，抗日战争全面爆发前，伪满洲国的殖民地医疗卫生诸事业，从客观上来看，也可以反映其为战争做准备的阶段性特征；另一方面，抗日战争全面爆发后，战时殖民地医疗卫生事业中，为了维护殖民者健康和统治的目的也是存在的。也就是说，殖民地医疗卫生在伪满洲国的整个统治时期都是存在的，但是在抗日战争全面爆发后的战时体制下，之前具有殖民地医疗卫生特征的诸事业卷入战争，一方面保持原来的殖民地医疗卫生的特征；另一方面为了迎合战争，强烈向战时倾斜，这就是笔者所认为的战时殖民地医疗卫生的特征开始变得强化。因此，伪满洲国殖民地医疗卫生和战时殖民地医疗卫生并非以全面抗日战争爆发为界限而呈现出完全断绝的关系，而是殖民地医疗卫生的继续和战时殖民地医疗卫生的派生二者并行，伪满洲国医疗卫生事业就是在这样的基础上开展的。

第三节　伪满洲国医疗卫生对中国东北社会的影响

一　对当时东北地区的社会影响

在日本主导下的傀儡政权伪满洲国，对城市的道路、上下水道、电力、燃气、公园、学校、医院等设施进行了大规模的建设和整顿，推进了卫生的制度化和体系化，促使卫生化的小都市出现。公众卫生开展的结果，的确部分地促进了城市的发展，加速了人口向城市的集中。

伪满洲国时期，医疗教育机构的数量比以前有了大幅增加。特别是培养西医、助产士、药剂师和齿科医师等的教育机构有了突破性发展，从而使得原来东北地区以前未受过专门教育的传统产婆、药商兼药剂师、齿科医师兼镶牙师等落后的医疗现状，在一定程度上得以改善。而且，伪满洲国继承了日本国内大力发展西医，限制中医的政策。因此，客观上东北地区西医医学教育有很大发展，西医力量和实力得以显著增长，成为城市和城镇医疗中的重要力量。尽管西医和之前相比有了质和量的飞跃和突破，但就伪满洲国全体而言，西医与中医相比，总人数上仍处于劣势。西医虽然总体人数上不占优势，但却主要集中在城市，并且得到伪满政府的扶持，在医疗体系中占有领导性地位，在医疗体系中有着强大的话语权。所以，东北地区原来以中医为中心的医疗体制开始转换为以西医为中心的医疗体制。

伪满洲国时代的医疗卫生发展，对当时中国人的医疗和卫生观念也有所影响，例如"卫生"一词的使用及其概念，伴随伪满洲国医疗卫生事业的发展，开始融入当地民众的日常生活中。清朝末年"卫生"一词虽然开始作为国家的正式行政机构名称使用，但是对于普通民众来说，仍是一个全新的事物，一般人并不知道它具体是什么含义，是一个什么样的东西。东北地方民众向来用方言"埋汰""不埋汰"等来表达"卫生""不卫生"这样的意思。但是伪满洲国成立后，穿着白大褂的清扫工人进行街道清扫，穿着白大褂的医护人员进行消毒、注射等，因此当时东北地方民众开始知道与卫生相关的人员或从事与卫生相关的杂役人员，都穿着白大褂。"卫生"一语从那时候开始被使用，一听到"卫生"一词，人们就会自然联想到穿着白大褂的人。但是在农村，"卫生"一语依然不是一个耳熟能详的常用词汇，直到解放后，农村出现了卫生院、卫生所等，"卫生"一词才终于在农村民众的日常生活中生根发芽。

另外，随着医疗的发展，特别是西洋医学的发展，以前不知道病因的疾病终于被弄明白，原来的不治之症也有治好的可能性，这可以改变或纠正民众对医疗的认识，以及对迷信活动的认识和依赖情况。在伪满洲国有开业经验的台湾医师翁通峰[1]有如下相关回忆：

> 台湾医师在满洲进行开业的都很成功。原因是满洲患者也看，日本患者也看。一部分满洲人称台湾医生为"大仙"。原因和台湾人一样，医生看了也医不好，只有向神灵求助。连神灵也治不好的话，就什么办法都没有了。举例来说，满洲有叫回归热这样的疾病，症状是先高烧到40度以上，持续一周，之后下降到35—36度，身体会冷得发抖。这样的现象不断反复出现。满洲人患这种疾病时，只能求助于神灵。发高烧时还有希望，但是一旦体温急速下降的话，他们知道患者很快就要不行了。台湾医生去诊疗，知道是回归热，马上实施注射，很快就治好了。他们非常吃惊，连神灵都治不好的病，台湾医生居然可以治愈，称我们为真正的"大仙"。台湾医生的声名不断远

---

[1]　翁通逢：1910年出生于台湾嘉义县。东京东洋医学院毕业，1944年在四平医院就职，后任新京医科大学助手，1946年回台湾。

播，他们就流传说南部有一个"医生岛"，也就是台湾岛。①

同样在伪满洲国开业的台湾医生刘建止②亦回忆称："东北地方的当地人很信赖医生，如何治疗都听医生的话。"③ 从以上回忆可以窥知，西洋医学发展取得的成绩使得民众对医疗的信赖开始不断提高。就种痘而言，中国人遵守孔孟之道，对于预防注射极度害怕，所以最初经常看到有母亲带着孩子、老人到处逃跑躲避，却又被抓捕实施强行种痘的情景。但历经数年后，特别在伪满后期，已经有人主动希望临时种痘。④ 中国人特别是城市地区的民众，经过文化的启蒙和医学的侵染，对西医医学的认知和观念已经发生了一定变化。

二 伪满时期的医疗技术人员对新中国医疗事业的影响

伪满洲国时期培养的医疗人才对新中国的医疗卫生事业发挥了很大的作用。例如，阎德荫毕业于满洲医科大学，伪满时曾任民政部保健司司长等职。新中国成立后按照其原来的职位来论的话，应该被列为战犯。但新中国政府不仅没有将他列为战犯，反而采取宽大政策，并使其发挥特长，在医务界从事教学与科研工作，成为新中国医务界的知名人士。

抗日战争虽然以日本的战败而告终，但解放战争的战火又很快被点燃。东北地区是国民党和共产党之间激烈争夺的重要地区。当时共产党军队中，医疗技术相关人员非常缺乏，为此共产党实施了各种各样的措施，其中之一就是留用了一部分日籍医生和护士。

从日本战败后的翌年，即 1946 年 4 月开始，中国向日本遣返大量的日本军队俘虏及民众，到 1948 年 8 月 18 日，由葫芦岛开往日本的最后一班高砂船为止，遣返工作终于全部结束。这时候，在东北残留的日本人据统计有 6 万以上，其中既有生活在东北偏远地区赶不上回国船只的民间人士，也有残留孤儿或妇女、被扣留的军人等。但是，在被留下的人中，也

① 许雪姬：《日治时期在"满洲"的台湾人》，台北"中研院"近史所 2002 年版，第 121 页。
② 刘建止：1916 年生于台中，1936—1940 年考入满洲医科大学专门部，毕业后在满洲医科大学附属医院工作两年，后来个人开业，建立百川医院，1948 年回台湾。
③ 许雪姬：《日治时期在"满洲"的台湾人》，第 17 页。
④ 南满州铁道株式会社地方部残务整理委员会：《满铁付属地经营沿革全史》（下卷），龍溪書舍 1977 年复刻版，第 183 页。

有在日本战败后很快接受共产党军队的要求，参加中国革命的日本人。其
人数据统计有 8000—10000 人，很多都是在东北工作的技术人员，职业领
域主要涉及铁道、医疗、工厂等多方面。这些人，虽然归国近在眼前，但
不论其愿意与否结果都被留了下来，从日本战败算起，作为中华人民共和
国的合作者工作了八年以上。中国称这些人为"国际友人"，日本称之为
"被留用者"。[①] 在中国真正内战爆发之前，共产党军队中被留用者最多的
就是医疗相关人员，其中包括医生、护士和负责搬运伤病兵担架的人员
等，一共大约有 3000 人，和共产党军队共同行动。[②] 被留用的日本人医
疗人员中，和战场直接相关的外科医疗人员不用说，内科医疗人员也发挥
了很大作用。他们从碘酒中制造眼药水的替代品，从砂糖中提炼打点滴用
的葡萄糖，承担了在有限条件下进行创新，反复试验的任务。根据《中
国人民解放军第四野战军卫生史》，卫生部门中被表彰的立功者中约四分
之一都是日本人。[③] 这些被留用的医生和护士不仅在国共内战和朝鲜战争
中做了很大贡献，而且那些拥有技术的日本医疗人员对新中国的医生进行
培养教育，促进了新中国成立后医疗事业的设立和发展。

三　对殖民地医疗卫生体制的影响

殖民地医疗卫生主观上是为了殖民者一方的健康和殖民统治而实施
的，导致日本人和中国人之间的落差及城市与农村的差异。在总体情况
下，日本人和中国人的居住区都是被分开的，日本人集中居住在一定地
域。为了优先确保殖民者一方的健康，日本人集中居住的地方，医疗卫生
设施和条件更好。例如，上下水道特别是上水道的铺设，即使是同一个城
市，日本人集中居住的地域有相当的普及，而中国人居住区则不然。道路
的清扫也主要是在日本人街区进行。在伪满洲国医学校，为了培养日本籍
的医疗人才，大幅度增加招收日本学生数目。医学校学生的日常生活待遇
也有差异，就连宿舍和食物的分配这样所谓细枝末节的地方，日本人和中
国人之间也有落差。日本人特别是当权者集中在城市，所以医疗卫生的相

---

① NHK"留用された日本人"取材班：《留用された日本人》，日本放送出版协会 2003 年
版，第 3—4 页。

② 同上书，第 80 页。

③ 同上书，第 119—120 页。

关设施的整顿和管理几乎都只是集中在城市实施。上下水道特别是上水道在城市有着显著发展，与此相对，农村将湖水和河水等作为饮用水的状况基本上没有什么变化。城市里，医院等医疗设施等相关建设和巨大变化可谓一目了然，伴随西医医疗人才的培养，其人数有了大幅度增加，与中医相比虽然仍是少数派，但西医在城市医疗中开始占据主导性地位。除此之外，农村没有医院建设，也没有西医，主要依赖中医、"游医"或郎中的状况依然没有什么改观。

四 战时殖民地医疗卫生的影响

抗日战争全面爆发后，医疗卫生也被卷入战时体制，伪满洲国实施的医疗卫生政策随之中途而废。随着向战时殖民地医疗卫生的转换，伪满洲国医疗卫生的重点和性质也发生了变化。例如，伪满洲国设立初期，以公共卫生为重点，对基础设施或城市建设都投入了大量精力，但全面抗日战争爆发后，为了确保兵力资源，改为以"健兵健民"的保健政策为重点。健康不再是个人私人的问题，而是成为在国家强制下必须由国家管理的东西。因医疗人才和医疗物资的不足，有限的资源渐渐被伪满严格统制，和战场或和战争有着密切关系的地方得以优先分配。医学教育方面，伪满与日本相比，学制被缩短，教育内容中相对于基础性理论，偏重于短期的实地医师训练和实用内容教育。医学研究中和战争有密切关系的内容变得越来越多，满洲医科大学就是一个很好的例证。满洲医科大学实施的调查研究，很多都是为了日本统治者和日本移民能够更好地适应中国东北地方的气候和风土。特别是臭名昭著的七三一部队，其和战争的关系更是不言而喻。

第四节 本书的意义

作为日本傀儡政权的伪满洲国，其医疗卫生政策的制定和实施，受到全面抗日战争特别是太平洋战争的影响，这和已有固定概念的"殖民地医疗"一语的定义内容有所不同，笔者主张将其称为"战时殖民地医疗"。为了确保殖民者一方的健康和对殖民地的支配统治的医疗卫生和为了服务国家或地域战争的医疗卫生，二者似是而非，但如果单从"殖民地医疗"这样的大框架来看的话，对伪满洲国医疗卫生事业的特征将无法进行充分说明。本书将伪满洲国的医疗卫生特征从"殖民地医疗"向"战时殖民地医疗"变化这样的视角进行阐明，从而为包含帝国医疗或殖民地医疗的医疗史研究提供一个新的视角。

另外，本书积极获取关于伪满洲国医疗卫生状况的记忆，进行采访调查。根据这些调查采访内容，我们了解到"日本人和中国人"或者"殖民者和被殖民者"这样的二者单纯对立并不能和医疗卫生的"好和坏"直接对应。"城市和农村""中心和边缘""上层和下层""富裕和贫穷"等构成伪满洲国地域构造或社会构造的要素，也与医疗卫生的"好和坏"有着莫大关系。虽然通过采访调查不能弄清楚全部相关内容，但可以弥补文献资料中不能了解的部分，例如伪满洲国的地域、社会构造和"战时殖民地医疗"的关系部分。笔者认为，这也有可能为医疗史研究提供一个新的方法论。

附　录
采访调查内容记录

　　该调查采访是笔者以针对性问题提问以及与受访者漫谈性聊天为主的形式进行的，主要以医疗卫生为线索，去了解他们当时的生活状况以及一些社会状况，有一些内容或许只是个人的经历或故事，未必与医疗卫生直接相关，但对于了解当时整体社会生活情境不无帮助，故尽量完整整理出来，以飨读者。根据受访对象不同，分别用日语和中文进行采访。在此，笔者将每个受访者的谈话内容统一译为中文，做了一个大致归纳，并尽量保持了谈话风格的通俗语言。文中所记载的采访对象年龄均为2007—2008年采访时受访者的年龄。

　　第一部分：日本原护士、开拓团成员及眷属、青年义勇军以及残留妇女、儿童等有伪满生活经验的日本人的调查。

　　1. 樋口荣（2007年2月9日于广岛，79岁，男）

　　我从1940年到1958年都在中国东北生活，也就是从我12岁一直到31岁为止。我在旅顺居住过半年，在金州居住过1年，毕业于金州国民学校，后就职于丹东汽车制造所。

　　因为当时我居住的都是日本人的街道、居住区，所以对当时满洲的生活很快就习惯了。不论是旅顺也好，金州和丹东也好，日本人街区都有上下水道，厕所也是水冲洗式的。我所居住的金州三道湾山上有水泵，是净水。日本人居住区附近的三道湾中国人居住区是使用井水，道路没有什么人清扫，是柏油路，路上也没有掉落什么垃圾，没有人往路上扔。自己清扫自家房屋院子，也没有室内卫生检查之类的。丹东情况不太一样，因为旅顺、金州都是日本的租借地，所以和日本国内的设施是一样的。周围人的打扮也和日本一样。关东州和日本国内几乎是同样的状况，和日本的城市一样，都是采取最新设备建设的街道。"满洲国"则有所不同，日本人街道都有上下水道，中国人街道则不一定。金州城内日本人街道是上下水道，中国人街区大概有一半有上下水道。1940年日本人居住的街区上下水道设施建设已经完备，垃圾处理也是由专门的卡车来收集运走。居住区的街道居民委员会、市政府委托专门的从业者进行收集处理。旅顺、金州、丹东都没听说有什么大的疫病流行。医院和诊疗所等虽然并不是到处都有，但是旅顺有医科大学，也有少量的日本人开业医院。外国人开业医生有是有，但都是中国人的汉方药铺。金州个人开业医生有两三人。安东（笔者注：伪满时期丹东的旧称）是一个大城市，所以有市民医院、满铁医院和个人开业医生。中国人几乎没有人去过大医院。日本人由其所在就职单位提供医疗费用，在由公司指定的医院看病的话，是免费的，不论是满铁医院还是市民医院、个人医院，只要是公司指定的就诊医院都是不用自己掏钱的。有内科、小儿科、产科、耳鼻科等各种科室的开业医。我在安东工作期间，公司会对我们进行定期身体检查。中国人是很难到日本人的医院去看病的，既有金钱方面的问题，也有对日本医生看诊的抵抗情绪。从感情上来说，中国人对于日本医生是否会好好诊治不得而知，所以内心是不安的。种痘是从很早以前就开始强制实施的。我是小时候在日本国内种的痘，我弟弟是在中国种的痘，对于中国人是否种痘我是没有听过的，我们和中国人的居住街区不同，所以不知道。我们在学校会被询问有没有洗手，这样类似的卫生指导是有的。针对一般民众的医疗卫生宣传活动是没有的，医疗卫生活动的实际承担者是市民医院、满铁医院、个人开业医院等的医生们。

当时食物分配实行三等级制，将日本人、满人和朝鲜人分为三等级分配食物，量不同，质也不一样。当时我心里就很纳闷为什么不配给一样的呢？所以现在对这个事情印象还很深。在日本人经营的公司宿舍分配上，日本人、朝鲜人和满人也都不一样。在公司分点心的时候，也是有差异，只分给日本人。

我感觉中国人除非快要死了，要不然是不去医院的。中国人大都对汉方医学知识比较了解，特别是上年纪的人，对这些比较有经验，知道一些民间疗法，哪些植物有什么功效，就采一些植物煎一煎服了。过去日本，大家也去不起医院，我奶奶的时代就是那样，也是弄一些中草药自己煎服。

2. 田村启造（2007 年于广岛，87 岁，男）

我 1937 年 4 月去沈阳，1947 年到四平，10 月回到日本。我 1937 年 3 月在广岛高中毕业后在满铁就职，在此期间学习的汉语。一开始我在锦州铁路局工作，之后在皇姑屯检车段工作，主要检查电气。1937 年 7 月抗日战争爆发，到 1938 年 3 月这一年间，我在沈阳到北平这一铁路线列车上工作。满铁和北平铁路互相都开特快列车。我在皇姑屯 3 年，在大连学习 2 年，之后在沈阳铁路局（当时称"奉天铁道局"）工作。当时火车分为三等车、二等车和一等车，乘客中国人和日本人都有，只要有钱就可以坐。我们有专门的职工宿舍，住的都是和车站相关的人员。我们生病的话可以去满铁医院免费治疗，但一般的人是不行的，必须是满铁职工。1945 年 5 月，我去四平车站工作，直到 8 月日本战败，此后我被中国共产党留用了 2 年。我在大连、沈阳、锦州、四平、皇姑屯这些大城市居住时，都有上下水道。大连比较干净，像沈阳这些城市，大马路一般比较干净，其他街道并不干净。当时中国的黄沙就很大。当时的垃圾和现在也不一样，现在是塑料多，当时主要是粪便、马粪等。但是，当时马屁股上必须用布罩着，不让拉到马路上。当时日本人对自己的卫生抓的比较紧，日本小孩子都要种痘，在中国种痘也是由日本医生来种的，疾病流行时，主要宣传要实施消毒等，不怎么管中国。在铁路上工作的中国各方面待遇会比较好。当时缺碘引起大脖子病的中国患者比较多。在一些大医院，例如满洲医科大学医院、北京同仁堂医院可以治好，但是乡下和城市的差别比较大。当时印象中传染病比较严重的时期是 1945 年 8 月后解放战争时期，当时伤寒在 10 月份以后就开始流行了，是通过虱子传播流行的，虱子很多，除了用开水烫，没有别的办法。当时没有医疗条件，中国人和日本人都死了很多。日本战败后，很多日本医生和护士都被八路军拉走留用了。

3. 清水贞子（2007 年于广岛，83 岁，女）

我是在 1944 年 18 岁的时候去满洲的。我在兴行银行就职，在齐齐哈尔、哈尔滨、海拉尔都居住过，全部加起来 1 年左右。从银行辞职后，我先后在佳木斯和丹东居住。不论是哈尔滨还是齐齐哈尔和海拉尔，日本人居住区和中国人居住区都是分开的。我当时是在日本人居住区，所以我自己不会说中国话。我居住在日本人街区，虽然没有语言的障碍和不方便，但是却冷得受不了，感觉冷空气渗透脊髓，每天要泡澡才能恢复。那时候因为年轻，即使冷也穿裙子。经过一个多月身体才恢复适应。我因为是 10 月份去的，所以像我这样即使是北海道出身的人都还是觉得非常冷，特别是海拉尔，是最冷的地方。我先在东京兴行银行就职，然后被派去满洲的。当时宿舍内的饮用水大部分都是自来水。在海拉尔的兴行银行宿舍的时候，是井水，水质发红，含铁成分多，我们被告知要用布过滤，然后烧开了喝，这样就没关系。但是我不喜欢这样子，所以就没有住宿舍，而是住在朋友家里，他们家里有自来水。宿舍在山上，朋友家是在下面的中心街。当时中国人喝什么样的水，因为没有接触过，所以不知道。和我们一起工作的中国人很多，在职场大家都喝一样的茶。日本人居住区和中国人居住区隔得比较远，中国人居住区在郊外。在齐齐哈尔，从车站到市区非常远，当时一从车站下来，我都哭着想要回家了，除了杂草丛生的茫茫原野之外什么都没有，只看得到车站。一般情况下，车站附近应该有满铁宿舍，但这里的满铁宿舍却在别的地方，这里什么都没有。我们乘上马车到市区共花了40多分钟左右，市区的大马路非常热闹，也有公园。道路很脏，那里风很大，刮得到处都是灰尘。因为当时还没有使用卫生纸，所以地上没什么垃圾，但是中国人有吐痰、吐唾沫的习惯，所以很脏。哈尔滨和齐齐哈尔很干净，但海拉尔很一般。满洲时代，齐齐哈尔、哈尔滨冲水厕所还不普及。哈尔滨的苏联人经营的电影院、饭店里是冲水式厕所。苏联人经营的商店非常多，例如衣服、鞋子和毛皮店等，中国人的店也有，日本人的商场也有。我在齐齐哈尔和海拉尔仅仅住过一小段时间，因为太冷，比较少出门。我去哈尔滨的时候，正好是气候好的时候，还骑着自行车在松花江上跑呢。当时我们公司雇的会说日语的中国人或朝鲜人负责处理公司的垃圾，还负责打扫房屋、烧锅炉等。我没有听说过疾病流行情况，我也没有付过医疗费，我们工作的地方有卫生所，能简单的注射等，大的疾病要到大医院去。战败后我们很快到了丹东，那里南京虫很多，家里全部都要进行消毒。我就是在丹东结婚的。从佳木斯避难到了哈尔滨这边一个叫南叉的地方的时候，战争结束了。但我们并不知道战争结束，汽车停下来，所有男人们都跑去看车站那里贴的宣传纸，有一个人回来解释说是日本战败了，但是大家都不相信，就把那个人给痛打了一顿。我自己只是一直不停地哭，战败是想也没想过的事情。一个多月左右时间里，佳木斯的军队不断变少，怎么办呢，该去哪里呢，想着这些问题的时候，汽车在南叉就不能再走了，第一次知道日本战败了。有人对汽车上的人说，从这里开始步行到飞机场避难吧，于是大家都开始步行往机场走。机场没有飞机，但机场还在。在那里毛毯拉开有一个锅，锅从哪里拿来的不知道，大家就轮流用这个锅做饭。大米是包在袜子里，放到背包里弄过来的。日本人大约有 300 人，我们在那里待了一个月左右。苏联士兵每天晚上都来，但不知道是国民党还是八路军，反正是中国的军队对我们给予了保护。后来与上边的人商议之后，同意我们坐汽车到沈阳，但是到沈阳之后不能不找工作养活自己，所以我就到中国餐馆去洗盘子。我在沈阳突然遇到了以前在日本相亲的订婚对象，就想在塞班的人怎么会在这里啊？他告诉我，他因公务到奉天来的时候，日本宣布战败了，所以就无法再回塞班了。中国餐馆的店长雇用了我们二人，甚至还把房子给我们住，我们得以隐藏身份在那里工作。我们考虑如果去丹东的话，可以经朝鲜回日本，所以买了车票坐上汽车准备离开。但是半路中被苏联士兵拦了下来，男性成员全部被抓走了，女性的手表和戒指等值钱物品被洗劫一空。从那之后，我就再也没有见过当时的未婚夫，估计是被送到西伯利亚了吧。当时我肚子里已经怀了孩子，到了丹东，最初和避难的民众一起，但是没有钱，肚子也不断大起来，正发愁怎么办的时候，受到我现在丈夫的照顾。他是一个木匠，他当时对我说，有孩子也没关系，我会帮你一起抚养的，所以我就和他一起组建了家庭。

4. 石田寿美惠（原陆军从军护士，女性）

（1）第一次调查（2007 年 1 月 12 日于广岛，86 岁）

我是从 23 岁到 32 岁之间，也就是从 1943 年 8 月到 1953 年 3 月间在中国的。当时登陆的地方是大连，之后在锦州市的陆军医院工作。在陆军医院当护士，1945 年 8 月 17 日左右，我们和部队一起从锦州向安东撤退。1945 年 11 月参加了中国人民解放军和八路军。

本想从锦州车站到丹东，经朝鲜回日本，但在鸭绿江桥上，汽车被拦了下来，我们又被拉回了安东。从 8 月到 11 月，在丹东建了一个小诊所，边上有一个叫"应力"的造纸公司，造纸工厂那里的患者会被带来，让我们诊疗。我们还诊疗士兵和日本住民，但不记得有诊疗中国人。安东挤满了打算回日本的难民。当时国民党和共产党正在进行对安东的争夺战，共产党军队占领安东的时候，提出来希望由从军护士中提供 30 名人员，作为共产党军队护士。与此相应，他们承诺保护难民安全，保障我们的财产。所以，护士之间就采用抽签的方式，中签的就参加八路军。当时八路军被称为"匪贼"，但我们到了之后发现他们都很绅士。现在回想起来也都觉得非常怀念，当时八路军士兵很多都是农民出身的孩子。关于伪满洲国时代日本人和中国人的关系，印象很深的一件事就是在锦州陆军医院时，我每天都要步行 2 公里，从日本赤十字救护班宿舍到医院去上班。有一次，在上班路上，看到一个赶马车的中国人，衣服非常脏，我甚至想他这一辈子是不是就只买得起这一件衣服，衣服上都是补丁，衣服脏得油光发亮，给我留下非常不卫生的印象。前面有一个满洲兴农合作社的青年人，穿着看起来就很暖和的大衣，吸着烟在前面走着，中国人马车夫想向他借个火抽烟，但是那个日本青年人完全无视他。手持鞭子的马车夫，他那冻僵的手，看起来好像从来没有洗过澡一样脏。即使作为当时受过那样教育的人，我也在想为什么连个火都不肯借呢。1945 年 8 月日本战败，以前安东的日本人街有日本人经营的公共浴场，战败后由中国人经营，我曾去过。中国人也一起进去，他们可能以前没有怎么去过浴室洗澡，所以就直接穿着内裤，也不把身体先洗一洗，就直接跳到浴池了，印象是很不卫生的。到了锦州，很快大家都得了痢疾，拉了一个月左右的肚子，一天数回，不知道是水质的影响，还是细菌的缘故。陆军医院的宿舍虽有自来水，但是水的成分和日本不一样，所以大家不像在日本一样直接喝生水，而是烧开了再喝。锦州陆军医院约 20% 为外科患者，80% 是内科患者。内科患者主要是肺结核等胸部疾病患者和急性传染病，例如伤寒、副伤寒、斑疹伤寒、猩红热、细菌性痢疾、阿米巴痢疾等。中国人的情况我不是太清楚，但我想流行的疾病应该是一样的。我的印象就是一般民众的衣服很不卫生。锦州城外新街区主要是日本人街，中国人街主要在城内。城内的情况我不是很清楚，当时我们被警告进城的话就会被中国人杀死，但是陆军医院有两个，所以还是会从城中穿过，是比较便利的。城外日本人街的宿舍是自来水，从宿舍到医院这一段两公里的道路都是让人感觉很好的路。医院设在城外车站后面一点。因为当时没有手纸等，所以没有这样的垃圾废弃物。城内也是柏油路，城内中国人居住区道路也没有肮脏的印象。参加八路军一年后，到了不是大城市的小屯子里，去过中国农民家，路上有鸭子等家畜的粪便，小孩子的大便等，卫生状态非常不好。陆军医院的厕所不是冲水式的，附有简单的下水道。痢疾病人的大便上会撒上石灰，所以到处弄的都是石灰。1946 年时，我常看到八路军战士因为没有手纸，用手擤鼻涕，吐痰，很不卫生，用手擤过鼻涕，直接把手往鞋子一抹完事。1947 年时，跳蚤、虱子都非常多，很不卫生，可能是这个原因，所以伤寒、热性症患者非常多。我想 1945 年以前的一般中国人也是同样的状况。关于医院垃圾的处理，有专门焚烧垃圾的地方，垃圾本身也很少，所以并不费事。一般中国人没有什么接受过医疗诊治的经验，所以要对他们进行注射时，有青少年吓得直接光着膀子就逃跑了。大部分人都没有过接受医疗的经验，所以医疗行为本身并没有那么深入到社会底层，地方上的中国人我想绝大部分都没有接受过医疗行为。"满洲国"时代最令人恐惧的疾病就是伤寒和肺结核。慢性传染病的肺结核有半数以上。半数是热性病、急性传染病的伤寒和痢疾。老鼠也非常多。安东有市民医院等，中国人也可以去就诊。在陆军医院工作的中国人，当然可以获得诊疗，但那时候一般的中国人都是尽力忍耐不怎么去医院的。1946 年 1 月左右，岫岩的八路军医院附近有丹麦的基督教教徒医院，很漂亮的医院，里面有中国青年基督徒做护士，也有外国职员，诊疗对象是一般的住民。1946 年左右还有，一直也没有改变，1945 年以前应该已经存在，虽然是我的推想，但我想基督教系的医院以中国人为对象可能进行过巡回诊疗，当然日本人应该也有受到诊疗。关于种痘，那时候中国的一般民众，麻子也不是特别多，所以我想大概是有种过痘。关于卫生方面，我记得当时中国人吃大葱的时候洗也不洗，就直接吃了，我想蛔虫等寄生虫应该很多吧。陆军医院体制政策下，是不会将中国人作为其诊疗对象的，当时内务大臣的权力非常强大，对内务、厚生、卫生和警察都实行同样管辖。统制体制和战前的日本是一样的，所以有通知大家种痘的任务及进行巡查等这样的情况是有可能的。当时一般的中国人没有什么洗澡的条件，衣服也都非常脏，不用说他们都过着非常不卫生的生活，每天都过着非常贫困的日子。当时即使日本国内，个人开业的医生也很少，满洲的医疗机关也被统制，现在要进行开业的话也要经过医师会的许可和同意，过去医院更加不是随便可以开起来的。

（2）第二次调查（2007 年 7 月 13 日于广岛）

关于护士培养所的考试资格，日赤的情况是，日本赤十字社的看护学校称为护士培养所，考试资格是高等女子学校毕业，教育年限是 3 年。我参加入学考试时，虽说是战前，但"满洲事变"已经发生了，入学的时候是 1937 年，也就是卢沟桥事变发生的那一年。护士培养制度方面，日赤的入学资格是高等女校毕业。之后有各种各样的护士培养所，只要高等小学校毕业就可以，然后修业年限也变为 2 年，后来入学的几乎都是高等小学毕业者，培养期有 2 年的，也有 1 年接受检定考试的情况。日赤毕业的学生是不用接受检定，就可以拥有护士资格的。日赤经常作为别人检定考试的场所。

当时护士培养所的考试还是很难的，大概 4 个人中能有 1 个通过，虽然不同地区会稍有差异，但总体上还是非常难的。日本赤十字社在各都道府县都拥有支部，各都道府县有护士培养所的就由其负责当地的考试事务，没有护士培养所的县就委托该县进行负责。我是在京都接受考试的。各县支部情况不同，有的连培养护士的医院都没有，有的是没有实习医院，这样的情况下就会委托大阪支部。大阪支部是非常大的，接受两三个支部的委托，后来各州就慢慢独立了。我是京都独立之后的第四届学生，之前好像也是委托大阪支部的，也就是虽属于京都支部，但是委托大阪支部进行培养。我当时在京都接受考试，从合格者的考试号码来看，大约是四分之一的通过率，但是定员很少，一共 15 位。战争发生后，一下子增多起来。

当时战争爆发后，大家变得对于日赤的从军护士这一职业非常憧憬。很早以前，在昭和初年左右，大家对于职业妇人还非常瞧不起，对于有工作的女人仍是鄙夷的态度。女性的职业有护士、学校老师、纺织厂等工厂的女工等，但总体来讲，职业种类还是非常少。即使女学校，某种意义上仍是倾向将培养贤妻良母作为其重点，后来虽渐渐有所变化，但是如果毕业后没有找到工作，在家待着的话，就会认真考虑早点嫁人，也许是一条不错的道路选择。

5. 初柴千鹤子（2007 年 2 月调查于广岛，82 岁，女）

我 1925 年出生，作为少女歌剧团成员，曾经一度去过大连进行慰问，历时 2 年左右回国到大阪。去大连是瞒着父亲去的，父亲是珊瑚美术工艺品的雕刻师，和美国人做商贸生意。爸爸因为是商人，所以反对我做少女歌剧，让我进了大阪的女校，读了 3 年毕业，1943 年我 18 岁的时候去了大连。当时我母亲的二叔在长崎云仙的中学当校长，当他率领中学毕业生去满洲的时候就把我一起带到大连。当时姊姊在大连电话局工作，我自己也想进电话局工作，但是战争变得越来越严峻，所以没能进去。我去大连后一年半战争就结束了。我以前对大连非常憧憬，去的时候天已经开始要变冷了。我住在大连车站西侧的铃木公寓 13 号，它是满铁的宿舍，因为姊姊在大连电话局工作，电话局的人也可以入住。公寓里有自来水、电灯，也有下水道。到战争结束为止，我一直待在大连。我去大连的时候不是冬天，很快就习惯了。大连车站西侧叫小岗子的地方有一个中国人经营的中央旅馆，是一个很大的旅馆，那里人用的也是自来水，也有电灯，但是吃的东西不多。铃木公寓是满铁的宿舍，所以一周一次值班打扫卫生，非常干净。垃圾有公共的垃圾放置场所，我们住三楼，就直接从三楼包着盖子的垃圾箱扔下去，垃圾就直接通到一楼垃圾场，大连卫生课的人会用车拉走。街道很干净，没有什么疾病和传染病。大连有满铁医院，收费怎么样，因为没有去过，所以不知道。往西走的话，是中国人居住区，但我在日本人居住区，所以不知道他们的情况。当时身体状况不好的话，大连日本桥有药局，可以在那里买药完事。脚癣的话有井上脚癣药局，自己可以买药治疗。西边的小岗子有中国人经营的中医医院，生急病的时候日本人也有去看的。那时候没有看到过什么巡回诊疗。战后，婶婶和福兰屯的一个警官结婚了，我就逃到了那里。当时慌里慌张什么都没有带，就净身逃跑了，甚至把脚都崴坏了。半路被八路军发现，让我们负责帮忙抬担架，但因为害怕，我就找机会很快又逃跑了。我路上吃些玉米、高粱等半熟的东西，鞋子也变得破破烂烂的，遭了很多罪终于逃到婶婶那里，但是他们家连一个纸片都没剩下。在大连的时候，中国人都喜欢吃大蒜，所以很多人身上都一股大蒜味，遇到他们，日本人就使劲儿往后躲避，日本人在这一方面对他们是有些歧视吧。我是在大连种痘的，但是只有日本人是强制性要种痘的。警察派出所的卫生局会有通知，告诉大家什么时候、在哪里要进行预防注射，并通知说不接受注射的会被罚款，所以大家都会去，主要是传染病的预防注射，所以那时候没听说什么人患病。当时分日本人的住宅和中国人的住宅，派出所有什么联络的话，会到我们这里来通知，印象里有纸质的通知拿来。满铁有很大张的纸张送到组长这里，有传阅板，传阅板上有各种各样关于卫生上应注意事项的宣传。战争变得严重之后，传阅板上有到防空壕避难之类的联络，自己看见的话，就传给下一个人，要让大家都知道。一个月大家要在组长家集会1—2次。夏天，市卫生局会拿消毒液来我们厨房进行消毒，是免费的，卫生局的人也都是日本人。苍蝇和蚊子也没有，窗户也没有安装窗纱，厕所是冲水式的，大家轮流打扫。没有老鼠，没有听说大连发生什么传染病。日本人居住区有一两个中国人开的很大的店，但是村落却另有不同，不是在市街而是在郊外。但是没有去过村落，只在大连日本人居住区生活过，因为害怕所以哪里都没有去过，虽然有电影院但是没去看过，居住区中也有市场。战争结束之后，我就从北京往河南方向一直逃，遇到了现在孩子的父亲，他当时是八路军，给了我很多帮助。1963 年，双亲本来给我办好了回日本的手续，但孩子父亲反对，一方面是我们已经有几个孩子，另一方面他自己是八路军的军队人员，担心去日本是不行的。再者，年纪大了去日本也很难生活，语言不通，不会日语。进入内地辛苦 50 年，到处都是麦田，非常广阔，我也割过麦子。当时孩子小，也没有机器，都是用石磨磨面粉吃的，那时真的受了很多苦。

6. 门田菊枝（2007 年于广岛，79 岁，女）

我 1944 年出生，是 9 岁去满洲的，我父亲当时是通化警署最高长官。我 1 岁的时候，父亲去了满洲，我 4 岁时，母亲也去了吉林省通化市。我们是 1946 年 9 月 5 号动身，10 月 22 号回到日本的。我家很喜欢中国人，所以交流很多，我们住的地方都有自来水。周围有很多中国人，经常去中国人家里玩，或者住个两三天，官僚一半是中国人，一半是日本人；也有商人，也有穷人，关系也很好。在长白县的时候是井水，犯人挑水，犯人对我很好，母亲也给他们好吃的东西，他们犯的罪大概也是很轻的，处罚结束后，我常去他们家，学习中国的习惯等。父亲因为和中国关系太好，关东军怕带来麻烦，一起吃饭时给他酒中下毒，然后被毒死了。当时道路是有人负责打扫的，很干净。负责打扫的人，中国人、日本人、朝鲜人都有，有时家里有水果点心的话就送给他们，有时一起打扫，那些人会叫我，姑娘出来吧。屋子自己打扫，没人检查。没下水道，直接泼在外面。垃圾专门扔在一个地方，有人收走。

官僚里面一般职位比较高的都是中国人，其次是朝鲜人，地位最高的是日本人，最下面的也是日本人，当时当官的中国人都是很好的大学毕业的。父亲去世之后，我们就很穷，得到很多中国人的帮助。一般有病的话，肚子疼什么的就吃些什么食物来食疗，头疼的话，中国人就把家里的中药给我吃。日本官僚有病的话，就叫医生来。小病不去医院，生病也有去的。日本人有钱可以去医院，我家里没钱没办法，日本人经营的医院，不是免费的，医疗费比较贵，中国人也可以去，没有区别的，但是没钱也不能去，日本经营的医院也不是很多。我妹妹生病时，我们去的是中国医院，医院里都是中国人医生，对中国人、日本人收费都一样，没有区别的。我看到周围一般的中国人有病的话就去个人医院，不是正式医院，就是家里开个药什么的。那时主要吃中药，感冒头疼，一般都吃中药，日本人也跟中国人一样吃中药，我们日本人觉得中药效果很好，也很喜欢。当时霍乱流行，就用石灰消毒，没有液体消毒，不能去患者场所，不去公共场合，主要是撒石灰，周围的人都帮忙一起撒。中国政府宣布不要去人多的地方或者患者的家庭，不让患者出来，让他单独在家里一个房间，两个星期有治好的，周围邻居关系都很好，有事情互相帮忙，帮助患者。日本人、中国人和朝鲜人，是没有去区别的，互相去家里吃饭，饭前都要洗手。我家里很喜欢中国人，不想回日本的。

7. 松叶澄枝（2007 年 2 月 12 日于广岛，73 岁，女）

我 10 岁左右的时候在满洲居住。1941 年，父母和妹妹先去满洲，2 年后我和祖母到了满洲，随后弟弟也出生了。我们住在哈尔滨市区那里，我父亲是警察，住在日本人的平房宿舍里。我去的时候幸亏是夏天，要不然冬天太冷了，会很不习惯。我们每天的饭菜还都是日本料理，周边也都是日本人。宿舍里的饮用水是自来水，宿舍里还有燃气。和中国的民众没有接触，所以他们喝什么样的水我不记得。当时住的地方，道路还是挺干净的，但谁在负责打扫却不清楚，不知道是中国人还是朝鲜人在打扫，反正没看到过。我自己没有生过什么病，当时最可怕的疾病就是流行感冒。我在日本种痘，在满洲有定期检查，我和母亲、祖母、两个妹妹和弟弟 6 个人一起去的，医生给我们量血压，并用听诊器给我们诊查。弟弟 2 岁的时候在沈阳冻死了。我当时在上小学，小学 3 年级学生。学校里有卫生教育，衣服要整洁、要刷牙、要洗澡，和日本的教育是一样的。附近中国人的居住区那里也有一个小学，语言不通没有什么交流，彼此关系也很差。8 月 15 日，我们去学校后，老师告诉我们日本战败的事情，我记得大家都哭了。

8. 安谷裕惠（2007 年 2 月 9 日于广岛，77 岁，女）

我 13 岁初中二年级的时候，从下关坐船经韩国的釜山去满洲。从安东坐汽车，经过 3 天才到奉天。我们以前在广岛的吴市居住。父亲最初在吴市的海军工厂做汽车驾驶员，但后来去了上海，就转职到了满洲的宫田制作所。母亲去世之后，我就到父亲那里去投奔他。奉天是工业城市，最初，我住在奉天铁西区的宫田制作所（汽车制造）的公司住宅，是离市区有一定距离的地方，那里基本上都是工厂。最高的那个烟囱是造金的公司。公司住宅有上下水道，还有燃气，我们在吴市的时候也有燃气。我负责给父亲做饭，因为粮食配给，所以必须去排队。因为不想继续上学，就去车站前面的打字员培训所去学习打字，后来成了关东军家属。父亲去军队，把行李寄存到亲戚家，我从那里的部队经过时，半夜里空袭警报来了，部队就不得不走，所以我就跟着部队住了下来，是在铁西区的关东军532部队。在军队中有大扫除任务，大家就一起分担，在军队中没有听说传染病。我在部队里迎来了战争结束，部队里吃的东西没有了，他们就说让我们投靠亲戚或朋友吧。当时毛巾、衣服之类的，大家都分了分，但后来在逃难过程中都被抢走了，就只剩下身上穿的衣服，别无他物。我去了父亲原来的公司和寄存行李的亲戚家，但是大家都已经逃走了，一个人也没有。后来听说我们那个亲戚的阿姨在市区那边，我就往那里投奔她。那个阿姨原来是开点心店的，她的丈夫也去了部队，从各个地方来投奔的人都在一起生活，因为害怕苏联兵来，所以大家把窗户都加上铁板，把头发也剃光了，在那里住了很长时间。父亲最初被带到了韩国，回日本后又被送去了西伯利亚。奉天的道路很干净，铁西区那里都是自来水。532部队在一个很大建筑里，里面也都很干净。我周边都是日本人，所以我从来没说过中国话。汽车工厂里有工作的中国人，但不是强制性劳动，是支付工资的，他们是技术工人，会说日语的人。铁西区没有医院，也没有得过什么传染病、疾病。军队里有医院，军属可以免费治疗。要到关东军系统工作的话，从提交履历到被关东军采用为止，是需要较长时间的，因需要审查，而当时又没有电话，向日本寄去书信进行调查，大概需要半年时间。关东军是"满洲国"最大的部队，早、中、晚都可以得到很好的食物配给，和一般人待遇是不一样的。我是在日本种痘的，中国人的种痘情况因为没有接触所以不知道。战争结束后，没有学校可以上，我就一边和中国人交流，一边读书翻阅报纸新闻等，学习中文。我的先生是国民党副官，他上过日本语学校，会说日语，我们认识后就结婚了，一方面是因为和父亲分开了；另一方面，想要回日本也太难了。

9. 藤田武（2007年于广岛，73岁，男）

我是福冈人，9岁的时候去满洲的。1943年，我和父亲一起去的。父亲是电工，在东北开矿，被国家派去当电工的。我们去了吉林省珲春市，去的是矿里的电力公司发电站，父亲做电业公司技术员。我们是1943年11月份到的，那时挺冷了，一开始到那里也不适应。饮用水是自来水，在厂矿宿舍里住。厂矿周围有住户，但都是日本人，没有中国人。宿舍卫生都很干净，当时我年龄小，不知道谁打扫的。下水道不记得，垃圾有卫生队来收拾，是不是日本人不知道，没听说过生病什么的。有日本医院，但是在县城，有病一般都是去那里，是日本人开的医院，中国人也可以去看。中国人开的医院也有。县里有学校，去那里上学，离住的地方不远，都是日本小孩子，除了语文、数学，一周有一次中文课。小时候在日本已经种痘了，在小学校属于义务种痘。日本战败后，我们到延吉一个月，苏联兵在后边追着，飞机撒传单，说日本战败了，我们走不了就返回珲春了。父亲那年正好45岁，被征兵，去了半年我们见过一次，后来父亲被苏联弄到西伯利亚了，再也没见过。我有一个继母和妹妹，后来继母让我出去干活，但我不会中文，后来我给一对做豆腐的老夫妻干活，女的也是日本人。我干一天弄些吃的给妹妹和继母。干了一个月，老头说你走吧，有来查的，不行了。后来我给别人放牛，遇到现在的妻子就结婚了。解放后种痘，医院慢慢有了。解放前有医院也没钱治。我太太1943年5岁时出天花（山东人）不能得到医治，一只眼睛失明。解放后一家一家都检查卫生，自家的小孩子都免费种痘了，没再得过什么病。我是1996年回日本的。

10. 杉本隆之（2007年2月11日于广岛，男，78岁）

1943年14岁时，我从出生地岛根县被征为青年义勇军，去过牡丹江勃利县、哈尔滨、密山。目的是3年训练，保护开拓团，每天主要是训练，很少做工作。由关东军把我们作为军人那样训练，目的是侵略满洲，侵入苏联，当时文件很明确地写着。1945年日本投降以后，我参加了八路军，1958年回日本。训练所里中国人进不了，都是14—16岁的日本年轻人。粮食不够吃，常是萝卜饭、大豆饭、高粱饭，大米放得很少。有时到中国人那里用衣服之类换一些饼子，有时也去抢。勃利训练所离江近的喝江水，远的有井水。井3—5米，冬天井里也结冰，口变得很小。训练所在农村，买东西要到东安市，东安市是军队城市，日本军队很多。

中国人的生活很苦，粮食被关东军拿枪逼着全拿出来，不给就枪毙。中国老百姓一点权利都没有。患麻疹、伤寒的病人会发烧到三四十度，当时什么病都流行，传染病很多，死的人很多。医院是训练所的医院，是一个大医院，有50多张床，医生、护士有100多人。训练所有5个大队，一个大队有5个小队，一个小队300人。那里的护士属于满铁护士。当时的护士分为日赤护士、满铁护士和陆军护士，所属机构不同，护士名也不同。去医院的话是免费治疗，去看病的都是日本人。中国人没有医疗机关，日本人没有对中国人进行任何医疗活动；城市的大医院很贵，也不能进，和日本人认识、有关系，或是医生朋友的可以进。医院门前贴有"狗和中国人不能进"，具体不记得了，大概写法是："狗和中国人禁止进入。"日本人在国内三四岁就进行义务种痘，中国人完全没有。死的人没有钱，没有地，不能埋，就扔在外面。1943 年我们到东北时，哈尔滨、牡丹江、沈阳，这些车站有很多死尸，很多也是饿死的，没有人来清理，夏天就变臭，发生传染病。传染病多是霍乱、伤寒等，医院也顾不过来，个人开医院的很少，农村更没有。

训练所小队内每个礼拜轮流打扫，有卫生检查，有合格不合格之分，但是不合格也不能怎么样。打扫卫生也主要是防止感冒、传染病等。打扫完要去事务局汇报、登记，垃圾就烧掉。没有厕所，大便就任由猪狗来吃。没有电灯，要点灯油，住火炕。中国人发烧的话就找汉医，用杯子挤压式的疗法退烧。中国人都很穷，连穿的衣服都没有。中国人也是用井水，道路没人打扫。日本战败后，我参加了担架队。

11. 角本贯次（2007 年 2 月 14 日于广岛，男性，78 岁）

我是从 14 岁到 30 岁为止在满洲的。1943 年，我 14 岁的时候进了一面坡义勇军训练所，一直到 1945 年 8 月为止。1946 年 6 月，我在一面坡参加了八路军的民主联军。一面坡义勇军训练所的宿舍都是井水。一面坡义勇军训练所是把那里原来居住的中国人迁走后建立的训练所，是在农村。远处也有中国人居住的村落，中国人也吃井水。我们到满洲的时候是 6 月份，大概因为是小孩子，所以很快也就适应了。最让人犯愁的是饮水问题，经常痢疾拉肚子。水不烧开是不能喝的，但还是有人患阿米巴痢疾，还有因此死亡的。我们去的时候是 6 月份，天气很快就变热了，所以没有受到寒冷的折磨，但是总填不饱肚子，因为当时是十几岁的孩子，正是食欲特别旺盛、正能吃的时候，所以粮食总是不够吃。当时也没有什么正儿八经的道路，人走哪里，哪里就是路，更没有什么道路清扫。我们一个中队大约有 200 人，有平房屋子作为士兵宿舍，但是没有床，大家都在木板子上铺上铺盖并排而睡。晚上天气非常冷，所以大家都使劲儿挤在一起睡觉。早晨起来的时候，被子上都是白乎乎的霜。房间里大家轮流打扫卫生，但没有人检查。没有下水道，水就随便往外面一泼完事，也没有什么垃圾。宿舍旁边有一个厕所，井只有一个，有洗澡的浴室。生活垃圾就给猪、牛当食物。当时斑疹伤寒和虱子很多，最令人恐怖的疾病就是伤寒。200 人中有 4 个左右因此死亡了。哈尔滨有护士培养学校，有从那里毕业的护士来服务。只有本部有医生和护士，医生有四五人，护士大约10人左右。我因疝气在哈尔滨中央医院住院过。有些手术训练所不能进行时，就到中央医院住院。满蒙开拓义勇军训练所的本部在沈阳，医院的本部是哈尔滨中央医院，一般人是不给诊疗的，只有和义勇军有关系的人才能给予诊疗。哈尔滨也有中国人开的个人医院，感觉和日本街的医生一样。一面坡也有中国人开的医院。我们白天工作，冬天进行军事训练。我们要进行社会学习，主要是公民之类的东西，保健卫生这样的讲座是没有的，也没有那种保健卫生的电影宣传。每天要烧水洗澡。通过和中国人接触，我感觉他们非常贫穷。我们雇佣过中国人搬运大豆，我作为管理人，根据他们搬运大豆的量而付给他们工资，因为这些事情，我有去过中国人的家里，他们的厕所也没有用什么东西围起来，大便就任猪、狗吃掉。日本战败后，避难之际，和军队一起行动的比较危险，死了很多人。

12. 曾井勇吉（2007 年 2 月 9 日于广岛，71 岁，男）

我是 1944 年 8 岁的时候，和父母、哥哥、姐姐和弟弟等一共 6 人，作为开拓民去了黑龙江武昌县的农村。父亲在日本国内时以做酱油营生，到黑龙江之后给日本人经营的店里继续做酱油。刚去中国时不习惯，天气冷，卫生各方面不习惯。住的地方是土炕，不好烧，冒烟。饮用水是井水。当时农村道路是土路，没有清扫条件，垃圾随地乱扔，卫生条件不好。生病的人很多，母亲到中国之后就生病了，病了一年多，病重时请医生来看，但是最终不治，那时医疗费对我们来说也是非常昂贵。由于卫生条件不好，得传染病的人比较多，有病就会被强制集中隔离。哥哥得了传染病，病名不清楚，后来就被隔离了，但不是隔离在医院，而是集中在类似隔离所的地方，能否得到治疗不清楚，隔离所内的情况不知道。哥哥无法与家人见面，晚上就想办法逃跑，逃到黄冈，不久就死了。

开拓团内有日本人经营的一个医院，但是不大，医疗设施和人手都不足。日本人的医院对中国人是不开放的。中国人和日本人之间医疗条件是有差别的，中国人死的更多。中国人方面主要是汉医游医，日本人是不去看的。开拓民和中国居民分开居住，不往来，但是小孩子到处跑一跑。在农村，不管是日本开拓民还是中国民众医疗条件都很差，医疗没有保障，和城市差别很大。我们在日本已经种痘，在中国不记得有人种痘，但解放后都要求种痘。在开拓团内上小学，学校里教育小孩子要讲究卫生。解放后，中国农村也都实行卫生检查，不合格的就在门上贴条，几个女人在检查。

父亲后来去服兵役，当兵一年后又因生活所迫去了北海道。我们兄妹三人被交付给一个日本人照顾，战争结束后我们被送给当地一户姓孟的中国人家，后来分别都与中国人结婚。弟弟回日本比较早，当时中日还没建交，他被迫与妻子离婚，从香港辗转坐船回到日本。我是 1998 年才回到日本。

13. 重山厚（2007 年 2 月 10 日于广岛，72 岁，男）

我出生在鸟取县，1941 年 6 岁随父母作为开拓民去了黑龙江桦南闫家区二道沟村附近的日本村，那里是从冈山和鸟取县去的开拓民。我们和中国人是分开居住的，叫日本村。有一户对一户的农业指导，大概是公家指派的。当时没有不适应而生病什么的，有日本人经营的医药点，小时候有一次割草脚受伤到那里包扎，也没有麻醉药，就一个医生，一个护士。开拓团在农村，都是土路，没有人打扫，开拓民和附近的中国人吃的都是井水。没有下水道，水随便泼，垃圾也随便扔，腐烂了可以作为肥料。我们在学校要定期种痘，防止天花，也就是脸上长麻子，在学校时必须都种。中国人年纪大的脸上有麻子的很多，所以大概不种痘的多。我们在学校学习算数、语文、中文和地理等，没有具体卫生教育，也没有卫生指导员。当时大一点的医院要到县城，挺远的，要坐自己家的马车去。县城的医院也不大，大概主要还是为日本人服务的。中国人生病都是土办法，熬一点地里的草、蒿子之类的煎药，大概是去火的。日本人因为没钱，去县城也不方便，所以也都和中国人一样用土办法。

1945 年日本战败时，我们在逃亡的路上，遇上了土匪，父母、奶奶和妹妹都被害了，我和小妹妹后被闫家区北岸村的中国人，也就是后来的养父母收养了，我养父母没有孩子，供我读了大学，我毕业后先后在包头、唐山建筑公司工作过，1992 年回国。

14. 守下美雪（2007 年 2 月 10 日于广岛，女，71 岁）

父亲作为开拓团成员，带着我们一家五口，入植到了吉林省德惠县前坨子村的佐伯开拓团。我们是在日本战败前的 1945 年 5 月去的满洲，8 月日本就战败了。短短三个月，根本还没有适应那里的生活。当时我只有 8 岁，去的时间也短，所以对那里的情况都还不是很清楚。我们入植的时候天气不怎么冷，但是终战时，穿的衣服也没有，吃的东西也没有，天气也开始不断变冷。我们在开拓团吃的水是井水，但不是水泵的那种，是用木头做的大轱辘井，可以用绳子和木桶轱辘轱辘地旋转，把水提上来，我们小孩子觉得很有意思，经常玩。冬天井口会被冻住，下面的井水没有上冻。开拓团附近住有三家中国人，我们有和他们交换饭吃。从中国人那里得到饺子，日本人把白米饭给他们，有过这样的事情，但不是常发生。中国人都很穷，平时也吃不起饺子，他们经常吃野菜蔬菜等，日本人也不是每天都可以吃得上白米饭。我们吃的井水，井是开拓团入植以前中国人已挖好在使用的。我们家也是以前中国人居住的房屋。农村没有什么正经道路，处于哪里都是道路的状态。自己家自己打扫，没有卫生检查，没有下水道，基本上处于哪里都是下水道的状态。污水往屋子外面一泼，夏天干掉，冬天结冻。垃圾扔到附近的田地里，作为肥料。最为恐怖的疾病和传染病就是痢疾，导致上吐下泻，拉的像蛋清那样白乎乎的东西，还带血丝。当时还有伤寒，没有医院，也没有药。我自己患过一次痢疾，瘦了很多。学校有公共厕所，很容易传染。

15. 樋口和子（2007 年 2 月 9 日于广岛，女，79 岁）

1945 年，我 19 岁的时候去了满洲。我父亲是辽宁省海城县苇原开拓团的副团长，我们是全家去的。父亲于 1 月份先去满洲，致力于开拓团学校的建设工作。我去的时候是 5 月 25 日，从横川车站出发，因为空袭到了下关走不了，所以到满洲的时候已经 7 月了。我是战争结束前 3 个月去的，还算比较好，这时期没有什么空袭。因为到的时候天气不冷，所以很快就习惯了。我们是家族一起生活，和中国人没有往来，也没有说过话。工作就是到田里除草，把马铃薯地里的杂草除掉。早上在驴子的叫声中醒来，到田里去拔二筋草，从田这头到那头就中午了，再返回来就到傍晚了，因为那里的土地非常辽阔。当时的饮用水是井水，厕所就是一个小房子，但不是冲水式的那种。中国人是吃井水。道路没有那种大路，但是有大致可以通车的道路，没有道路清扫。房屋里自己随便打扫，也没有人检查，但大家还是比较注意卫生的。垃圾的话都是自己运到田里埋起来做肥料。我们是一个新成立的开拓团，所以小孩子很少，学校也还没有建起来，医院和医生也没有。

我 7 月到了满洲后，去了在安东的亲戚家，他们是 1 月份到满洲的。在安东远房亲戚家有一个比我大一岁的男性，原本应该和他秋天结婚的，但是那个男的被召集到通化去了，我也不怎么喜欢留在那个人家里。8 月15 日日本战败后，我们被告知年轻人要在一周内到安东的满铁医院集合，在那里我作为护士被留用了。日本战败后，因为安东离朝鲜最近，所以聚集了大量日本人。苏联兵也来了，安东在一定程度上安定下来。奉天那里却非常糟糕，听说苏联监狱里的犯人全部临时放出来参军，派到东北作战，所以纪律非常差，他们抢劫手表等贵重物品，还强奸妇女。所以奉天的日本女性都剃了光头。安东为了维持治安，召集市民开会，秩序安定下来。在奉天，后来貌似苏联的上级人物、警察进行镇压，所以也变得好起来。母亲剃了光头逃回日本，但是我没见到父母战争就结束了，一周左右我都以泪洗面，想着他们也不来接我。后来我们随着解放军一起到了各种地方。内战时期，非常不容易。野战医院连厕所都没有，非常麻烦和不容易。

16. 富樫睦子（2007 年 2 月 10 日于广岛，女，73 岁）

我是广岛人，11 岁的时候随着父母去的满洲。我们属于集体开拓民，我们入植在东安省也就是现在的黑龙江省，离密山市很近的地方，在阳岗，离新开湖近，在苏联边境。那里的住民一家一家隔得很远，我们去的时候，是借老的开拓团部分屋子，其中还有一户中国人家，一共三家。我们是 1945 年 3 月去的，时间很短，对其他开拓民也不太知道，去之前也互相不认识，我们一起去的是一个开拓团，但是到了之后就散开了。我们去的时候，父母和我，还有姑姑、姑父及其孩子，一共两家 6 口人一起去的。去的早的开拓民有房子和土地。他们刚到的时候也没房子，什么都没有，很荒凉。那家中国人也什么都没有，好像连炕席都没有。我们的饮用水是井水，和日本水质不一样，大人不让我们喝生水，怕生病。道路都是土路，没什么打扫，室内自己用扫把打扫，没有什么卫生检查。没有下水道，脏水随便往外面倒，垃圾扔在外面当肥料。没有正经的厕所，就挖一个坑，用苞米秆围起来，在房子后面地里随便大小便。开拓团叫广岛村，有一个医院，一个医生，1—2 个护士，是砖房，母亲曾经患痢疾，去过那里。

开拓团部附近有个小学校，都是日本孩子，很多学生离家远，都选择住校。在学校没有什么生病的，只有长水痘的，也没有卫生教育指导。主要学语文、算数，女孩子学针线活，也有简单的理科，老师是日本人，也有教中文的，好像是中国老师。我在日本时就已经种牛痘了，是为了防天花，还吃打虫药，打肚子里的虫子。中国是解放后小孩子小时候种痘，防天花。学校的伙食是大锅饭，没吃过鱼或肉，都是菠菜之类当地产的蔬菜。为了节约大米，里面放了黄豆，谈不上营养。

日本战败之后，我们先逃往牡丹江，那时已经没什么男的，都已被征兵召走了，我父亲已50多岁，所以没有被征走，但不让上火车，男的一律留下。苏联的飞机来炸牡丹江的时候，排成一排，小孩子还想这是什么啊，这么好看，我赶快回去告诉姐姐一起看，还没到房间，房子就开始塌了，当时死了不少人。后来我们逃到哈尔滨，日本还没投降，但是已经做好准备，避难的路线标记已经弄好了。我们逃到一个中国人的学校，后来又被苏联人转到郊区，原来是日本人的训练所，房子的玻璃，火炉的铁盖子都已经被中国人弄走了，睡觉的铺还有。一个冬天死了3000多人，当时非常冷，零下30多度，不至于冻死，但是很多人都生病了，吃的也没营养，一天有人给1—2次饭，大概是民间团体。当时虽然有医院，但是也顾不过来，医院还是日本人的。中国也是无政府状态，一会儿国民党，一会儿八路军的就过来了。很多人都长满了疥疮，没有办法医疗，水冻成冰，没法洗手、洗脸。当时我们还小，就觉得有妈妈就好，但3月份母亲却死了。母亲去世后一个月，我就给中国人当养女。1978年我才找到哥哥，然后探亲，办理手续回日本。1980年，我46岁回国。

当时我住在城市时，各个地方也不一样，有的地方有上水道和下水道，有的地方有上水道没有下水道，有的地方就是水井。感觉中国人根本不洗澡，那些老头儿们长时间不洗澡，身上都油黑发亮。

17. 和手英子（2007年2月10日于广岛，女，72岁）

我是1944年12月10岁随父母和两个弟弟一起坐卡车去满洲的。我们属于吉林省德惠县佐伯郡开拓团，我们先是到孙家坨子村，后又到了前坨子村。当时去满洲，我们也是被迫的，家里留下年纪大的爷爷奶奶，而且母亲怀有身孕，快要生了，根本没有去满洲的打算，但是被强迫去的。到东北后母亲很快就生了，到的时候非常冷。当时日本电影里总是宣传中国的玉米、土豆都非常大，宣传中国好，鼓舞动员大家去开拓。开拓团有上百人，具体人数不知道，大家一起居住，大锅饭做好了分给大家。由于和中国人语言不通等原因，所以彼此之间也不交往。我们去了之后，自己不做饭，没有开水，水土不服，经常拉肚子，面黄肌瘦。中国人都习惯喝凉水。当时没有医院，也没有医生。大家水土不服，得痢疾的人很多，基本上都是赤痢传染病。我也得了痢疾，医院和药都没有，没吃过一次药，肚子疼，非常难受，父亲想去为我买一个鸡蛋，但是哪里都没有卖的。这个病，死得比较快，三天左右就死了，可以说是最可怕的病了。听说哪家得了这种病，就不敢前去了，其他人都吓得逃到远处，用玉米秆和稻草等在别的地方搭篷子。远一点儿的医院我也没听说过，开拓团没有医院、医生、护士、药物，没有任何医疗条件，也没有听说过巡回医疗之类的。我在日本时，胳膊上种了5个痘，主要是防天花。我们在日本吃过感冒之类的药，到中国之后就没有任何药物了。中国人得痢疾的也很多，也没有医疗条件。中国人有大麻子的很多，就是天花，没种痘，小孩子很大才种痘，是在解放后。解放前，种痘的也有，但是很少，是由中国人种的，因为非常贵，种不起。战争结束之后，大家身体变得很弱，免疫力下降，得痢疾很快死掉的很多。

在开拓团生活时，没有道路的清扫，没有下水道，冬天水倒出去之后就结冰了。垃圾扔在外面一堆，称作粪堆，腐烂用作肥料，过去也没有化肥。

18. 篠崎鸠美（1930年出生，2007年于广岛，77岁，女）

我是1945年4月份去满洲的，当时已16岁，8月份就光复了。我去的是吉林省德惠县五台公社狼洞大队。我在日本国内护士毕业，太想妈妈了，妈妈不让去也不行，就去了。我到吉林之后主要就是干活，农村没有医疗点，没有继续当护士。大地方可能有医院，我们没有。生病的时候就是吃一些自己带的药，去的时候自己带着药箱子，带了不少药。

在开拓团时，很多人用一个井，原来是中国人的井。周围一共有五个开拓团，我们是高田开拓团，中间是西条开拓团，光复时我们都跑到中间的西条开拓团。我们吃的都是井水，路是土路，没什么打扫，房间也是自己打扫，没人检查。没有下水道，水就直接往外泼，垃圾的话，外院有一个小山似的粪堆，来年春天拉到地里当肥料。

和中国人交流的没几家，大东院、大西院和我们关系挺好。当时光复时是后屯一个姓王的人，偷偷跑来告诉我们，当时我父亲已经被征兵征走了，开拓团已经没男人了。老王说光复了，完了完了，你们把被褥什么的都卖给我吧，当时有的信有的不信，半信半疑的，放着也是放着，就便宜卖给他了，卖了不少东西。

大家都去西条集合时，高田的第五部落没去，那里的校长回来找家人时光复了，他之前在南方当过兵，他说光复了，中国人肯定要把我们都杀了，所以大家就自杀吧，互相捅刀自杀了，后来校长自杀，并把房子烧毁，开拓团都四散了。

光复那年，很多人得痢疾，死了很多人，中国人和日本人死得都很多。我妹妹得了痢疾，连门都迈不过去。那时倒下的人很多就被拉走了。很多人又得给人家当孩子，又得给人家当媳妇，很多人靠给人家干活，才可以有饭吃。我妈说我们死就死一块，活就活一块。后来，来了一个赶马车的，穿得很好，对我妈说，我可以养活你一家人（包括我妈、妹妹、弟弟和我四口人），你给我当媳妇就行了，我老婆死了。把一家人都给养活了，这样的情况很少，因他说能养活我们一家人，所以我们就去了，坐的马车，当时腊月，有被褥。后来我妈生了个小姑娘，但之后也死了，妈妈吃得不好，身体一直没恢复好。当时马车把我们拉到一家大院，看起来挺好的家境，他们是做豆腐的，有上屋、东下屋和西下屋，我们进下屋，我妈不会说汉语，就写字问这是谁家，他说是他哥哥家。自家在南边，路远休息一晚上。第二天往南，把我们拉到下窑子，很多人出来看，我们说完了，可能把我们拉到窑子（妓院）来了。其实后来是他把我们拉到他妹妹家了，很多人看到是日本人就出来看热闹。一开始他们给我们弄的玉米饭，我们实在吃不下，后来就给我们做的米饭，他们家挺有钱的。后来就天天给我们做大米饭。

我们生病时，不会汉语，也没办法去医院，就到处翻药，因为之前给别人吃，自己也吃，所以就剩半个"一粒金丹"（日本当时有名的药名），吃了之后睡了两天，病奇迹般地好了。

1948年，他们把我给老马家了，因为我大了，要我妈的那家人不要我了。我就给人家织毛衣。我妈认识姓马的那个小伙，没父母，在姐姐家，挺勤快的，我妈妈就让我嫁给他了，不嫁人也活不下去。第二年5月，我妈妈死了，妹妹就去找我了。我们光寻思什么时候能回日本啊，但是当时报纸之类都没有，什么消息都没有。当时我们一个开拓团的人跑到长春去了，他1975年告诉我能通信了。但是我们不知道舅舅家在哪里，哥哥在台湾读书，就知道一个远房亲戚的地址，通过他找到了舅舅，才得以通信。我们想快点儿回日本，但是没钱，又不知道怎么办手续。我女儿10岁时，我哥哥给我办的手续，我第一次回日本探亲，四十五六岁左右第一次回日本。

我小时候在日本就种痘了。我们家小孩子都是解放后种的。解放后我在村里卫生院里抓药，抓的中药，也有西药，我给打针什么的，也给发工资，干了好几年。

开拓团时期没有什么卫生宣传，解放后有。医院都是解放后建的，新盖的房子。我儿子高中没毕业时，我到村医院负责抓药，有 3 个医生开药，我一个人抓药，那时的 3 个医生都是老大夫，大队有一个医院。

1946 年到 1947 年，中央军和八路军拉锯战，我们可害怕了，什么话都听不懂，害怕被捕了，我弟弟当时会日语也会汉语，汉语比我好，那时中央军说进屋就进屋了，要什么东西，他们进屋，我们就很害怕，不敢说日语。有一次弟弟突然用日语叫姐姐，我一巴掌打过去，说他们会捕死你的，结果从那之后，弟弟就再也没说过一句日语，后来日语就忘了。我在中国待了 40 多年，回来之后日语都忘了，但是学的歌都没忘，妹妹去我家，一起去山上摘豆角，一起大声唱，有人听到就说日本歌这么好听啊，后来就慢慢不怕了，敢唱了。"文革"时挺害怕，但是我在公社人缘挺好的，晚上很晚还去给人打针，所以一直没事。后来儿子接我的活，去药铺干活了。

后来，我家盖了三家大瓦房，是那里条件比较好的，那时没有厕所，拉在外边，任由猪狗吃。我家挖了一个很深的坑，把烧火的灰弄到厕所里，把粪便盖起来就没有苍蝇，卫生就好多了，很多人跟我们学，灰本身就有杀菌作用。粪便经长时间发酵后，就弄到地里当肥料。当时没什么洗澡条件，我们就买了大盆，在房子里洗，公共澡堂城市有，农村没有，农村什么都落后。总而言之，那时中国条件不好。我 59 岁时才回日本。

19. 坂本照好（2007 年 2 月于广岛，71 岁，男）

我们是 1944 年去满洲的，当时我才 6 岁。我们是长崎县移民开拓团，从长崎集体出发，到黑龙江通河县，大通河开拓团。一个开拓团 6—7 个班，一个班成立一个屯，一点一点移民，这几家占一个地方立一个班，再来再往里分，不是等够二三十家成立一个班那样子，一个班打一个井。周围也有几家中国人，他们也有井。当时都是土路，没什么打扫。我们没有集体住，而是一家一家各自住，当时是供应制，粮食和衣服都是集体领的，自己种的稻子不能吃，要上交。自己可以开垦土地，种一些黄豆之类补充补充，这些不用上交，种不种都有得吃，但是供给的少，不够吃。当时也没有卫生检查，脏水直接往外倒，家里有牲畜的有粪堆，没的就没有粪堆，但是也没什么垃圾。当时生病的也有，本部有医院，是长崎县直接派去的；县里医院，也像移民那样的，一个医生，一个护士，医生妻子也帮忙顶一个护士。我们离本部远，一个本部管很多班，没大病就不去，交通不便，也没什么交通，主要靠走路。虽然养的有马，但是不会用也不行，我们养了几匹马，但都是中国人代养的，种地的时候给种地，之后就又拉走了。开拓团医院不对中国人开放，也没什么中国人愿意去。中国人有中医，以前几乎都是中医，没听说什么西医。我后来的养父那里，很大的屯子才一个中医，在他家里有药箱，生病的话要去请他出诊。没看到过外国医院，没有见过巡回医疗。

当时学校里也有中国小孩子，是殖民地学生，讲日本话，他们也给种痘了。我在日本时种的痘，一共有五个。种痘防什么病不知道。解放后有种痘的，中医也给种牛痘，从牛身上取药自己配。开拓团时没有卫生宣传，本部有一个学校，冬天住宿舍，主要学习语文、算数和军事操练。学校有卫生员和卫生室，很简单的，感冒什么的可以看。没有卫生讲座，没那条件，讲了也做不到。我们开拓团的医生没参加军队，一般18—45岁都要被征兵。

开拓团医院有四间房左右，有住院部，有五六张床。有一次我在学校被马踢，在医院住了一个月左右。当时的医院也不都是日本人开的，中国人开的医院也有，但往往被日本支配使用。

开拓团有本部供销社，采取供应制，鞋、衣服和口粮都到那里领。父亲被征走后，那年冬天母亲就死了，剩下我和哥哥姐姐三人，但是一家收养不了那么多孩子，我们就被分开了，我是1976年回国的。

战败后，混乱的时候生病的很多，更没人管。1953年左右开始有医院，一个乡有一个，中医西医一共有三四个，很多是哈尔滨医科大学毕业的医生。县里是医院，乡里每个公社也设有卫生所，当时我年纪也不是很大，不是很清楚，但是好像他们很多原来是赤脚医生，被进行再教育后使用的。

20. 中祖文枝（2007年于广岛，81岁，女）

我是1944年11月17岁的时候跟着开拓团，和父母还有两个弟弟、一个妹妹去满洲的，我们去的是吉林省桦甸县柳树河子屯，日本政府提供草房，洗澡池是大家共用的。开拓团的粮食由政府供给，但是不够吃。我们夏天饮用的是井水，冬天上冻，压不上来水，就到河里打开冰来取河水。周围屯子住的中国人，也喝井水。路都是土路，一般有事情去大队集合，然后走着去县城或哪里。没有生病，所以也没听说过医疗点之类的。那时候什么医疗设施都没有，得病也没地方治疗，再说也没有钱。我们在日本上小学的时候种过痘。农村什么条件都没有，管理非常严，不允许随便出去。解放后每一个公社有一个医院，大队有卫生所，一般都是两口子经营。

当时，广岛的开拓团主要是在德惠集中，我们是佐伯开拓团。光复后，我们还好一些，有一个开拓团，学校要求学生自杀，你杀我，我杀你，然后点火。校长在校门口看着，看没有人逃跑，然后自己自杀。

我在东北待了八个月，东西南北都不知道，语言也不会，光复后感到非常害怕，东西都没有了，大家都藏起来，年轻男子都集合到大队，女的只能哭喊，有小孩子的，大人就捂着嘴，东西全部被拿走了，什么也没有剩。

光复时候，有人说，中央军会把你们卖了，所以大家很害怕，跑也跑不了。我们五六个姑娘就被苏联军抓走了，松花江边有个叫"五棵树村"的地方，我们被关在那里。我就想怎么能跑，我自己用牙咬出血，抹在身上。他们一看以为我有病，结果就跑掉了。那些没有回来的，就去向不明，或者自杀了。我藏在柳树里，有个小同志的媳妇，让我快去她家，吃点小米饭，炖的小鸡还是什么肉，吃饱后把我送走了。当时我不懂汉语，但感觉他们是好人。一个年纪大的男人把我们送到大队里了。

我父亲早就死了，母亲看我回来了，但是担心我再被抓走，可是剃成光头也不行，脸上抹点什么也不行，人家看脚，男女脚大小不同，瞒不住。母亲回国时把我卖给了中国人，是一个娶不上媳妇的穷人。他们用我换回来了点米，还有吃的。他们说话我也听不懂，后来中央军来了，他就走了。他心眼挺好，就是语言不通，对我挺好的，我们一起过了十来年。八路军和中央军打仗，我们又往北跑，在西瓜地、苞米地里边躲着。到沈阳后，内战又打起来，我每天都有死的心。离开沈阳后，因为他是哈尔滨人，我们就往哈尔滨去，到收容所去。当时我怀孕八个月，又没钱坐车，就四处要饭，那时候人都遭罪啊！但是和挨打、被杀的人比起来，我还算是运气好的，没有别的办法啊！

我孩子两岁的时候，我申请回国，但一直没有批下来，说我没有亲人在日本。后来我才知道，我母亲也在找我，但一直没有找到。我28岁那年，弟弟给我立了个碑，以为我已经死了。我是1979年回日本的，我的弟弟和哥哥都来接我，当时我瘦的只有35公斤，看了病才知道是胃溃疡。当时我弟弟和哥哥都哭了，那时真是苦啊。不管怎样，总算回来了。可是我回来之后还有生活问题。从美国回来的待遇好，从中国回来的待遇不好。我心里难过，我弟弟和妹妹不敢和我说话，害怕我向他们要这要那。我父母进了敬老院。我去家具厂干活，儿子女儿也先后回到日本，到法院、市役所办手续，虽然麻烦，但是高兴啊，毕竟是我儿子啊，起码一家人团聚了！日子逐渐好了，儿女也都有工作了，媳妇们对我都很好，我妹妹开始羡慕我了。

21. 三宅寻（2008年6月于岛根县松江市，女，87岁）

我1921年出生，是长崎县人，我哥哥在虎林军队当兵，我姐姐在军队里做点心、馒头之类的，并进行贩卖。我十七八岁从学校毕业后，就去姐姐那里帮忙，所以去了满洲。就医院来说，在那里只有军队医院，没有其他医院。和军队没有关系的是没办法去里面看病的。医院里的医生和护士全都是日本人。我们生病或受伤的时候，就去医生那里弄些药。哥哥也会偷偷从军队里带些药回家。和军队没关系的一般日本人，是没办法从军队医院里弄到药的。

我们住的地方也有满人和朝鲜人等，警察检查非常严格。军队里满人和朝鲜人等都是干活的，但是人好的话就会被使用，人不好的话就不会使用。军队对我们家里的人不怎么管，因为我们家都是很认真、很老实的人，军队内部的管理是非常严格的。一个人做坏事的话，就会用拖鞋"啪啪啪"惩罚所有人，很可怜的啊。

满人之间差异也是非常大的，有钱人有田地可以耕作，种卷心菜等，物品还是丰盛的。没钱的人就真的什么都没有，一贫如洗。有钱人生病的话，还是会去满人的医院，稍微远一点的县城，城市里就有。城市里有满人医生，也有日本人医生。满人医生不知道是中医还是西医。城里的医院还是挺远的，需要乘车去。一般人生病都去不起医院，手边有什么药就吃什么药。日本人一般会去医院，但满人和朝鲜人好像不喜欢去医院。不过没有钱的话，都去不了医院。

我们住在军队里，那边的人家一户一户之间都离得很远，中国人朋友，朝鲜人朋友等，经常交往的人不多。哥哥和周围的人都相处得很好，军队里的东西是不能随便带出去的，自己吃的东西之类可以带回家，我们就会分给周围的满人和朝鲜人的小孩子。

那时候吃的水感觉都是泥水，哥哥从井里打上来的水都是泥水。我们被告知不能喝生水，都是烧开了，放砂糖进去才喝。喝生水的话，就会拉肚子。可是满人不管是生水还是什么水都可以喝，完全没关系。冬天非常冷，有炕。夏天热起来后，到处很脏，不怎么干净。没有什么大扫除，垃圾也是烧烧完事。每户人家都离得很远，所以没有听说过谁患流行病之类的，有过防疫注射。对于健康，大家最注意的就是不能饮用生水，因为一喝生水就会生病。我们那里只有军队，日本人不多，平时也不能随便讲话。

战争结束前，我得了胸膜炎这样的疾病，所以就早早回日本了。邻居都说这病根本治不好，所以家人也没怎么管我，也没怎么给我治疗。但是，我现在都 80 多岁了，还活得好好的。关于满洲的事情，我给我女儿一说，就惹她生气，没人听啊。满洲的各种事情给大家说的话，他们就说全是瞎扯，可我明明说的都是事实。

22. 栗本末子（2008 年 7 月于冈山仓敷，女）

我是 1943 年 10 月去奉天的，那里有一个个人开业医院，就是濑广井医院，那个医院的医生曾招呼我"要不要去满洲啊"。我取得护士资格之后就去了。我在冈山的护士学校毕业，经过考试合格后，取得了护士资格证。护士培养期是 2 年。入学考试时，我是从冈山的乡下到大阪去参加考试的，成绩不是太好，200 多人中招收一百几十个人，我是一百零几名，所以勉强考上，后来我在学校学习很用功。一百几十个人的护士中，最后剩下只有五十几个人，资格考试时，二十六七位中有六七个人没通过。

我去中国以前，在冈山的一个大医院里工作，去满洲后，薪水方面是在日本时候的好几倍，条件是很好的。单从薪水来说的话，日本国内非常少。但是去满洲之前，我并不知道薪水多少之类的，只是熟人拜托，所以就去了满洲。医院里打下手的工作人员有中国人，也有日本人，一共 3 个，负责做饭、打扫卫生之类的。当时粮食实行统制，所以，也吃不上多好的饭。

濑广井医院是个人医院，医生是从大阪医科大学毕业取得博士学位的。医院周围都是工厂，可以说几乎都是给中国人看病的，中国人最多。

医疗费由公司出，但具体医疗费多少我不清楚。周围大约有700间工厂，工厂付给医疗费，但相应的付给工人的薪水也非常少。这些都是生产和战争相关物品的工厂，是日本人的工厂，让中国人来干活。所以，每天都有很多人来看病，工厂以外是没有人来的。大体上都是在工厂受伤的人来看病。医院只有1个医生，4个护士，一天大约要看上百号病人，是很多的。医生有事外出的时候，我也会负责帮忙看病处理，因为基本上都是外伤。经常被他们说还是我好，因为医生给上的药都是比较少的。对于我来说，反正是别人的钱，多上一些药也无所谓，药上得多，自然就好得快。

战争结束后，还经常碰到这些中国人，对方还认出我来，对我很亲切，也给了我很多帮助。即使从奉天到了通化，还是会偶尔遇到那些看过病的中国人，我一直非常感谢他们，是他们在战后给了我很多帮助。除了濑广井医院之外，还有一个叫"内川"的医院，但情况却没有那么好。内川虽然是濑广井先生的朋友，但只是到满洲开业之后，才互相认识成为朋友的。

奉天那里日本人建的医院很多，例如奉天医科大学、满铁医院之类的。富裕的中国人只要能付得起钱也可以去看病。日本人不管去哪里看病也是要钱的，只是那些处于社会上层的人，当然很有钱，所以根本不用为此犯愁。药也都是从日本弄来的，没什么问题，药也都很齐全，和日本国内条件一样。满洲当地的卫生实际状况非常糟糕，没有浴室，人们不洗澡。大城市里有上水道，卫生条件和日本国内一样。

本溪那边的医院很多，但我不是在本溪，我是在离本溪还有一定距离的碳矿医院工作的，一直到战争结束的11月，我都是在那里工作的。1945年11月，我加入了人民解放军，转职去了宫野原医院，从正月到3月我都在那里工作。在此期间，因为中国人的内战，所以中国的士兵患者也看，普通的人也给看。本溪的宫野原医院，是一个很大的医院，单小儿科就200多人住院。我在那里做护士，很多日本人入院。医生是新潟大学毕业，并取得了博士学位的有名医生，连八路军都很尊重他们。一直到最后，这都是八路军中最好的医院。战争结束前，这个医院只给日本人看病，下面的护士等工作人员也都是日本人，但不是给日本军人看病的那种，而是给周围居住的日本人看病的。护士助手很多，没有技术也没有资格证，只是帮手而已。

战争结束后，宫野原医院的医生和护士也都很苦恼，到底应该逃跑还是应该留下来。逃跑的人也有，但是大部分都加入了八路军。我在日本军队里待过两个月，十分恐怖，从来没有那么辛苦过。那里的管理过分严格，很多事情都不得不小心翼翼。如果谁犯什么错，大家就会被集体惩罚。日本军队在中国做了那么多坏事情，现在上面的人不谢罪是不行的。

我在八路军里情况是很好的。毛泽东最初指导的那些东西都非常厉害，非常好。我觉得毛泽东的教育很好，非常感谢。我们接受过半年的所谓"爱面子"教育。日本人在人面前很容易害羞，在人面前，我就会脸红之类的，这就是"爱面子"。半年里我们从早到晚接受教育和学习。例如，不管自己怎么不擅长，即使被人嘲弄，都必须平心静气，每个人进行1分钟的演讲。日本人一共100多人集合在一起，即使是1分钟的演讲，也有做不到的日本人。1分钟演讲的任务完成后，就变为3分钟的演说。3分钟的演说没有内容是不行的。1分钟演说的话还好，什么东西随便讲讲，什么都可以。因为从来没有站在这么多人面前说过话，所以即使1分钟，也不停地冒汗。1分钟的演说什么内容都可以，只要在人面前可以讲话，将这个变为一个普通的事情。后来就是在人面前，一个个轮着唱歌，最初我很不善于唱歌，马上就大汗淋漓，之后就慢慢习惯了，唱什么歌都可以。

1953年我坐船回到了日本，是日本政府出钱接我们回来。我们回来的时候，根据每个人服务的月数，共产党发给我们相应遣散费。当时拿到的是美元，日元换算的话，大约有10万日元，当时日本人每月工资约7000日元，所以可谓是很大一笔钱，大家非常高兴，回来后我去了护士专门学校。

前两年我去了中国，变化非常大，有了翻天覆地的发展，我觉得非常开心。但是我周围的一些中国人根本不关心中日间的事情，只知道介绍中日两国的人结婚，收取高额的介绍费，完全以这个为中心。真不知道他们是如何想自己国家的，完全不珍爱自己的祖国，我觉得很为他们感到悲哀，与日本相比我自己更爱中国。

第二部分：对中国东北地区当地人的调查

王国章（2007年3月于长春，76岁，男）

我现在住在吉林省榆树市五棵树镇，伪满时期是榆树市新立区，是个小城镇。当时吃的水是井水，是人工挖的井。没有下水道，污水往外边随便倒。道路都是土路，没有公路，没有砖。主要垃圾是人、狗、猪的粪尿，老百姓都积肥了，基本上都清理完了。那时候没有卫生这个词，当时就是埋汰不埋汰，干净不干净。到 20 世纪 50 年代才有这个词，但老百姓还不知道，只是读书的人说。当时农村用火炕，烧柴干，现在有土暖气，屋里干净多了。伪满时期有流行虎列拉，也就是霍乱，道路给断了，有人看着，不允许人员流通走动，但是生病的人得自己治疗。还有就是鼠疫，如果嘴流黑血，人就算完了。大家虽然知道是传染病，但是没有钱，即便有钱也治不了。而且当时还有天花，我有个二叔，就是当时得麻疹死的。等解放之后就没有这种状况了，虽然得自己掏钱，但是毕竟有这个条件。当时没有条件治病，就求神拜佛，跳大神，信神信鬼，烧香烧纸，有病乱投医！脑瓜不开通的就这样，脑瓜开通的就找中医。过去信息和交通不便利，要去长春得坐火车，要两三天，而且也坐不起，只有特别有钱的人才坐得起，所以去大城市看病也不现实。当时榆树市就有大中医，是那种药堂，没有住院部。农村主要就是中医，县里边才有医院，主要是西医。当时很多人有病就会用大烟，例如拉肚子等就吃些大烟，但吃过多就会药死。我姑就吃多过，当时是小孩子，家里来客人了，她在炕上一直哭，我奶就寻思她老哭就给她吃些大烟吧，结果她一直睡了两天，后来又活过来了。

当时日本人相对中国人来说，数量其实是很少的。就我们住的五棵树镇，总共才一个日本人，是派出所所长，剩下的都是中国人。日本人分布到各村镇的比较少，在农村的更少，在榆树市多一些。因为传染病是不分好坏人的，所以日本人也得管，但也就是下道命令而已。过去屯子的领导叫排长，现在叫小生产队的组长。如果发生火灾，就要每家人出人救火。家家都放有火牌，都得出示自己家的火牌，老百姓挑着水桶来救火。

当时很多人都知道"栽花"（笔者按：民间俗称种痘为"栽花"）就不容易得病，我们那里有位老中医刘光杰先生，如果活到现在就有 120 岁了，人称"栽花先生"，专门给人栽花，他知道怎么处理，自己配药，我这一个胳膊种了 3 个。但是刘老先生栽花也不是百分之百有效的，也有失败的。不过有效率能有百分之九十多。老先生主要看儿科，一般生病都靠这个老大夫了。解放后国家有组织有纪律地栽花，够年龄必须栽。一般是某个街道大夫就到某人家里边，各家大人把孩子抱去，或者带去，也收钱，但比较少。

刚解放的时候，国家没有钱，只能靠农民百姓自己的力量，你有犁，我有牛，大家把东西聚在一起，一起种地，相互帮助，所以叫"互助组"。后来叫"合作社",再以后叫生产队、人民公社,后来就解散了。五棵树解放后有一个大医院,在大庙道北,水塔那里,蓝绿色窗户,开始叫卫生所,后来叫医院,增加到好几个医院。解放后开始有西医,并且中西医结合了,护士不多,有几个打针的护士,也有大夫。医生就是以前老中医组织起来的,开过老药房。解放后,老中医也要求学西医,重新学习。周挺林学得特好,中西医结合,很多人都找他。妇女病就找王金。当时叫卫生院,才知道"卫生"这个词。

光复后闹过传染病,挺严重的,是鼠疫。当时东北三省比较乱,没有人管理卫生。得了传染病就特别严重,有的一死就是一家子。有的没有东西埋,就包着炕席埋掉。1958年时,国家组织除四害,当时的墙画一开始就是卫生宣传,四害就是老鼠、蚊子、麻雀、苍蝇,大伙白天把麻雀撵得无处可躲,都飞不动了。

伪满成立之前,人们就有抽大烟打吗啡的,没钱就卖家里的东西和老婆孩子,然后就偷。日本人来了以后,还是有很多人抽,没人管。八路军来之前中国人抽大烟是很厉害的,八路军来了之后就开始限制了,共产党开始管。

我上的是伪满学校,那时候是国民优级学校,学校2年毕业之后是国高,就是现在的中学,共4年,榆树县就一个。这个学校一开始是中国人的,后期归伪满统治管理,必须学日语和日本人习惯,老师是在日本学校毕业后教日文的。当时上学不要学费,只要能买书本就行了。学校统一发的衣服,会看大家脖子黑不黑,有没有剪指甲。当时学校里没有医生,1958年以后,我上中学之后,学校才有医生,才有简单的酒精、碘酒。一开运动会,卫生老师就开始忙碌了。

2. 徐文芳(2007年3月于哈尔滨,68岁,男)

我现在居住在哈尔滨市,原来在林口县史志办,参加731研究,研究731其中一支队162部队,他们搞细菌的。我研究了日本侵华的五种战略战术,并发表了和细菌、毒气、慰安妇和开拓团相关的论文,开拓团也算一种,属于殖民,是占领区,是地方部队。老弱病残的妇女当开拓团,发给枪支,林口县的开拓团情况我已经搞清楚了,牡丹江的也做过一些,他们这个开拓团就是对中国人民的一种伤害。对日本民族也有很大的伤害,战争失败后缴械,很多开拓团的人被日本有组织地杀害了,很惨的。

在农村是没有自来水的,城市有,林口县驻军的地方有,就是涉及官方的有自来水，林口县城里一般民众也没有自来水，一般都是土井。当时下水道一般都是明沟，暗道的少，因为当时林口 1936 年才建的镇，1939 年才建的县，比较晚。牡丹江是日本关东军三军司令部即陆海空三军司令部所在地，后来叫牡丹江总省，管东安省等好几个省，后来还参加了太平洋战争，林口县是第五战区司令部，那里是上下水道，日本人都是上下水道，一般民众没有，一般都是院子里打的井。被称为"博役"及"杂役"的中国人负责打扫街道、厕所等，有内勤和外勤之分，内勤是打扫室内，外勤就是负责打扫外面，包括厕所和粪便清扫，并送到菜地等。牡丹江不太一样，有日本的退伍军人，当时最早提出开发牡丹江。我们家就有大车，有牛，要去日本军营里为他们拉粪便等。当时的博役是雇来的，是给钱的，从市面上找来的杂工是给钱的，是半自由，劳动完，住在市内的人可以回家。抓来的劳工是没有钱的，没有自由。清扫的区域主要是日本人活动的地方，一般民众居住地是不管的。日本统治前后，林口县一般民众的情况没有什么变化，一般各扫自己门庭，擦擦桌子等，保持老传统。军营里也雇中国人，打扫的，种菜的等。当时的垃圾主要是杂草、粪便等，和现在的垃圾不一样。

日本开拓团农村部落里基本上是压井，离火车站点和供水站点近的，离军队近的也都是自来水，中国人是那种辘轳井，条件好的人家，自家院内有一个小井。牡丹江市面上基本是壕沟明道，兵营里基本是暗道。

当时在林口的有 731 的支队 162 部队，是卫生部队，还有东安省医院。162 部队对外称卫生研究所，对内叫 731 的 162 支队，这是后来根据日本战犯还有资料才知道的。所以当时民众都知道搞卫生的就穿白大褂，还有杂役搞卫生的也穿白大褂，但是装式不一样。卫生这一概念就是那时开始使用的，并且一提起卫生民众就联想起穿白大褂的。日本的卫生队其实主要是搞细菌的，有医院但是主要也是搞细菌试验，有传染病发生时，也治疗，但主要就是为了细菌试验，窝子病、鼠疫和霍乱在我们那里发生过两次。林口县原来叫宁安县。

日本人的治疗主要是以试验为目的，当时很多人不知道怎么就突然有了这病。光复之后，事情真相揭露之后，他们承认是他们命大。

当时中国主要是中医，西医主要是日本的，当时中国人也有跟着学习西医。西医民国年间就有了，但是少。

日本开拓团有分散组合，有集合组合，林口有 6 个小部落。日本人集中的部落有水泵自来水，分开的部落是压井。民兵团（开拓团）的地方一般都有下水，流到河里等。民兵团有卫生所，中国人一般都是郎中和一些中医药堂，大的集镇一般都有郎中、坐堂先生，日本人很少去，个别信中医的去。开拓团的医疗机构有两个，一个是 162 部队，他们是 731 细菌部队的支队，但是也给看病，另外一个就是省医院，开拓团有病的就去那里，它也对中国人开放，但也搞试验，其中有几个医生原来就是 731 部队搞细菌试验的，他们也医治中国人，有时用抗战人士来做细菌试验，有时也去洒洒石灰，但是对中国人主要目的不是医疗治病，而是搞细菌试验。他们对开拓民主要是治病，但是也要药费。当时比较多的传染病就是鼠疫、霍乱等，人们都叫作"窝子病"，就是一家一家，一个屯子一个屯子的人都死了，连牛都死了，命大的能活下几个。当时 162 部队和省医院那些穿白大褂的就去消毒、打针，这事才消停下来。大的开拓团部落里有卫生所，城市里有医院，有军事医院，主要服务军事，开拓团的人也可以去。162 部队对传染病也治，也控制。

在林口街有一个劳工棚，培养跳蚤，培养霍乱细菌，劳工们整个腿都呈紫青色，上面全是跳蚤，没少死人，他们用火油桶子把跳蚤刮到他们桶子里，当众人的面烧了一些，但是大部分带回 162 部队去做试验了。后来抓老鼠，全民都得抓，军队也得抓，送去做试验。林口没有其他外国医院，牡丹江有朝鲜族医院。当时中国人没钱治病，民间偏方，迷信的方法，跳大神的很多。林口由于日本搞细菌试验，有很多结核病，日本人来之前，这个地方山清水秀的，没有发生过结核病。解放后建立结核防治所，现在还有结核防治医院，霍乱、鼠疫都没了，但是结核病还有。

那时日本也研究结核防治血清，也治病，162 的部队长在中国时还认罪，回去压力大就不这样讲，他们讲当时不牺牲少数人，现在能治这么多人么。但是他这个观点是不对的，他提出的血清是能治病，但是手段不对。当时患鼠疫死的就死了，没死的医院也有给治好的，但主要是以试验为目的的。霍乱患者吃不下药，拉血，很快就死了。

日本人和中国人居住区域严格分开，日本都是居住部落。在林口开拓团有 4311 人，1727 户，在林口将近 1 万日本人。他们是武装型，十五六岁能拿枪的都有枪，当然也有武装队。

在林口没有免费巡回治疗，所谓免费就是搞试验。当时军营外边有一个小围子，住的杂役，有一个屯长，当时搞卫生，突然发生了窝子病，就是鼠疫，民众就搞不明白了，其实当时就是日本人拿他们做鼠疫试验了。于是162部队就去了，撒石灰什么的，死的就死了，没死的也有治好了的，是不要钱的，还有就是工棚里那些霍乱试验对象有治好的，也不要钱，但是他们主要是做试验，验证他们的血清效果。有时也抓抗日的，162部队的队长就承认向井里投毒，听说有抗日的村，就往井里投毒，用针管向井里投细菌，死了很多人。

日本来之前主要由教会种痘，像丹麦等，日本来之后也参与，他们要做天花试验。外国人不涉及抗日的话，日本对他们的医疗活动也不太干预。种痘主要是在春天，自愿种痘，大家也知道种痘生病的几率低，民国时期就有人种痘，后来延伸到村镇，主要由教会实施。日本人客观上治病，主观上还是做试验的。周保中、赵尚志和朝鲜的金日成等很多抗日著名人物都在林口县打游击，所以日本搞的细菌试验也多。

日本的侵华战争也被叫作第三次鸦片战争，日本侵略中国以后就让种大烟，但是不准日本人吸，中国人开烟馆、吸烟、收税、种大烟，很多良田都变成烟田，这是日本控制的。日本的开拓团不种大烟，主要种水稻。让中国人种大烟，他们来收购，那时种大烟很普遍，牡丹江也是，有大烟馆，有烟务局负责收购大烟，那时不戒烟，烟馆收税。当时还有妓女馆，日本人叫料理处，那里不让吸烟，吸烟要到烟馆。林口真正被占领是1936年以后，种烟叶就随军占领往南推进，1943年以后，军费的50%以上是大烟收入，从沿海向外国出口。东北这一带就是大烟基地，现在东北有些地方还有野大烟花。

日本战败撤退的时候，在西北有个小火车道，拉了一火车日本人，后来弄不回去了，就用机枪都给打死了，开拓团的男女老少都杀了，170多人，当时叫尽忠天皇。

3. 赵福田（2007年3月于哈尔滨，80岁，男）

我现在居住在哈尔滨市，我原来是搞机修的，中国大部分地方都去过。我10岁的时候日本人扫荡，我们从山东跑到哈尔滨。那时哈尔滨用自来水，但是不普遍，大部分是压井。日本人几乎都是自来水，中国人很少用。日本人吃大米饭，中国人吃杂粮、高粱米、大岔子（玉米）、小米，吃不饱，每个月18斤粮，供给制，是日本人控制，哈尔滨都是配给的。

下水道也有，一个院里有一个水沟，也有打扫卫生的，但是不普遍，主要街道清扫，都是中国人干的，坏活都是中国人干的，有工钱但是也不多。那时传染病很厉害，人们一般称为瘟灾。当时有发生虎列拉，是传染病，一家一院封起来，大街和道路也封起来，不能随便走动，圈起来就不管了。当时局部流行，不是大面积的，但这个病挺厉害的。一般民众得了传染病，没人管就死了。发生虎列拉时，中国人吃大蒜、大葱解毒，大部分用土办法，也有点用。当时生了病没人治疗，那时候死个人也不当回事，患传染病死了的尸体，邻居等帮忙埋到地里。中国那时都是中医，没什么西医。日本人开设哈尔滨第一医院，日本人医院都是日本医师，中国人也可以去，但是穷人没钱去不了，光复后原来的医院仍旧使用。那时种痘都是找私人郎中给种的，日本人不管。解放后也种痘，医院也都慢慢多了。中国人和日本人生活区是分开的，日本人那里很干净，没听说传染病，生活条件也好很多。

那时哈尔滨冬天特别冷，电线上的冰都很粗，1958年之后天气才转暖。自来水管在屋子里，能有生水就不错了，那时城市里也是睡炕。中国人家里老鼠、蚊子、苍蝇都很多，后来解放后治理得连苍蝇都没有了。

4. 殷德明（2007年3月于哈尔滨，73岁，男）

我于1934年出生在河北乐亭县。1940年我6岁那年，全家就搬到"满洲国"来了。从华北自治政府管辖区坐火车，进入山海关往北到"满洲国"，那也算是"出了一次国"。我们到了距离哈尔滨不远的双城县，归哈尔滨管，是滨江省，父亲在那里做小买卖。从1940—1951年，我们在双城县县城生活了十一年，1951年到的哈尔滨。

从1940—1945年我有五年生活在"满洲国"时代。双城县作为县城，是最有规模的县城。当时没有上下水道，要吃要用的水只能是通过轱辘井，几个杈，柳条编的柳灌斗。平时脏水也就是出门一泼完事。城市的水是从街道两侧的阳沟走，所谓阳沟就是在街道两侧挖的沟，一般不到一米宽，两侧都有立柱，立柱外搭的板子，上边盖子也是板子，就是通过这个阳沟把水给排走。我到双城县时看到的是这个样子，应该是很早就有的，日本人只是延续了这一做法。各店家基本是各扫门前雪，没有专门的卫生队。我从6—12岁，没有看到谁戴个胳膊箍来检查卫生。我父亲在西门里经营一家杂货铺，但是我们在次干道的一个蔬菜园子住，我们家吃的水由我挑，因为就我一个男孩，我父亲没有时间，家里就专门给我做个小桶，还有扁担，适合我的年龄，我天天到菜园子里浇菜的井那里去挑水。

当时生活中的垃圾没有现在的塑料，当时的垃圾基本都可以转化，主要是牛马粪便、粮食、蔬菜，当时就是倒在沟坎，自然转化、没有所谓的垃圾，根本看不到。不像现在塑料既分化不了，也无法渗透到地里。当时老百姓中也没有人用"卫生"这个词，用老百姓的话就是干净不干净，埋汰不埋汰，脏不脏。双城县有满人开的医院，也就是中国人的医院。有中医也有西医，但是，那时候西医院没有中医，就得去中医铺。没有专门的中医院，都是既卖药又号脉。去医院看病还是很贵的，没钱就用拔罐的土法子，一般人都会做。罐子就是口小肚大的小杯子，划一根火柴，扔里边，然后往有病的身体部位一扣，就把身体的病毒给抽出来了。我小时候大病没有，有头疼脑热的小病，就是用拔罐子和放血疗法。放血疗法也就是用三棱针一扎，放血。我姐得了肺痨，没有医疗条件，只有硬挺着，当时再有钱，也没有办法治，当时我姐死的时候也就十五六岁。当时得肺痨的人也不少，最严重的、最治不好的病就是肺痨，但患这个病的人比重不大。人们实在没有办法的时候，就求神拜佛，三炷香一插，就开始叨咕了，这个祖宗那个祖宗啦。

日本人居住区和中国人居住区是分开的，虽然没有去过日本人居住区，但是卫生状况估计比我们好，但是上下水道肯定没有。当时种痘是有的，是中国医生种的。当时日本人很少，都是当官的。在学校的话，由学校安排种痘。当时双城县的西医很少，医疗卫生不发达，县里边能有个医院就不错了。日本人垮台之后，医院由中国人接手，基本延续下来了。

日本鬼子垮台了，我从学校背着小书包往家走，有人喊我过来，我就过去，大人问我你是哪国人啊？我说我是"满洲国人"，大人说："错了，你是中国人。"这是我第一次听说自己是中国人！当时学校教育都是奴化教育，日满一家、日满亲善、大东亚共荣圈之类的。

刚解放之后，卫生情况和之前都差不多。共产党进驻，设立派出所，维持治安。20世纪60年代以后，特别是改革开放以后，条件才有改善。伪满时期，可能上层官吏得到了好处，日本人得过好处，但是中国普通老百姓没有得到什么好处，还是延续了传统的低水平医疗。

伪满的时候就有澡堂了，但是花钱洗澡的人不多，多是在家里用盆子弄点水，在家里洗。自然界的水不缺，但是要用劳动力，所以舍不得。再比如洗衣服，总得用肥皂、碱面之类，都得用钱买，还是物质基础不够。当时大家身上都有跳蚤虱子，没有听说谁家弄个大木盆，烧一大盆水，往里边一坐，好好洗洗的。都是弄个小盆子来洗澡，要么去澡堂子，但大都是老人，而且得是家里有钱的。

伪满政府要求抓老鼠往上边交，我在学校的时候，到双城的一个河边，抓大眼贼（一种鼠），交到现在的731部队培养细菌，当时虱子跳蚤太多了。

5. 张福（2007年3月于黑龙江省阿城市双丰镇新民村，78岁，男）

现在这个村叫新民区，过去叫官尔齐屯，是满语。伪满时候搞开拓团，好像是叫大鼓开拓团，开拓团来了之后就把当地居民撵走了。当时我不在这里住，我在附近别的村居住。道西的居民撵到了二道河，撵走之后他们开始盖房子种地。最初开拓民少，日本国内居民自己也不愿意来，后来越来越多。他们主要目的是想在这里长期居住，他们占领东北，然后向关内扩张。日本人抢拿我们的领土和东西，牲口和菜地等都被抢走了。中国人的房子都归他们，能用就用，不用就把它扒掉了。中国人打的井，日本人接着用，有的不用就自己打压井。

开拓团有学校，但是医院不知道。纺织厂那里原来就是日本人的学校，都是日本人的小孩子，学校修得挺好，规模不小，学生坐的都是小椅子，学校卫生挺好的。

中国人被撵走后，生活环境很差，水质很硬。大人还好，小孩子正长身体，就得大骨节病（水里的矿物质含量高，水硬，所有骨节都会比较大），这是日本人造成的。有病就只能请大夫，吃中药，好几个屯就只有一个汉医，疗效相当慢。过去卫生治疗方面，比现在差多了。人们生活不好，治不好病就求神拜佛，太多了！我小时候看过很多跳大神的，当时人们就信这个。

大家被撵到山里之后，就重新开荒种地，种的粮食还要交一部分，剩下的归自己，根本不够吃，如果吃大米被发现会被抓。即便是散乱的户，也要给聚集起来，围上围墙，好管理，控制起来。规定时间内必须拆迁走，不然就会把房子给拆了。多少年建立的家庭谁也不愿意走，但是亡国奴有什么办法呢！当时日本人的爪牙、汉奸挺多，为日本人服务，他们也得不到什么好处，就是求生存，很多坏事就是汉奸干的，日本人借他们站住脚。

伪满时期抽大烟的人也很多，很多人甚至卖妻卖儿。当时可以种大烟，县那边普遍多少垧多少垧地种，满街都是大烟馆，不戒烟，根本没有戒烟馆。

我小时候，小孩子得天花的很多，设备技术落后，所以满山都是死孩子，用草绳子一捆，就扔山上，被狗或者狼叼走了。中医开的中药要慢慢吸收，那时候落后，一般看不出得什么病。伪满时期没有种痘的条件，刚解放时也没有，过很长时间以后才有种痘。最早时候，伤寒病，一家一家地死。听说人死在屋里、外边和炕上，横躺着和竖躺着的都是，没有人敢进这个屯子。伪满及伪满以前都是这样的状况，解放之后才没有的。伪满时候，有屯大爷，他们在瘟疫过去之后，会张罗着埋人。

6. 李树申（2007 年 3 月于黑龙江省阿城市双丰镇新民村，88 岁，男）

我解放前住在阿城市杨树村，离新民村 30 多里。我搬到双丰镇新民村的时候，日本人已经搬走了。杨树乡当时没有日本人，新民村这个屯子都是日本人，原来就两个木匠是中国人，他们给日本人做木匠活，所以就留在这里了。

当时中国人生病，大病去阿城县城，小病就自己抓点药。阿城里日本医院和中国医院都有，我们生病一般都去中国医院，日本医院也给中国人看病，他们也是挣钱的。不过，中国人都是到中国医院，但是一般都是当官的人去医院，老百姓哪花得起这个钱啊。离屯子很远的地方有一个大夫，他经常背着药箱四处走。日本人没来的时候，中医大夫就背着药箱到处"栽花"。新中国成立后有了双凤乡卫生院。

7. 徐亚东（2007 年 3 月于黑龙江省阿城市双丰镇新民村，84 岁，男）

日本开拓民把这里占领之后，我们就被赶到了东湾子，半年后又被赶到山里去了，光复之后才又搬回来。搬出去一年，这期间我也经常回来，给开拓团干活，打压井，干木匠活儿，盖房子，给大米饭吃，能吃饱，干了两年，日本人给的待遇好，一天给一盒金枪烟，干活也给钱，但不是由日本人直接管我们，有中国的包工头。开拓民生活比我们好得多，屋子干净，卫生打扫的好，没有听说他们生病。他们有一个卫生所，有三四个医护人员，中国人有关系的可以来看，没关系的不可以，一般有病了，就找我们屯子姓韩的郎中，小病就挺一挺。当时严重病挺多的，啥病都有，这个屯子生病死的有十几个人，没钱治不起，死了就由家人埋了。当时一般买东西都要去城里，二道河子里没有。有钱的人生病了就去城里看病，城里医院也不多，那时也不叫医院，就是卖药的堂子，卖药也给号号脉，看看病。

8. 隋永新（2007年3月于大连，92岁，男）

大连原来叫青泥洼。18岁那年我在大连国际运输学校一个术语系干活，就是扫地、跑腿。有一个叫山口的人打我，有个课长就问山口，你为什么打他，山口说我来晚了。然后课长就让我学日语。我白天上班，晚上学日语，逐渐就懂了，学了八年。这些地方住的全是日本人，全部是海务局局长等官员。当时日本人和中国人是分开居住的，当时大连有个叫西岗子的地方，中国人很多，中国人也可以进入日本人居住区。

我从18—26岁一直在大连，后来到锦州的三道弯。税务所的一个所长，问我干什么的，我说没有工作，他就让我去工作，一个月18元。前两个月他们教我怎么写税单，烟台晒烟的，一个月有多少产量，如果出口要交多少税。我当时在民政部门管理税务，装船、晒烟、纳税。30岁开始干，一直到解放。

大连市用水是自来水，中国人居多的西岗子有的是自来水，有的不是。当时道路有专人打扫，日本人卫生管理得好，基本上没有看到过什么传染病。当时日本人经常检查卫生，如果没有经过检查，就不让干活。那时候讲卫生，一年十几次检查卫生，由派出所检查。当时三道弯也检查，对住户也检查，主要检查有没有病以及家里是否干净，如果不干净，一般不罚款，就是要求扫干净。如果到日本人家里打工也必须检查，不仅要有身份证，而且还要健康证。当时大连有两个医院，医院一般日本医生多，男女都有，也有中国人，但不多，护士大多为中国人，并且有翻译，中医、西医都有。吃草药，把脉的少。当时日本人开的诊所挺多的，中国人和日本人都可以去，不限制，只要有钱就可以，有专门翻译的。当时还有定期种痘，一年几次，日本医生给种的，我小时候就种过。有时候不要钱，农村孩子种痘是不要钱的，城市分街道，以前是叫町，按照户口种痘，医生直接到家里去，不种不行。一般农村（三道弯）检查卫生至少有两次，看院里边、家庭的卫生状况，由派出所的日本警察来挨家挨户进行。不好就再收拾，再不行就罚款，没钱就做劳工，对于卫生要求是相当严格的。当时还有卫生宣传，就是发单子，没有标语，多是传单。通知告诉甲长（十户为一甲），村长下边是甲长，检查哪个哪个的，卫生管得严格，想随随便便干什么是不行的。社会治安也挺好的。干坏事的人有，但是大多不敢。一般是甲长通知各户，然后警察检查，警察在村长和甲长陪同下进行。城市卫生也是由警察检查，由医院大夫一起来进行的。

在锦州市、大连市三道弯等地抽大烟、扎吗啡的人很多，当时不让抽，很多人偷着抽。日本人抽的很少，多是中国人，如果抓住中国人抽大烟就没收，或者关起来一星期。过去抽大烟的人太多了，村里就有卖大烟的。

解放后，日本医生个别留下了，大部分都回国了。日本医生当老师，教中国人。从日本大学回国的中国人也很多，大连农业科研所的好几位老师就是从日本回来的。研究苹果的起名为"119"，是研究 119 次才成功的，他们是自费去日本学习的。在锦州有个锦州农业学校研究蔬菜果树，是由日本人办的，毕业后可以去日本学习，一般中国人都想去日本学习，但是没有钱。

参考文献

因民国时期文献资料作者、出版社、出版时间不全，故每条参考文献顺序采取《书/期刊名》，著者，出版社，时间的顺序排列，整体上以书名的汉语拼音顺序排列。

一、文献资料
（一）中文

1. 《长春市政公报》，长春市人民政府秘书处编，1949 年。
2. 《长春市志·卫生志》，长春市地方志编纂委员会编，吉林人民出版社，1993 年。
3. 《东北历年卫生工作要览》，东北人民政府卫生部，1950 年。
4. 《哈尔滨特别市卫生行政及实施的考察》，1934 年。
5. 《黑龙江省志》（第 47 卷/卫生志），黑龙江省地方志编纂委员会，黑龙江人民出版社，1996 年。
6. 《吉林省志》（卷四十/卫生志），吉林省地方志编纂委员会，吉林人民出版社，1992 年。
7. 《吉林市政公报》，吉林市政府编纂。
8. 《辽宁省志：卫生志》，辽宁省地方志编纂委员会，辽宁人民出版社，1999 年。
9. 《满铁档案资料汇编》，解学诗、苏崇民编，社会科学文献出版社，2011 年。
10. 《满铁密档——满铁与侵华日军》，辽宁省档案馆编，广西师范大学出版社，1999 年。
11. 《满洲国政府公报》/《政府公报》（中日双语），伪满时期资料重刊编委会，辽沈书社，1990 年影印本。
12. 《民政年报》（1—3 次），国务院民政部总务司调查课编，1933 年、

1934 年、1936 年。

13. 《申报》（1928 年）。

14. 《沈阳市志》，沈阳市人民政府地方志编纂办公室编，沈阳出版社，1995 年。

15. 《沈阳卫生》，沈阳卫生局编，1950 年。

16. 《伪满大学教育实况及复员整理意见》，教育部东北青年教育救济处编整，中国第二历史档案馆藏，卷宗号：三四（2）—183。

17. 《伪满史料丛书》，孙邦主编，吉林人民出版社，1993 年。

18. 《伪满洲国期刊汇编》，初国卿主编，线装书局，2010 年。

19. 《伪满洲国史料》，石丽珍、王志民主编，全国图书馆文献复制中心，2002 年。

20. 《医学报告书》，东北科技学会医学分科会，东北科学技术学会，1945 年。

（二）日文

21. 《ペスト防疫報告書》，新京臨時防疫委員会，1938 年。

22. 《阿片制度と阿片の概念》，日満実業協会，1936 年。

23. 《濱江省衛生年報》，濱江省警務庁，1936 年。

24. 《大哈爾濱特別市の現状》，哈爾濱特別市公署，1935 年。

25. 《大連医院要覧》，大連医院，1937 年。

26. 《大連聖愛医院二十五年史》，財団法人大連聖愛医院，1931 年。

27. 《大連聖愛医院三十五年史》，財団法人大連聖愛医院，1941 年。

28. 《大連市政二十年史》，大連市役所，1935 年。

29. 《大連市政三十一年記念誌》，大連民生署，1937 年。

30. 《大連医院誌》，大連医院，1945 年。

31. 《大陸科学院彙報》，満洲帝国国務院大陸科学院，1937—1943 年。

32. 《大陸科学院研究報告》，満洲帝国国務院大陸科学院，1936—1943 年。

33. 《東蒙巡回診療報告》，満鉄衛生科主催，1925 年。

34. 《東鉄救災特刊》，1932 年。

35. 《東亜医学研究》，満洲医科大学東亜医学研究所，奉天印刷所 1937 年、1938 年、1939 年。

36. 《東洋医学雑誌》／《南満医学会雑誌》／《満洲医学会会誌》（杂志

前后更名），東洋醫學社/南満医学会/滿洲醫學會編。

37.《渡満と衛生》，（医学博士）豊田秀造，三省堂発行，1933 年。

38.《法定伝染病》，竹谷精一，関東庁警務部衛生課，1939 年。

39.《防疫十年誌》，南満洲鉄道株式会社地方部衛生課編，南滿洲鐵道株式會社地方部衛生課，1923 年。

40.《防疫提要》，南満洲鉄道株式会社大連厚生事務所，1942 年。

41.《非常時局下の衛生問題》，民族衛生研究所，1939 年。

42.《奉天三十年》，矢内原忠雄译，岩波書屋，1938 年。

43.《奉天省百斯篤，虎列拉防疫報告書》，奉天省臨時防疫委員会，1932 年。

44.《奉天省政史》，奉天省公署，1944 年。

45.《奉天市公署要覧》，奉天市公署总务处調查科，大同印書館，1936 年。

46.《奉天市社会事業要覧》，奉天市行政科社会股編，1941 年。

47.《奉天市統計年報》（第三、四回），奉天市公署編，1939 年、1940 年。

48.《奉天市衛生要覧》，奉天市衛生処，1942 年。

49.《奉天市之現状と将来》，奉天市公署。

50.《関東局施政 30 年》（上下卷），関東局編，原書房，1974 年複刻版。

51.《関東局施政 30 年業績調査資料》，関東局文書課編，1937 年。

52.《関東局要覧》，関東局官房書課，1928 年、1932 年、1933 年、1934 年。

53.《関東庁管内社会事業概要》，関東庁内務局地方課，1929 年。

54.《関東庁衛生法規》，関東庁警務衛生課，1929 年。

55.《関東州に於ける水源調査報告書》，（関東局技師）清水本之助編，関東州土木部，1938 年。

56.《関東州社会事業概要》，関東州庁民政課，1938 年、1939 年、1940 年。

57.《関東州社会事業年報》，満洲社会事業協会，1937 年、1938 年。

58.《関東州事情》，関東庁臨時土地調査部編纂，満蒙文化協会，1923 年。

59.《広島県満州開拓史》（上下卷），広島県民の中国東北地区開拓史編篡委員会，1989 年。

60. 《国都新京》，新京特別市公署官房編，满洲事情案内所刊，1942 年。

61. 《国民病の予防と撲滅》，（医学博士）高野六郎編，保健衛生協
会版。

62. 《哈尔濱市衛生要覧》，哈尔濱市公署民政庁/民生処編，近沢準行印
刷部，1939 年。

63. 《哈尔濱市政要覧》，哈尔濱市公署編，1944 年。

64. 《哈尔濱特別市衛生要覧》，哈尔濱特別市公署衛生科，1934 年。

65. 《哈尔濱医科大学要覧》，1940 年。

66. 《哈尔濱医史》，成田幾治，哈爾濱医科大学，1942 年。

67. 《厚生省讀本》，石佐隆次，1938 年。

68. 《厚生研究所概要》，厚生研究所，1944 年。

69. 《会員名簿》，满洲医科大学輔仁同窓会，1942 年。

70. 《吉林省社会事業要覧》，吉林省民政庁社会科，吉林省社会事業聯
合会編，吉林省社会事業聯合会，1940 年。

71. 《吉林省政務年鑑》，吉林省長官庁総務課，1936 年。

72. 《吉林市政公報》，吉林市政府編纂。

73. 《吉林事情》，藤枝重矩，满洲軍援産業株式会社，1943 年。

74. 《近代医療保護事業発達史》，社会事業研究所，日本評論社，
1943 年。

75. 《軍医団雑誌》，满洲帝国軍医団，1935 年、1936 年、1937 年、1938
年、1939 年、1940 年、1941 年、1942 年、1943 年、1944 年。

76. 《開拓地の保健衛生心得》，宇留野勝弥，满洲移住協会，1942 年。

77. 《開拓地の保健衛生》，南满洲鉄道株式会，1941 年。

78. 《開拓地福祉施設概況》，满洲拓植公社経営部編，1940 年。

79. 《開拓地衛生関係資料》，满洲拓植公社経営部編，满洲拓植公社，
1939 年、1940 年。

80. 《開拓団保健状況》，宇留野勝弥編，满洲移住協会，1942 年。

81. 《柳絮地舞ふ：满洲医科大学史》，輔仁会满洲医科大学史編集委員
会，1978 年。

82. 《竜江省統計年報》，竜江省公署，1940 年。

83. 《满蒙年鑑》，满蒙文化協会発行。

84. 《満日年鑑》，満洲日報社発行。

85. 《満鉄医院一覧》，南満洲鉄道株式会社地方部衛生課。

86. 《満鉄地方部地方統計年報》，南満洲鉄道株式会社地方部，1937 年。

87. 《満鉄地方行政史》，高橋嶺泉，満蒙事情調査会発行。

88. 《満鉄附属地経営沿革全史》（上、中、下巻），南満鉄道株式会社総裁室地方部残務整理委員会，龍渓書舎，1977 年復刻版。

89. 《満鉄教育三十年回顧》，荒川陸三，南満洲鉄道株式会社地方学務課，1945 年。

90. 《満鉄開拓要綱》，全国農業学校長協会，農業図書刊行会印刷部，1941 年。

91. 《満鉄統計月報》，南満洲鉄道株式会社，1942 年。

92. 《満鮮における医事衛生》，井上善十郎編。

93. 《満洲と結核》，遠藤繁清，保健衛生調査委員會編，満洲文化協會，1933 年。

94. 《満洲に多い子供の病気》，浮田友樹，保健衛生調査委員會編，満洲文化協會，1933 年。

95. 《満州に於ける邦人農業移民の住居衛生問題の研究：昭和十年度調査研究報告》，三浦運一，關東局移民衛生調査委員會，1936 年。

96. 《満洲の赤痢》，村川五郎，保健衛生調査委員会編，1935 年。

97. 《満洲の地方病と伝染病》，宇留野勝彌，（东京）海南書房，1943 年。

98. 《満洲の花柳病》，大槻満次郎著，保健衛生調査委員会編，1933 年。

99. 《満洲の猩紅熱》，豊田太郎著，保健衛生調査委員會編，満洲文化協會，1933 年。

100. 《満洲の医事衛生殊に伝染病》，豊田太朗，九州帝国大学医学部学友会，1935 年。

101. 《満洲の住居と衛生》，三浦運一，衛生工業協會，1934 年。

102. 《満洲保健読本》，満洲電信電話株式會社總務部保健班編，満洲事情案内所刊，1943 年。

103. 《満洲保健問題十講》，保健衛生調査委員會編，（大連）満洲文化協會，1936 年。

104. 《満洲保健協会雑誌》/《満洲衛生事情通報》/《満州公衆保健協

会雑誌》（杂志前后更名），満洲保健協会/満州公衆保健協会。

105. 《満洲地方病文献鈔集》，民生部編，民生部，1942 年。

106. 《満洲帝国地方事情概論》，満洲帝国地方事情大系刊行会，大同印書館，1933 年。

107. 《満洲帝国概覧》，満洲事情案内所刊，1936 年，1938 年，1940 年，1942 年。

108. 《満洲帝国年報》（第一次），国務院総務庁統計処編，1932 年。

109. 《満洲帝国年報》（第二次），国務院総務庁統計処編，1935 年。

110. 《満洲帝国年報》（第三次），国務院総務庁統計処編，1936 年。

111. 《満洲帝国年報》（第四次），国務院総務庁統計処編，1937 年。

112. 《満洲帝国要覧》，満洲事情案内所刊，1940 年。

113. 《満洲法定伝染病の流行学観察》，安部篤恵，金子憲夫編。

114. 《満洲風土衛生研究概要》，満鉄地方部衛生課，1936 年。

115. 《満洲各都市ノ衛生状況》，陸軍省編，陸軍省，1932 年。

116. 《満洲國概覧》，國務院総務廳情報處編，國務院総務廳情報處，1934 年。

117. 《満洲公衆保健協会雑誌》，満洲公衆保健協会。

118. 《満洲関係資料集成》，満洲事情案内所編。

119. 《満洲国阿片麻薬行政概要》，（民生部技正）近森監介編。

120. 《満洲国行政法》（第三分冊），高橋貞三，満洲書籍配給株式会社。

121. 《満洲国年報》（第二次），国務院統計処編纂。

122. 《満洲国年報》（第一次），国務院統計処編纂，1933 年。

123. 《満洲国社会事業概要》，満洲國中央社会事業聯合会，1936 年。

124. 《満洲国衛生概要》，民生部保健司，興亜印刷株式会社，1944 年。

125. 《満洲国現勢》，満洲国通信社編纂，2000 年複刻版。

126. 《満洲国興農部開拓研究所要覧》，興農部開拓研究所，1940 年。

127. 《満洲開発と風土病》，淺田順一，満洲拓植公社，1940 年。

128. 《満洲開発四十年史》，満史会編，上巻、下巻、補巻，謙光社，1965 年。

129. 《満洲開拓地衛生調査報告》，拓務省拓北局，1942 年。

130. 《満洲開拓年鑑》，満洲国通信社編，満洲国通信社出版部，1939—1940 年。

131.《満洲開拓青年義勇勃利訓練所に於ける衛生調査報告》，京城帝国大学大陸文化研究会，1942 年。

132.《満洲開拓青年義勇隊の四種重要疾患群》，厚生省，1943 年。

133.《満洲開拓衛生の基礎》，小坂隆雄，金原書店，1941 年。

134.《満洲開拓政策関係法規》，拓務省拓北局編，拓務省拓北局，1942 年。

135.《満洲開拓政策基本要綱》，開拓総局資料第 6 号，1940 年。

136.《満洲満洲の生活と小兒の保健》，星直利，満洲教育育兒協會，1944 年。

137.《満洲年鑑》（1—11 巻），満洲文化協会編，東京日本図書センター，1995 年複刻版。

138.《満洲評論》（1931—1945），満洲評論社，龍渓書舎，1980 年影印本。

139.《満洲社会事業年報》，満洲社会事業協会発行，1933 年，1934 年，1935 年。

140.《満洲生活三十年》，衛藤利夫述，1935 年。

141.《満洲衛生の実態調査》，満洲結核予防協会，1938 年。

142.《満洲衛生概況及附録》，1930 年，1932 年，1934 年，1935 年，1936 年。

143.《満洲衛生資料総覧》，南満洲鉄道株式會社地方部衛生課編，（大連）南満洲鉄道株式會社地方部衛生課，1937 年。

144.《満洲行政》，1939 年。

145.《満洲医科大学二十五年史》，黒田源次，満洲医科大学，1936 年。

146.《満洲医科大学論鈔》第 6 巻，満洲医科大学，1927 年。

147.《満洲医科大学四十年記念誌》，輔仁同窓会編，1952 年。

148.《満洲医科大学一覧》，満洲医科大学，1938 年。

149.《満洲医事衛生特殊に伝染病》，（医学博士）豊田大郎編，九州帝国大学医学部学友会出版部。

150.《満洲植民の検討》，田代名兵衛，中央満蒙協会発行，1933 年。

151.《民生》（1—3 巻），民生部大臣官房資料科，1938 年，1939 年，1940 年。

152.《民生部半月刊》，民政部総務司文書科，民政部発行。

153. 《民生部衛生例規輯覽》，民政部衛生司，1936 年。

154. 《民生年鑑》，滿洲帝國民生部，東亜印書局印刷，1938 年。

155. 《民政》，国務院総務庁情報処編，國務院総務廳情報處，1935 年。

156. 《民政年鑑》（1—4 次），滿洲帝国民政民生部編，東亜印書局印刷，1939 年、1940 年、1941 年、1943 年。

157. 《民族衛生研究座談会速記録》，民族衛生研究会，1939 年。

158. 《南満鉄株式会社第二次十年史》，南滿洲鉄道株式会社，1929 年。

159. 《南満鉄株式会社十年史》，南滿洲鉄道株式会社，1919 年。

160. 《南満医学堂論鈔》／《満洲医科大学論鈔》（前后更名），1916—1924 年。

161. 《南満洲保養院年報》，山田民蔵，南満保養院，1937 年。

162. 《南滿洲鉄道株式会社三十年略史》，南滿洲鉄道株式会社，1939 年。

163. 《南満洲鉄道株式会社衛生研究所要覧》，1938 年。

164. 《南滿洲医学堂十年誌》，南満医学堂，南満印刷社，1921 年。

165. 《仁愛》，満洲国赤十字社編，創刊号—6 号，1939 年。

166. 《日本赤十字社満洲委員部史》，田代仙蔵，日本赤十字社関東州委員会本部，1938 年。

167. 《日本移民方案要綱説明書》，関東軍統治部，1934 年。

168. 《日満社会事業大会報告書》，満洲中央社会事業連合会発行，1936 年。

169. 《日滿関係の現在及將來》，満洲日々新聞社編，満洲日々新聞社，1936 年。

170. 《省政彙覧》，國務院總務廳情報處編，国務院総務庁情報処 1935. 11—1937. 7。

171. 《首都漢医会規則》，1939 年。

172. 《鉄道現業員傷病調査成績》，南滿洲鐵道株式會社地方部衛生課 1922 年。

173. 《同仁》，同仁会編，同仁会出版。

174. 《衛生法規類纂》，民生部保健司編纂，満洲行政学会発行。

175. 《衛生概況》，関東局警務部衛生課，1937 年。

176. 《衛生技術場》，岩崎義雄，衛生技術場，1937 年。

177. 《衛生警察》，治安部警務司編，警察教科書草案，1938 年，
178. 《協和》，満鉄会社員会。
179. 《新京案内》，1939 年。
180. 《新京特別市施設概要》，新京特別市公署衛生処，満洲医科大学，1941 年。
181. 《猩紅熱》，関東局。
182. 《興亜学生勤労報国，満洲建設勤労奉仕隊医療特技隊衛生実態調査》，教學局，1941 年。
183. 《学生、生徒、児童、幼児身体検査成績》，南満洲鐵道株式會社地方部衛生課編，南満洲鐵道株式會社地方部衛生課，1931 年。
184. 《学校衛生講演集》，満鉄地方部衛生科，1934 年。
185. 《医療と国民生活》，鈴木梅四郎編。
186. 《優生断種法》，1939 年。
187. 《支那農村厚生問題》，言心哲、李廷安、呉至信著，藤田実訳，人文閣版，1941 年。
188. 《植民地社会事業関係資料集》（《医療と衛生》卷），近現代資料刊行会企画編集，近現代資料刊行会，2005 年。
189. 《種痘実施》，関東局。

二、现代著作

（一）中文著作

1. 《帝国与现代医学》，李尚仁主编，台北联经出版公司 2008 年版。
2. 《二十世纪初期中国社会之演变》，［美］张信著，岳谦厚、张玮译，中华书局 2004 年版。
3. 《奉天三十年》，［英］杜格尔德·克里斯蒂，张士尊等译，湖北人民出版社 2007 年版。
4. 《国家与市民社会》，邓正来等编，中央编译出版社 2005 年版。
5. 《见证日本侵华殖民教育》，齐红深，辽海出版社 2005 年版。
6. 《近代以来日本的中国观》（第四卷 1895—1945），杨国栋主编，江苏人民出版社 2012 年版。
7. 《岭南瘟疫史》，李永宸、赖文，广东人民出版社 2004 年版。
8. 《麻风：一种疾病的医疗社会史》，梁其姿，商务印书馆 2013 年版。

9. 《清代江南的瘟疫与社会———一项医疗社会史的研究》，余新忠，中国人民大学出版社 2003 年版。

10. 《日本对中国东北的政治统治（1931—1945 年)》，王希亮，黑龙江人民出版社 1991 年版。

11. 《日本对华侵略与殖民统治》，关捷，社会科学文献出版社 2006 年版。

12. 《日本关东军侵华罪行史》，史丁，社会科学文献出版社 2006 年版。

13. 《日本侵华政策与机构》，关捷，社会科学文献出版社 2006 年版。

14. 《日本侵占旅大四十年史》，顾明义等，辽宁人民出版社 1991 年版。

15. 《日本陆军的轨迹》，［日］川田稔著，韦和平译，社会科学文献出版社 2015 年版。

16. 《日本"满洲移民"社会生活研究》，石艳春，高等教育出版社 2011 年版。

17. 《日本"满洲移民"研究》，高乐才，人民出版社 2000 年版。

18. 《日本向中国东北移民的调查与研究》，孙继武、郑敏，吉林文史出版社 2002 年版。

19. 《日本孤儿调查研究》，关亚新、张志坤，社会科学文献出版社 2005 年版。

20. 《日俘日侨大遣返》，任骏，南京出版社 2005 年版。

21. 《日治时期在"满洲"的台湾人》，许雪姬，台北中研院近史所 2002 年版。

22. 《施善与教化———明清的慈善组织》，梁其姿，河北教育出版社 2001 年版。

23. 《鼠疫：战争与和平———1320—1960 年中国的环境与社会变迁》，曹树基、李玉尚，山东画报出版社 2006 年版。

24. 《天国之花》，［美］唐纳德·霍普金斯著，沈跃明、蒋广宁译，世纪出版集团 2006 年版。

25. 《伪满经济统治》，滕利贵，吉林教育出版社 1992 年版。

26. 《伪满洲国的"照片内参"》，张志强主编，山东画报出版社 2004 年版。

27. 《伪满洲国史新编》，解学诗，人民出版社 2008 年版。

28. 《伪满洲国首都规划》，越泽明著，欧硕译，社会科学文献出版社

2014 年版。

29. 《瘟疫下的社会拯救》，余新忠等，中国书店出版社 2004 年版。

30. 《我在伪满洲国读书的日子》，过客，中国文史出版社 2013 年版。

31. 《医疗、卫生与世界之中国（1820—1937）——跨国和跨文化视野之下的历史研究》，胡成，科学出版社 2013 年版。

32. 《医学人文十五讲》，王一方，北京大学出版社 2006 年版。

33. 《疫病、医学与殖民现代性：日治台湾医学史》，范燕秋，稻乡出版社 2005 年版。

34. 《再造"病人"——中西医冲突下的空间政治（1832—1985）》，杨念群，中国人民大学出版社 2006 年版。

35. 《中国东北沦陷十四年史纲》，王承礼，中国大百科出版社 1991 年版。

36. 《中国近代疾病社会史》，张大庆，山东教育出版社 2003 年版。

37. 《中国抗日战争史新编》，吕芳上主编，国史馆出版，2015 年。

38. 《最后的帝国：沉睡的与惊醒的伪满洲国》，［德］恩斯特·柯德士著，王迎宪译，辽宁人民出版社 2013 年版。

　　（二）外文著作

39. 《15 年戦争と日本の医学医療研究会会誌》，15 年戦争と日本の医学·医療研究会 2000 年版。

40. 《キメラ：満洲国の肖像》，山室信一，中央公論新社 2004 年版。

41. 《コレラの世界史》，見市雅俊，晶文社 1994 年版。

42. 《ペストと近代中国——衛生の「制度化」と社会変容》，飯島渉，研文出版 2000 年版。

43. 《マラリアと帝国——植民地医学と東アジアの広域秩序》，飯島渉，東京大学出版会 2005 年版。

44. 《阿片王——満州の夜と霧》，佐野眞一，新潮社 2005 年版。

45. 《敗戦の恐怖——満州国満鉄ハルピン医院綏化分院元看護婦の記録》，小野サトヱ，新風書房 2001 年版。

46. 《帝国日本と植民地都市》，橋谷弘，吉川弘文館 2004 年版。

47. 《帝国医療と人類学》，奥野克巳，春風社 2006 年版。

48. 《奉天三十年》，矢内原忠雄，岩波書店 1998 年版。

49. 《感染症の中国史——公衆衛生と東アジア》，飯島渉，中央公論新社 2009 年版。

50. 《飢饉・疫病・植民地統治——開発の中の英領インド》，脇村孝平，
名古屋大学出版会 2002 年版。

51. 《疾病・開発・帝国医療：アジアにおける病気と医療の歴史学》，
見市雅俊、脇村孝平、斎藤修、飯島渉，東京大学出版会 2001 年版。

52. 《近代日本と公衆衛生——都市社会史の試み》，小林丈広，雄山閣
出版 2001 年版。

53. 《堀内・小田家三代百年の台湾——台湾の医事・衛生を軸として》，
小田滋，日本図書刊行会 2002 年版。

54. 《"留用"された日本人——私たちは中国建国を支えた》，NHK "留
用された日本人" 取材班著，日本放送出版協会 2003 年版。

55. 《麦飯花——白衣の半世紀》，石田寿美恵，日本生活協同組合連合
会医療部会 1992 年版。

56. 《満鉄回想——実録・満鉄最後史》，福島三好，山手書房 1985
年版。

57. 《満鉄全史》，加藤聖文，講談社 2006 年版。

58. 《"満洲" 経験の社会学——植民地の記憶のかたち》，坂部晶子，世
界思想社 2008 年版。

59. 《検閲ナおた手紙が語ら満州国の実態》，小林英夫、張志強編，小
学館 2006 年版。

60. 《「満洲国」社会事業史》，沈潔，ミネルヴァ書房 1996 年版。

61. 《満洲の日本人》，塚瀬進，吉川弘文館 2004 年版。

62. 《満洲帝国の阿片専売》，山田豪一，汲古書院 2002 年版。

63. 《満洲——記憶と歴史》，山本有造，京都大学学術出版会 2007
年版。

64. 《満洲難民・飢餓と疫病に耐えて——満洲拓植公社社員と家族の敗
戦引揚記録》，満拓会編集，あずさ書店 1985 年版。

65. 《強制され健康——日本ファシズム下の生命と身体》，藤野豊，吉
川弘文館 2000 年版。

66. 《侵略と開発——日本資本主義と中国植民地化》，松本俊郎，御茶
の水書房 1988 年版。

67. 《日本帝国主義と満州：1900—1945》，鈴木隆史，塙書房 1992 年版。

68. 《日本帝国主義下の満州移民》，満州移民史研究会編，龍渓書舎，1976 年版。

69. 《日本近代医学の相剋——総力戦体制下の医学と医療》，神谷昭典，医療図書出版社 1992 年版。

70. 《日本近代医学の展望——医科系大学民主化の課題》，神谷昭典，新協出版社 2006 年版。

71. 《日本侵略中國東北輿偽滿傀儡政府機構》，施玉森，雛忠会館 2004 年版。

72. 《日本統治と東アジア社会：植民地期朝鮮と満洲の比較研究》，浜口裕子，勁草書房 1996 年版。

73. 《日本医療史》，新村拓，吉川弘文館 2011 年版。

74. 《日本植民地研究史論》，浅田喬二，未来社 1990 年版。

75. 《実録満鉄調査部》，草柳大蔵，朝日新聞社 1983 年版。

76. 《世界史のなかの満洲帝国》宮脇淳子，PHP 研究所 2006 年版。

77. 《図説満州帝国》，太平洋戦争研究会，河出書房新社 1996 年版。

78. 《細菌戦部隊と自決した二人の医学者》，常石敬一、朝野富三，新潮社 1982 年版。

79. 《現代日本医療史——開業医制の変遷》，川上武，勁草書房 1965 年版。

80. 《消えた細菌戦部隊——関東軍第 731 部隊》，常石敬一，海鳴社 1981 年版。

81. 《興亜院と戦時中国調査》，本庄比佐子、内山雅生、久保亨編，岩波書店 2002 年版。

82. 《疫病最終戦争》吉田一彦、常石敬一、平塚柾緒、中島勇、平山健太郎，兵頭二十八，ビジネス社 2001 年版。

83. 《戦時医学の実態——旧満洲医科大学の研究》，末永恵子，樹花舎 2005 年版。

84. 《戦争と医学——日本医学界の「15 年戦争」荷担の実態と責任》，第 27 回日本医学会総会出展「戦争と医学」展実行委員会編，三恵社 2008 年版。

85. *A Wilderness of Marshes：The Origins of Public Health in Shanghai*，1843—1893，Kerrie MacPherson，Hong Kong：Oxford University，2002.

86. *Hygienic modernity*：*Meanings of Health and Disease in Treaty-port China*，Ruth Rogaski，California，2004.

三、论文

1. 《18—19 世纪的鼠疫流行与云南社会变迁》，李玉尚、曹树基，载《自然灾害与中国社会历史结构》，复旦大学出版社 2001 年。

2. 《1910—1911 年的东北大鼠疫及朝野应对措施》，焦润明，《近代史研究》2006 年第 3 期。

3. 《20 世纪初中国对疫疾的应对——略论 1910—1911 年的东北鼠疫》，陈雁，《档案与史学》，2003 年第 4 期。

4. 《东北地区肺鼠疫蔓延期间的主权之争（1910.11—1911.4）》，胡成，《中国社会历史评论》第九卷，2008 年。

5. 《典型环境中的典型人物——论〈伪满洲国〉中的日本人形象》，范倩倩，《东京文学》2008 年 12 月。

6. 《评日本政治"存异"和文化"求同"的殖民统治方针》，冯玮，《世界历史》2002 年第 3 期。

7. 《"清洁""卫生"和"保健"——日治时期台湾社会公共卫生观念之转变》，刘士永，《台湾史研究》2001 年第 8 卷第 1 期。

8. 《清末东北鼠疫防控与交通遮断》，杜丽红，《历史研究》2014 年第 2 期。

9. 《日治前期台湾公共卫生之形成（1895—1920）：一种制度面的观察》，范燕秋，《思与言》，1995 年第 33 卷第 2 期。

10. 《生命统计与疾病史研究初探——日据时期台湾为例》，刘士永，《中国社会历史评论》，2007 年。

11. 《鼠疫流行对近代中国社会的影响》，载《自然灾害与中国社会历史结构》，复旦大学出版社 2001 年。

12. 《鼠疫流行与华北社会变迁》，曹树基、李玉尚，《历史研究》，1997 年第 11 期。

13. 《新医学在台湾的实践（1898—1906）：从后藤新平〈国家卫生原理〉谈起》，范燕秋，《新史学》，1998 年第 9 卷第 3 期。

14. 《医学与殖民——以台湾疟疾研究为例》，范燕秋，《新史学》，1996 年第 7 卷第 3 期。

15. 《1940 年代における満洲国統治の社会への浸透》，塚瀬進，《アジア経済》，1998 年第 7 期。

16. 《近代日本の植民地医学に関する覚書——日本語資料の確認》，飯島渉，《近代中国研究彙報》2000 年。

17. 《近代中国における"衛生"の展開——20 世紀初期"満州"を中心に—》，飯島渉，《歴史学研究》，1997 年第 10 期。

18. 《"満洲"の保健衛生と"くすり"需要——昭和 10 年代〈大新京日報〉を中心に》，落合理子，《風俗：日本風俗史学会会誌》，1987 年第 12 期。

19. 《"満洲国"の新京医科大学についての一考察》，周軍，《日本研究》，2005 年 3 月。

20. 《"満洲国"社会事業の展開——衛生医療事業を中心に》，沈潔，《社会事業史研究》（31），2003 年 12 月。

21. 《満州社会事業の実施状況にいて》，遠藤興一，《明治学院論叢》，1991 年第 3 期。

22. 《満州医科大学と「開拓衛生」》，江田いづみ，《三田学会雑誌》，2004 年第 7 期。

23. 《満洲社会事業の実施状況について》，遠藤興一，《明治学院論叢》，1991 年第 3 期。

24. 《日本の植民地主義：台湾・朝鮮・満州——1980 年代後半から90 年代前半の研究動向》，金子文夫，《横浜市立大学論叢》，1995 年第 3 期。

25. 《台湾における日本植民地統治初期の衛生行政について——台湾総督府公文類纂に見る台湾公医制度を中心として—》，栗原純，《史論》2004 年第 57 巻。

26. 《衛生と帝国——日英植民地主義の比較史的考察に向けて》，飯島渉、脇村孝平，《日本史研究》，2001 年第 2 期。

27. 《植民地支配期の朝鮮社会事業》，遠藤興一，《明治学院論叢》1989 年第 9 期。

28. 《植民地支配下の満州社会事業》，遠藤興一，《明治学院論叢》1990 年第 2 期。

29. 《植民地主義と医学——開拓医学と満洲》，飯島渉，《環》2002 年第 10 期。

30. "Plague in Manchuria", Wu Lien Teh（G. L. Tuck）, Chun Wing Han, Robert Politzer, The Journal of Hygiene, Vol. 21, No. 3（May, 1923）。

31. "The epidemic of pneumonic plague in Manchuria 1910—1911", Mark Gamsa, Past and Present, Number 190, Oxford, 2006。

谢　辞

　　本书是在笔者博士论文翻译修改的基础上完成的。博士论文得到了多方面的帮助才能够得以完成，在此虽有一一致谢之意，但因篇幅所限，且有挂一漏万之惶恐，故在这里只能向给予我特别帮助的各位进行致意。

　　2005 年 8 月，笔者进入日本岛根县立大学东北亚研究中心攻读博士学位，一年半的时间内，接受了导师贵志俊彦教授的严格指导，能够得以完成博士论文的大概框架设计和资料收集。但贵志教授于 2007 年 4 月荣升到神奈川大学，因此笔者不能继续接受老师的直接指导。但贵志老师对我的论文仍非常关心，直到我到浙江大学历史系工作以后，贵志老师夫妇也一直给我很多帮助，在此深表谢意。

　　井上治教授自我入学之后便是副指导老师，贵志老师调职之后，井上老师成为我的正指导，井上老师的研究专长主要是蒙古问题，和我的论文领域虽然关联不大。但在尽可能范围内，井上老师不仅对我的论文内容进行细心指导，甚至还负责修改我糟糕的日语文法。为了修改我的论文，井上老师经常在办公室熬夜，甚至在出差的飞机上也在修改我的论文。多亏了井上老师的热心指导和无微不至的帮助，我的博士论文才得以成形。我从内心一直非常感谢井上老师的付出。

　　作为我副指导老师的李晓东教授，在我求学期间，给了我很多亲切温暖的鼓舞和指导，在我彷徨与迷惑时能够对我进行点拨，让我恢复自信，继续进行艰涩的研究之路。从 2007 年起担任我指导顾问的坂部晶子副教授，对我在史料解读和昭和古日语的理解方面给予了很多指导和帮助。

　　我在南京大学读硕士的 3 年里，硕士指导老师陈红民教授对我照顾和帮助非常多。在陈老师的帮助下，我才有了到日本留学的机会，而且博士毕业后有机会留在陈老师身边工作，这些都和陈老师的帮助和提携分不开。陈老师和毕刚师母对我来说，既是老师又像父母，对我不仅在学业和工作上帮助很大，对我在生活上也非常关心。

日本青山学院的饭岛涉教授因受贵志老师和陈红民老师所托，作为医疗卫生史研究的专家，对我的研究提出很多宝贵意见，非常荣幸。

另外，必须感谢的还有福岛县立医科大学的末永惠子教授。我和末永教授素未谋面，我只是读过教授的论文，有些问题想要请教并请其帮助，没想到末永教授不仅回了我的邮件，还很慷慨地多次给我邮寄了一些相关资料，并对我进行激励。

2006—2007 年，笔者得到日本文部省"东北亚研究者培养项目"的资助和"市民共同研究"项目资助，进行文献资料收集和采访调查。在调查采访期间，我得到了多方面的帮助。首先，作为市民研究员的三好礼子女士对我的调查功不可没。三好女士是中日友好协会会员，作为广岛残留孤儿和残留妇女的生活自立指导员而非常活跃，具有很广的人脉，笔者在她的陪伴下才能够对广岛 20 人、冈山 1 人、中国东北地方的 9 人进行调查采访。三好女士在翻译和日语修正方面都给我提供了很多帮助，最终使得调查采访资料成为论文的重要一部分。

在调查采访的对象中，不管是中国人还是日本人都给予了我们热情的帮助，我们从内心里觉得非常感动。例如，被中国留用的原义勇军樋口荣和杉本隆之先生、被留用的原从军护士石田寿美惠及门田菊枝女士及其家族、非常喜欢中国的栗本末子女士等，他们都对中国有非常深厚的感情，一直持续热心于中日友好活动。残留孤儿和残留妇女们对我的研究都非常关心，并给予我非常温暖的帮助。

在中国东北进行采访调查时，正好是中国的春节，但哈尔滨社会科学院的金成民所长和杨彦君研究员，牺牲和家人团聚的时间，帮助我们安排做采访调查，真的非常感动。另外，采访对象王国章先生，70 多岁高龄，在东北寒冷的 2 月，早上 4 点多就早早从偏远的农村出发，经过长时间摇摇晃晃的大巴车到长春，接受我们的采访，每每想到这些，心里除了感动还是感动。

2006 年，我人生第一次到了对我来说遥远而陌生的东北三省，开始我的资料收集之路。在东北期间，东北师范大学曲晓范老师和吉林大学的衣保中老师都给予了我很大方便和帮助，使我能够利用东北师范大学图书馆和吉林大学图书馆的资料。

在日本留学四年，岛根县立大学为我提供了很好的研究环境，学校对我免除学费，并得到岛根县立大学 NEAR 财团的奖学金及日本学生支援机构私费奖学金，为我提供了每个月基本的生活费，可以生活无忧地全身心投入到研究中去。在研究学习和生活中，事务局和 NEAR 中心的助手都给了我很多帮助。另外，滨田的市民们对我们留学生的生活和学习也非常关心，对我们进行了各种形式的援助和支持，让我们的四年留学生活过得亲切而美好。再者，就是我身边的同学，有中国人，还有日本人、韩国人、俄罗斯人、巴西人，我们跨越国籍和语言障碍，成为很好的朋友，相互鼓励，一起学习，一起游玩，让单调的研究生活变得多彩缤纷。

　　另外，必须要感谢的就是我的家人，感谢他们在我读书及工作期间的默默付出和支持！父母、爱人和可爱的宝宝都是上天赐予我的最珍贵礼物。

　　最后，要感谢的是浙江省社科联的后期出版资助和浙江大学的董氏基金的出版资助，使本人的博士论文终于得以出版。特别感谢中国社会科学出版社及其编辑田文老师等为拙著尽快安排排版、审稿等。由于日文翻译为中文，且笔者自身文笔不佳，所以田文老师付出了许多精力为拙著修改文字等。在此对田文老师及各位评审老师的认真评阅及宝贵意见深表谢意！

　　在这里，虽然想对给予我帮助的每一位老师和朋友一一致谢，但我想我能做的对他们最大的回报就是好好工作，做好自己的研究，发挥自己留学日本的经验，对中日友好活动尽自己的绵薄之力。

赵晓红

浙江大学